Ausbildung in Situationen existentieller Bedrohung

Mabuse-Verlag
Wissenschaft 62

*Für Frau Prof. Dr. Elisabeth Badry*

*Sabine Dörpinghaus*, Jahrgang 1966, Krankenschwester, Hebamme und Diplom Pflegewissenschaftlerin (FH). Langjährige Erfahrung im Kreißsaal, als Mentorin und freiberuflich tätige Hebamme. Seit 1993 in verschiedenen Bereichen der Aus-, Fort- und Weiterbildung von Gesundheitsfachberufen tätig.

*Christiane Rohrbach*, Jahrgang 1966, Fachkinderkrankenschwester für Intensivpflege und Anästhesie, Dipl. Pflegewissenschaftlerin (FH). Langjährige Tätigkeit in der Intensivpflege, Schwerpunkt schwer brandverletzte Kinder. Seit 1996 als Dozentin in der Fort- und Weiterbildung beschäftigt.

*Beate Schröder*, Jahrgang 1961, Hebamme, Lehrerin für Hebammenwesen und Diplom Pflegewissenschaftlerin (FH). Seit 1982 als Hebamme in verschiedenen Bereichen der Hebammentätigkeit und seit Mitte der 80er Jahre als Lehrerin für Hebammenwesen u.a. als Schulleitung beschäftigt.

Sabine Dörpinghaus, Christiane Rohrbach, Beate Schröter

# Ausbildung in Situationen existentieller Bedrohung

## Theoretische Analyse und Ergebnisse einer empirischen Studie

Mabuse-Verlag
Frankfurt am Main

Die Deutsche Bibliothek - CIP Einheitsaufnahme
Ausbildung in Situationen existenzieller Bedrohung : theoretische Analyse und Ergebnisse einer empirischen Studie / Sabine Dörpinghaus ... –
Frankfurt am Main : Mabuse Verl. 2002
(Mabuse Verlag Wissenschaft ; 62)
Zugl.: Köln, Kath. FH, Diplomarbeit, 2001 u.d.T.: Praktische Anleitung in Situationen existentieller Bedrohung vor dem Hintergrund ethischer Überlegungen. Analyse und Bewertung des Erlebens von Gebärenden und Eltern bzgl. der Anleitung unter der Geburt und in der Kinderintensivpflege
ISBN 3-933050-98-7


Kasseler Str. 1a
60486 Frankfurt am Main
Tel.: 069 / 97 07 40 71
Fax: 069 / 70 41 52
www.mabuse-verlag.de

Druck: Prisma Verlagsdruckerei, Frankfurt am Main
ISBN 3-933050-98-7
Printed in Germany

## Inhaltsverzeichnis

# Vorwort

Die Arbeit ist das Ergebnis interdisziplinärer Zusammenarbeit zweier Hebammen und einer Kinderkrankenschwester.

Die Verfasserinnen verfügen über viele Jahre beruflicher Erfahrung im Hebammenwesen und in der Kinderintensivpflege. Einen Schwerpunkt ihrer Tätigkeit bildete die praktische Anleitung von Schülerinnen und neuen Mitarbeiterinnen. Dabei fiel auf, dass Unsicherheiten im „Wie“ der praktischen Anleitung auch darin begründet waren, dass Ihnen nicht bekannt war, wie Gebärende und Angehörige eine Anleitungssituation erleben. Dem Erleben von Gebärenden und Eltern, deren Kind auf einer Neugeborenenintensivstation liegt, bzgl. der Anleitung von Auszubildenden widmet sich die vorliegende Untersuchung.

Zum Sprachgebrauch sei Folgendes angemerkt: Da in den betrachteten Berufsgruppen hauptsächlich Frauen arbeiten, wird in der Wortwahl grundsätzlich die weibliche Form verwendet und schließt die männliche Form mit ein. In Zitaten oder wenn die Form das Textverständnis oder den Lesefluß behindert, wurde davon abgewichen. Gleiches gilt auch für den Begriff Gebärende, der nicht immer explizit neben dem des Patienten genannt wird, obwohl Gebärende von uns nicht als Patientinnen angesehen werden.

Ohne die Bereitschaft der befragten Eltern sich den Fragen zu stellen, obwohl sie sich selbst in einer Situation der Neuorientierung befanden, ohne ihre Bereitschaft, ihnen fremden Menschen Einblick in ihr Privatleben zu geben, wäre die vorliegende Arbeit nicht möglich gewesen. Die Verfasserinnen wissen dieses Entgegenkommen ebenso zu schätzen, wie das Entgegenkommen der Kliniken, die ihnen die Möglichkeit gaben, Kontakt mit den Interviewpartnerinnen aufzunehmen. Die Kliniken werden nicht namentlich genannt, um die Anonymität der Interviewpartnerinnen zu gewährleisten.

# Einleitung

In Krankenhäusern erleben Patienten häufig Situationen existentieller Bedrohung. In solchen Situationen geschieht auch praktische Anleitung.

Da es sich bei einer Geburt um eine Situation handelt, die mit existentieller Bedrohung einhergeht, ist es wichtig, dass die Gebärende durch die praktische Anleitung von Hebammenschülerinnen nicht noch zusätzlich belastet wird. Auch Eltern, deren Kind intensivmedizinisch betreut werden muss, befinden sich in einer Situation existentieller Bedrohung.

Um die Belastung sowohl der Gebärenden als auch der Eltern möglichst gering zu halten, muss sich die Anleitung der besonderen Situation anpassen. Da es bisher noch kaum Studien zum Erleben von Gebärenden und Eltern in Anleitungssituationen gibt, konnte die angemessene Gestaltung einer Anleitungssituation bislang lediglich auf persönlichen Erfahrungen der Anleitenden basieren.

Es liegt nicht nur im Interesse der Eltern bzw. Gebärenden sondern auch im Interesse der Krankenhäuser unter zunehmendem Finanzierungs- und Konkurrenzdruck, das eigene Handeln zu verbessern und von der Bevölkerung angenommen zu werden.

In der Geburtshilfe ist dieser Trend deutlich sichtbar, da Gebärende nicht mehr automatisch in die Entbindungsabteilung in nächster Nähe gehen, sondern sich vorher oft viele Kliniken auch in weiterer Entfernung ansehen und sich informieren. Dabei spielt die innere Haltung des Personals, welche „Philosophie" es denn vertritt, eine wesentliche Rolle. Viele Schwangere erhalten in den gynäkologischen Praxen Informationsmaterial, das sie zu einer Auswahl geradezu auffordert.

Im Elternratgeber „Klinikführer Geburt" 2/2000 werden die Kliniken einer Region nach unterschiedlichen Kriterien verglichen, z.B. ob ein Kinderarzt 24 Std./Tag im Haus ist. (S.R9) Es wird aber keine Angabe darüber gemacht, ob im Haus Hebammen ausgebildet werden.

Die geburtshilfliche Abteilung einer Klinik kann durchaus als ein Aushängeschild verstanden werden, da es sich hierbei um eine der wenigen Abteilungen handelt, die sich heute werdende Eltern nach reiflicher Überlegung selbst aussuchen. Handelt es sich noch zusätzlich um eine Risikoschwangerschaft, wird die Wahl eher auf ein Haus mit angeschlossener Kinderklinik bzw. mit einem Perinatalzentrum fallen.

Gebärende sind in der Regel junge, gesunde Frauen, die aufgrund eines positiven Geburtserlebnisses evtl. eher bereit sind, das Krankenhaus auch bei anderen medizinischen Problemen erneut in Anspruch zu nehmen. Die Untersuchungen der 1999 durchgeführten Studie „Ideale Kinderklinik“, an der 90 Kinderkliniken/-abteilungen in Deutschland beteiligt waren, ergaben, dass 25 % der Patienten bzw. Eltern die Klinik schon vorher bei der Geburt kennengelernt hatten. Dies unterstreicht nochmals die Wichtigkeit der Geburtsklinik als „Patientenbringer für die Kinderklinik“. (Vgl. Riegl 1999, 37.) In der Studie konnte ebenso dargestellt werden, dass weitere 15 % der Patienten aufgrund der guten Vorerfahrungen der Eltern auf Erwachsenen-Stationen der Klinik, die Kinderklinik mit ihren Kindern aufsuchten. Aber auch die Geburtskliniken profitieren von den Kinderkliniken. So wählten 75 % der Gebärenden die Geburtsklinik aufgrund der angeschlossenen Kinderklinik. (Vgl. Riegl 1999, 90.) Die von den Verfasserinnen aufgeführte Frage ist von großem Interesse, da bisher noch keine validen Erkenntnisse bzgl. des Erlebens und der Bedürfnisse der Gebärenden bzw. der Eltern im Zusammenhang mit praktischer Anleitung vorliegen, obwohl doch „die wichtigsten Verbündeten und Erfolgsfaktoren für kinderärztliche Klinikteams ... die kleinen Patienten und deren Eltern [sind, d. Verf.]. Neben der fachlichen Qualitätsstatistik und Dokumentation von kinderärztlichen Leistungen spielt deshalb das Qualitätsmanagement speziell aus der Sicht der Patienten-Eltern eine immer wichtigere Rolle.“ (Riegl 1999, 16f.) Die genannte Studie macht leider keinerlei Aussagen über die Zufriedenheit von Eltern mit Ausbildungs- bzw. praktischen Anleitungssituationen. Kinderkrankenpflegeschulen werden auch nicht als Zusatzeinrichtungen erwähnt. Wenn in der Rieglstudie von Schule die Rede ist, so ist damit die Schule für kranke, schulpflichtige Kinder gemeint.

Ziel der Arbeit ist eine Analyse und Bewertung der Anleitungssituation aus der Sicht von Gebärenden und Eltern, unabhängig von den individuellen Vermutungen des Personals. Der Pretest hat abweichende Schilderungen der Gebärenden bzgl. der von ihnen vermuteten Wahrnehmung der Situation ergeben. Dies bestätigt die Notwendigkeit des Vorhabens. Die vorliegende Arbeit kann eine pflegewissenschaftliche Grundlage liefern zur Verbesserung der Anleitungssituation unter Berücksichtigung der Bedürfnisse der Beteiligten.

Zu Beginn werden die Grundlagen für die praktische Anleitung dargestellt. Dazu gehören der rechtliche Hintergrund, die heutige Ausbildungssituation und psychologische Aspekte, die im Rahmen der Geburtshilfe und der Kinderintensivpflege von Bedeutung sind. Ebenso werden ethische Überlegungen angestellt und Grundlegendes zur qualitativen Pflegeforschung erläutert.

Im Folgenden widmet sich die Arbeit dem Forschungsprojekt. Für die Untersuchung wählten die Verfasserinnen einen qualitativen Forschungsansatz, um die Wahrnehmung und das Erleben der Gebärenden bzw. Eltern aus ihrer Wirklichkeit dokumentieren, diese analytisch rekonstruieren und in verstehendem Nachvollzug erfassen zu können. Es wird die Erhebungs- und Auswertungsphase vorgestellt, der Analyse und Schlußfolgerungen folgen.

Die Anlage enthält u.a. zwei der transkribierten Interviews.

# 1. Voraussetzungen für praktische Anleitung

Krankenhäuser dienen nicht nur der Versorgung von Gebärenden während der Geburt und Patienten bei Krankheit und Tod, sondern sind auch Orte für Forschung, Lehre und Ausbildung. Dazu gehört auch die Ausbildung von Hebammen und Kinderkrankenschwestern. Für die Gebärenden und Patienten entstehen Belastungen durch die Beteiligung von „Schülern, Studenten und angehenden Fachärzten an Versorgungsaufgaben. Die Zumutbarkeit solcher Belastungen hat da ihre Grenze, wo sie die Aufgabe des Krankenhauses, Heilung und Versorgung des Patienten, gefährden." (Esser 1989, 630.)

## 1.1 Rechtliche Voraussetzungen

Die rechtlichen Voraussetzungen für die praktische Aus- und Weiterbildung im Rahmen der Kinderkrankenpflege und des Hebammenwesens sind im Krankenpflegegesetz mit der Ausbildungs- und Prüfungsverordnung, erlassen am 4. Juni 1985, und dem Hebammengesetz mit der Ausbildungs- und Prüfungsverordnung, ebenfalls erlassen am 4. Juni 1985, geregelt.

In den folgenden Kapiteln soll auf die für die praktische Ausbildung relevanten Paragraphen des Hebammengesetzes und des Krankenpflegegesetzes näher eingegangen werden.

Ein weiterer wichtiger Aspekt sind die Patientenrechte. Auf der 72. Gesundheitsministerkonferenz am 9./10. Juni 1999 in Trier wurde in Zusammenarbeit mit dem AOK-Bundesverband, dem Arbeitskreis Gesundheit und Soziales der Datenschutzbeauftragten des Bundes und der Länder, der Arbeitsgemeinschaft der Verbraucherverbände, der Bundesärztekammer, der Bundesarbeitsgemeinschaft der PatientInnen-Stellen, des Bundesministeriums für Gesundheit, der Bundeszahnärztekammer, der Deutschen Krankenhausgesellschaft, dem Deutschen Pflegerat, der Kassenärztlichen Bundesvereinigung, der Notgemeinschaft Medizingeschädigte e.V., dem Verband der Deutschen Angestelltenkrankenkassen/Arbeiter-Ersatzkassen-Verband e.V., sowie den beteiligten Ländern das Dokument „Patientenrechte in Deutschland heute" verabschiedet. Dieses Dokument soll einerseits Patientinnen und Versicherte über ihre Rechte und Pflichten informieren, andererseits Mitarbeiterinnen aus den Gesundheitsfachberufen als Orientierung bei ihrer täglichen Arbeit dienen. (Vgl. Schell 1999, 260.)

Das Dokument weist unter anderem nochmals ausdrücklich auf das Recht der Patienten auf eine qualifizierte Behandlung, Pflege und Versorgung hin. Eine qualifizierte pflegerische Versorgung ist dementsprechend auch in Ausbildungssituationen zu gewährleisten.

### 1.1.1. Krankenpflegegesetz (KrPflG), Ausbildungs- und Prüfungsverordnung für die Berufe in der Krankenpflege (KrPflAPrV)

In § 4 (1) des Krankenpflegegesetzes sind die Ausbildungsziele für Kinderkrankenschwestern und Kinderkrankenpfleger erläutert: „Die Ausbildung ... soll Kenntnisse, Fähigkeiten und Fertigkeiten zur verantwortlichen Mitwirkung bei der Verhütung, Erkennung und Heilung von Krankheiten vermitteln" (Kurtenbach u.a. 1994, 118). In den dazugehörigen Erläuterungen wird von den Autoren der notwendige Praxisbezug deutlich herausgearbeitet: „Die genannten Ausbildungsziele können nur erreicht werden, wenn die Umsetzung des theoretischen Unterrichts in die Praxis gewährleistet ist" (a.a.O., 119). In § 5 (1) heißt es u.a. „Unterricht und praktische Ausbildung werden in staatlich anerkannten Krankenpflege- und Kinderkrankenpflegeschulen an Krankenhäusern vermittelt" (a.a.O., 121). Kinderkrankenpflegeschulen sind geeignet und staatlich anzuerkennen, „...wenn sie (...) für die Kinderkrankenpflegeausbildung mit einem Kinderkrankenhaus oder einer von einer hauptberuflich angestellten Kinderärztin oder einem hauptberuflich angestellten Kinderarzt geleiteten Kinderabteilung eines Allgemeinkrankenhauses verbunden sind, bei dem die Durchführung der praktischen Ausbildung durch Kinderkrankenschwestern oder Kinderkrankenpfleger gewährleistet ist". (a.a.O., 121f.) Diese Ausführungen verdeutlichen nochmals den engen Zusammenhang von theoretischem Unterricht und der praktischen Ausbildung, mit dem Ziel, „... einen möglichst hohen Qualitätsstand der Ausbildung zu gewährleisten" (a.a.O., 124). Die Träger der Ausbildung sind gemäß §14 verpflichtet, „... den Schüler so auszubilden, daß das in § 4 KrPflG dargelegte Ausbildungsziel erreicht wird" (a.a.O., 124).

In der Ausbildungs- und Prüfungsverordnung (KrPflAPrV) sind die Mindestanforderungen der Ausbildung sowie die Prüfungsverfahren beschrieben. Insgesamt werden 4600 Ausbildungsstunden gefordert, davon sind 3000 Stunden in der Praxis zu absolvieren, 1600 Stunden entfallen auf theoretischen und praktischen Unterricht.

Die annähernd doppelte Stundenzahl der praktischen Ausbildung und § 1 (3) der KrPflAPrV verdeutlichen abermals die Relevanz der praktischen Ausbildung: „Während der praktischen Ausbildung nach Absatz 1 und 2 ist in allen nach § 4 des Gesetzes für die Berufsausübung wesentlichen Kenntnissen und Fertigkeiten zu unterweisen. Es ist Gelegenheit zu geben, die im theoretischen und praktischen Unterricht erworbenen Kenntnisse zu vertiefen und zu lernen, sie bei der praktischen Arbeit anzuwenden“ (a.a.O., 185).

Eine Begleitung in der Praxis durch die Lehrenden wäre wünschenswert, um eine bessere Integration von Theorie und Praxis zu ermöglichen. Die Ausbildung in der Praxis erfolgt jedoch überwiegend durch erfahrene Kinderkrankenschwestern. Auch hier wäre eine Weiterqualifizierung im pädagogischen Bereich, z.B. der Praxisanleiterinnen und Mentorinnen, anzustreben. (Vgl. Kurtenbach u.a. 1994, 187.) Ausdrücklich wird in den Erläuterungen darauf hingewiesen, „...daß der Schüler weder ohne gezielte Anleitung und Aufsicht noch überwiegend mit Routinearbeiten beschäftigt werden darf“ (a.a.O., 187). Hieraus ließe sich folgern, dass eine gezielte Anleitung nur bei einer pädagogischen und fachlichen Qualifikation der Anleiterinnen zu gewährleisten ist.

Die staatliche Prüfung umfasst einen schriftlichen, einen mündlichen und einen praktischen Teil. Der praktische Teil der Prüfung in der Kinderkrankenpflege ist in § 17 der KrPflAPrV und den dazugehörigen Erläuterungen geregelt. „Der Prüfling übernimmt im Stationsablauf die pflegerische Versorgung der Patienten einschließlich der Pflegeplanung, der verwaltungsmäßigen Abwicklung und der zur Durchführung der Pflege erforderlichen Übergabe“ (a.a.O., 207). In den Erläuterungen wird darauf hingewiesen, dass im Interesse der Qualität der Ausbildung die Durchführung der praktischen Prüfung nur in Ausnahmesituationen in einem simulierten Stationsablauf zulässig ist. (Vgl. Kurtenbach u.a. 1994, 205.) Dieser ausdrückliche Hinweis unterstreicht die Bedeutung einer praxisnahen Ausbildung mit bzw. an den Patienten, denn nur bei ausreichenden nicht simulierten Übungssituationen innerhalb der Ausbildung ist eine Prüfung in dieser Form möglich.

Die praktische Prüfung erstreckt sich auf die Versorgung einer Patientengruppe von maximal vier Patienten. Die Patienten werden durch die Fachprüferinnen gemeinsam mit dem / der verantwortlichen Arzt / Ärztin und der für die Patienten zuständigen Pflegekraft ausgewählt. Dies ist nur im Einvernehmen mit den Patienten bzw. in der Kinderkrankenpflege häufig mit deren gesetzlichen Vertretern, in der Regel den Eltern, zulässig. Wird das Einholen des Einverständnisses versäumt oder wird das Einverständnis verweigert, ist die Prüfung zu wiederholen. (Vgl. Kurtenbach u.a. 1994, 205-208.)

Der deutliche Hinweis auf die Zustimmungspflicht des Patienten bzw. seines gesetzlichen Vertreters unterstreicht das Recht des Patienten auf sorgfältige Information und auf das Recht der Einwilligung vor jeder Behandlung, wobei hier pflegerische Maßnahmen inbegriffen sind. Gemäß des Erlasses des Ministeriums für Frauen, Jugend, Familie und Gesundheit des Landes Nordrhein-Westfalen vom 21.09.1999 gehört die Beteiligung des Patienten an der praktischen Prüfung „... nicht zu den Aufgaben, die im Rahmen einer Personenfürsorge ohne vorherige Einwilligung des Patienten oder seines gesetzlichen Vertreters wahrgenommen werden können, weil sie nicht die Pflege und Behandlung des Patienten betreffen. (...) Dies gilt auch dann, wenn der Patient bei der praktischen Prüfung die Pflege erhält, die er in dieser konkreten Situation tatsächlich benötigt“ (AZ -III B 2-0410.9.7-).

### 1.1.2. Hebammengesetz (HebG) und Ausbildungs- und Prüfungsordnung (HebAPrV)

Hebammen sind berechtigt, selbständig, ohne die Zuziehung einer weiteren Person, z.B. eines Arztes, Geburtshilfe zu leisten. (Vgl. Kurtenbach/ Horschitz 1986, 27-29.) Das bedeutet, dass sie bereits nach dem Examen eigenverantwortlich in einer Klinik, einem Geburtshaus oder in der Hausgeburtshilfe arbeiten können. Dies ist also auch ohne ein Team mit Reflexions- und Kontrollfunktion möglich. Diesem Anspruch versuchte der Gesetzgeber auch im HebG Rechnung zu tragen.

Das Hebammengesetz vom 4.6.1985 befasst sich auch mit der Ausbildung in diesem Beruf. So soll die Ausbildung unter anderem insbesondere dazu befähigen „...normale Geburten zu leiten, [und] Komplikationen des Geburtsverlaufs frühzeitig zu erkennen...“ (a.a.O., 30). Die Ausbildung besteht aus theoretischem und praktischem Unterricht und einer praktischen Ausbildung, welche an einem Krankenhaus durchgeführt werden muss, also das Praxisfeld zur Verfügung stellt. Der praktischen Ausbildung werden nach HebAPrV 3000 Std. zugewiesen; sie soll in „... wesentlichen Kenntnissen und Fertigkeiten ... unterweisen.“ (a.a.O., 97) „Ein Üben ist vielmehr dort und nur dort erforderlich, wo es sich um eine praktische Fertigkeit handelt, die sich im Menschen ausbilden soll. Solche Fertigkeiten gibt es ... als manuelle Fertigkeiten ... aber dementsprechend auch bei geistigen Fertigkeiten. (...) Auch die Urteilskraft ist nach Kant >ein besonderes Talent welches gar nicht gelehrt, sondern nur geübt sein will<.“ (Bollnow

1987, 27). Die praktische Ausbildung vermittelt Fertigkeiten, also „ein auf Tätigkeit bezogenes Wissen“ (a.a.O., 31) und dies in einem großen Stundenumfang. Im Bereich der geburtshilflichen Ausbildung sind innerhalb der drei Ausbildungsjahre für den Bereich der Entbindungsabteilung und Schwangerenberatung 1440 Std. vorgeschrieben. Inwieweit das Unterweisen von Fertigkeiten Bedeutung hat, ist aus der Vorgabe des Hebammengesetzes in Deutschland zu ersehen. Innerhalb der Ausbildung ist „... Beistand und Betreuung bei mindestens 50 Geburten zu leisten und bei 30 Geburten der Dammschutz [Entwicklung des Kindes] selbständig auszuführen.“ (Kurtenbach/Horschitz 1986, 98) Eine bestimmte Vorgehensweise zum Schutz der Gebärenden wird nicht erwähnt. Allerdings heißt es in den Erläuterungen zum Gesetz: „Der Schüler muss bei Tätigkeiten, die er zum ersten mal ausführt, beaufsichtigt werden – und immer dann, wenn er diese geübt hat und eigenständig ausführt, die Möglichkeit haben, sofort eine Hebamme zur Hilfe zu holen, wenn er unsicher ist.“ Dabei darf er nicht „... ohne gezielte Anleitung und Aufsicht überwiegend mit Routinearbeiten beschäftigt werden...“, sondern „... muss die Möglichkeit haben, bereits erworbene Kenntnisse und Fähigkeiten in der täglichen Praxis zu üben und anzuwenden“. (a.a.O., 115)

Die Europäische Gemeinschaft geht in ihren Forderungen in der Richtlinie des Rates vom 21.1.1980 zur Koordinierung der Rechts- und Verwaltungsvorschriften im Blick auf die Aufnahme und Ausübung der Tätigkeit der Hebamme (80/155/EWG) noch weiter. Sie fordert „Beratung Schwangerer mit mindestens 100 Untersuchungen vor der Geburt“ und „Durchführung von mindestens 40 Entbindungen durch die Schülerin selbst ... “ (a.a.O., 93). In dieser Richtlinie wird darauf hingewiesen, dass die Ausbildungsinhalte unter geeigneter Überwachung zu erteilen seien. Was mit geeigneter Überwachung gemeint ist, und ob sich dies auch auf den Schutz der Gebärenden bezieht, lässt sich nicht feststellen. (Vgl. ebd.)

Die regelmäßige und erfolgreiche Teilnahme an den Ausbildungsveranstaltungen muss zur Prüfungszulassung vorgewiesen werden. Die Ausbildungsstelle hat in ihrer Verantwortung für die ordnungsgemäße Durchführung der Ausbildung auch dafür Sorge zu tragen, dass den Schülerinnen das Erreichen ihrer Mindestgeburtenzahlen ermöglicht wird. Um diese zu erreichen, sind manche Ausbildungsstätten gezwungen, in anderen Häusern mit geburtshilflicher Abteilung im Rahmen eines Externates Schülerinnen einzusetzen, da die eigenen Geburtenzahlen bzw. die Zahlen der Geburten, die für Schülerinnen als Lehrgeburten in Frage kommen, für die Gesamtschülerinnenzahl nicht ausreichen. So setzten 1997 26 von 46 Häusern mit Hebammenschulen ihre Schülerinnen zur Durchführung von Geburten auch in anderen Kliniken ein; überwiegend Häuser, die selbst eine Geburtenzahl von unter 1500/Jahr aufwiesen. (Vgl. Zoege 1997, 63.)

In der Ausbildungs- und Prüfungsverordnung für Hebammen und Entbindungspfleger vom 16.3.1987 heißt es, dass u.a. die „Durchführung einer Entbindung..." [1] als Bestandteil der praktischen Prüfung abgeleistet werden muss. Das bedeutet, dass die praktische Fertigkeit nicht nur während der Ausbildung an der Gebärenden eingeübt, sondern auch an dieser geprüft werden muss. In der Kommentierung der Ausbildungs- und Prüfungsordnung für Hebammen vom 3.9.1981, also in einer vorhergehenden Verordnung, weisen Kurtenbach und Horschitz bzgl. der praktischen Prüfungen darauf hin, dass das Einverständnis der Gebärenden vorliegen sollte oder bei Minderjährigen die Zustimmung der gesetzlichen Vertreter. (Vgl. Kurtenbach/Horschitz 1986, 122.) Es wird nicht kenntlich gemacht, ob das Einverständnis in schriftlicher Form gegeben werden muss.

Die staatlichen Auflagen, bereits während der Ausbildung und der Prüfung an der Gebärenden zu handeln und nicht nur zuzusehen, sind unter dem Gesichtspunkt, dass unmittelbar nach dem Examen eine allein verantwortliche Hebamme den Gebärenden gegenübertritt, nicht nur sinnvoll sondern zwingend notwendig, um eine verantwortliche Berufsausübung sicherzustellen. Es gibt im Hebammengesetz keine Forderung bzgl. Mentoren für die praktische Ausbildung, um eine Hebammenschule einzurichten. (Vgl. Kurtenbach/Horschitz 1986, 31.) In der Kommentierung des Hebammengesetzes fällt auf, dass Schülerinnen im Externat nur von solchen freiberuflichen Hebammen ausgebildet werden dürfen, die dazu von der entsprechenden Behörde eine Ermächtigung bekommen. Diese soll sicherstellen, dass sie zur Ausbildung besonders geeignet sind. Das bedeutet, dass hier einzelne Personen bzgl. ihrer Qualifikation für die praktische Ausbildung auf den Prüfstand kommen. (Vgl. Kurtenbach/Horschitz 1986, 34.) Dies gilt aber nicht für angestellte Hebammen in einem Krankenhaus, deren Ausbildungsqualifikation anscheinend allein durch ihre Arbeit im Krankenhaus vermutet wird.

## 1.2 Krankenhausaufnahmeverträge und Informationsbroschüren

Wenn Menschen in ein Krankenhaus kommen, unterschreiben sie für sich bzw. für Ihr Kind einen Krankenhausaufnahmevertrag.

---

[1] Bundesministerium für Jugend, Familie, Frauen und Gesundheit 1987, 3

Dieser ist Grundlage zur Abrechnung mit dem Versicherer bzw. den Selbstzahlern. Dabei werden die Patienten über verschiedene Möglichkeiten der Behandlung im Rahmen von Regel– oder Wahlleistungen (wie viele Betten auf dem Zimmer, Dusche und WC, persönliche Behandlung durch den leitenden Abteilungsarzt) und die daraus entstehenden Kosten informiert. Der Vertrag wird damit zum Auftrag an das Krankenhaus, bezogen auf zweckmäßige und notwendige medizinische und pflegerische Versorgung sowie Unterbringung. Gemäß diesem Auftrag wird behandelt und mit der Krankenkasse oder dem Patienten abgerechnet. Zusätzlich werden Informationen über die Bundespflegesatzverordnung, verschiedene Pflegesätze z.B. je nach Fachbereich und generelle Bestandteile der Krankenhausleistungen gegeben. Es werden keine Behandlungsdetails spezieller Erkrankungen genannt. Die Informationen werden in den einzelnen Abteilungen, z.B. im Rahmen von Informations-, Aufklärungsblättern für operative Eingriffe und den dazu gehörigen Gesprächen, zugänglich gemacht. Informationen darüber, dass zum Haus eine Ausbildungsstätte gehört, sind nicht Bestandteil des Krankenhausaufnahmevertrages der von uns untersuchten Häuser. Die zum Vergleich aus drei anderen Häusern mit Schulbetrieb untersuchten, sind ähnlich aufgebaut, so dass zu vermuten ist, dass an dieser Stelle keine Aussagen über praktische Ausbildung gemacht werden. Viele Krankenhäuser verfügen aber für die Patienten über eine Informationsbroschüre und/oder stellen sich entsprechend im Internet dar. Die untersuchten Häuser weisen in ihren Broschüren auf den Anschluss von Krankenpflege-, Kinderkrankenpflege- und Hebammenschule hin. Dabei wird erwähnt, dass auch praktische Ausbildung stattfindet. Inwieweit Gebärende und Patienten davon betroffen sind, wird nicht angesprochen. Möglicherweise wird es als selbstverständlich vorausgesetzt, da z.B. erwähnt wird, dass die Hebammenschule durch das zuständige Ministerium aufgrund der hohen vorhandenen Geburtenzahlen am Haus installiert wurde.

In einer Broschüre wird darauf hingewiesen, dass die praktische Ausbildung unter Anleitung stattfindet. Zusätzlich ist eine Schwesternschülerin gemeinsam mit einer Patientin abgebildet, so dass zu erkennen ist, dass Patienten und Auszubildende einander begegnen.

## 1.3 Informations- und Aufklärungspflicht

Auf der 72. Gesundheitsministerkonferenz am 9./10. Juni 1999 in Trier wurde ein Beschluss über „Patientenrechte in Deutschland heute“ verabschiedet. Die

Präambel weist auf die Würde des Patienten und die einverständliche Zusammenarbeit hin: „Behandlung und Pflege haben die Würde und Integrität des Patienten zu achten, sein Selbstbestimmungsrecht und sein Recht auf Privatheit zu respektieren und das Gebot der Humanität zu beachten. Respekt, Vertrauen und die einverständliche Zusammenarbeit von Ärzten, Pflegepersonal und Patienten sind unabdingbare Voraussetzungen für den gewünschten Erfolg einer Behandlung“ (Schell 1999, 260). Eine auf Respekt, Vertrauen und einverständliche Zusammenarbeit beruhende Versorgung ist nur zu gewährleisten, wenn Patienten, Angehörige und das therapeutische Team sowohl ihre Rechte als auch ihre Pflichten kennen. Das Dokument beschreibt Rechte des Patienten, aus denen sich die Pflichten aller Beteiligten im Gesundheitssystem ergeben.

Patienten haben grundsätzlich das Recht auf sorgfältige Information und Aufklärung. Diese kann sich nicht nur auf die Information bzgl. der ärztlichen Behandlung beziehen, sondern muss auch alle pflegerischen Handlungen beinhalten, wenn es sich um die „... einverständliche Zusammenarbeit von Ärzten, Pflegepersonal und Patienten ...“ (Schell 1999, 260) handelt. Demnach ist der Patient darüber zu informieren, wer für seine Behandlung und Pflege zuständig ist, und vor jeder Behandlung muss er dazu sein Einverständnis geben. Davon ausgenommen sind nur Notfallmaßnahmen, die nach mutmaßlicher Einwilligung durchgeführt werden können. (Vgl. Schell 1999, 261f.)

In der Präambel wird gefordert, dass sowohl bei der Behandlung als auch bei der Pflege u. a. das Selbstbestimmungsrecht des Patienten zu beachten ist. (Vgl. a.a.O., 260.) Obwohl in den weiteren Ausführungen nur von Behandlung die Rede ist, ergibt sich daraus, dass auch für alle pflegerischen Maßnahmen das Einverständnis des Patienten, bzw. in der Kinderkrankenpflege häufig seines gesetzlichen Vertreters, einzuholen ist. Patienten haben auch jederzeit das Recht, auf Aufklärung zu verzichten oder eine gegebene Einwilligung zurückzunehmen.

# 2. Ausbildungssituation

Die Qualität einer praktischer Ausbildung, die von den Möglichkeiten des Lernens aus Erfahrung abhängt, wird deutlich beeinflusst von der Situation im Gesundheitswesen. So stehen sich pädagogische und wirtschaftliche Aspekte aber auch die Ansprüche von Patienten nicht selten konträr gegenüber.

## 2.1 Erfahrung und Lernen

Um professionelle Arbeit an Gebärenden und Patienten zu verrichten, muss die betreffende Kraft eine entsprechende Ausbildung und dabei auch einschlägige Erfahrungen gesammelt haben, die ihr die verantwortliche Ausübung des Berufes ermöglichen. Sonst kann sie den Ansprüchen, die von unterschiedlichen Seiten an sie gestellt werden, nicht gerecht werden.

Die Aufgabe wird erst dann korrekt ausgeführt, wenn bestimmte Handlungsvollzüge in Teilen und wiederholt geübt werden, bis der Handlungsablauf beherrscht wird und so die Handlung als ganze vollzogen werden kann. (Vgl. Bollnow 1987, 117.) Die Zergliederung von Abläufen zur Perfektionierung von Fertigkeiten und die damit verbundene Konzentration auf die einzelnen Schritte verschließen zeitweise der Schülerin den Blick auf das Ganze. Dies ist aber notwendig, um die einzelnen Aspekte genau zu erfassen. Um spezielle Aspekte wahrzunehmen und zu erkennen, müssen wir andere Aspekte selektieren. (Vgl. Nolting/Paulus 1996, 45.) In Situationen höchster Konzentration wird evtl. auch der Blick für das Empfinden der Gebärenden und des Patienten nicht im Vordergrund stehen können. Deshalb bedürfen diese eines besonderen Schutzes.

In speziellen Situationen werden Erfahrungen gemacht, durch die sich Erleben und Verhalten verändern. Auf diese Weise wird gelernt. (Vgl. Nolting/Paulus 1996, 64 f.) In der Ausbildung bewirkt die Verarbeitung theoretischer und praktischer Wissensbestände Veränderung künftigen Handelns im Berufsfeld. Das schließt Veränderung in weiteren Feldern nicht aus. Die im Tun übermittelten Informationen, die für die Steuerung und Regulierung des Verhaltens erforderlich sind, bewirken sie. Das bedeutet, dass gerade in einem praktischen Arbeitsfeld das eigene Tun für das Lernen unverzichtbar ist. Dabei geht es nicht bloß ums Handwerkszeug, sondern auch um Einstellungen, um das Urteilsvermögen und die Fähigkeit, Probleme zu lösen und seine Lösungsschritte zu begründen. (Vgl. Badry 1994, 44 f.) Das bedeutet, dass Lernen sich nicht nur auf das Tun selbst bezieht, sondern dass es auch darum geht, sich zu erfahren, eigenes Handeln zu reflektieren und zu verantwortlichem Handeln zu kommen. Ganz gleich wie fundiert die theoretischen Lehren sind, sie sind „wenig wert, wenn sie nicht irgendwann und irgendwie zum selbsttätigen Handeln der Schüler führen“ (Meyer 1994, 50). Dies setzt voraus, dass es Situationen gibt, in denen es möglich ist zu lernen. In diesen Situationen sammeln wir Erfahrungen auf unterschiedlichsten Ebenen. Es ist unumgänglich, dass Schülerinnen mit diesen Situationen in Berührung kommen und sich ihnen stellen. Natürlich ist es auch möglich, Erfahrungen, z.B. im Bereich von Einstellungen, durch Zusehen zu machen. (Vgl. Nolting/Paulus 1996, 68 f.) Dies kann aber für ein umfassendes Lernen nicht ausreichen. In einem praktischen Beruf muss auch ein Können vorhanden sein. Erfahrung machen bezieht sich auf die kognitive, die technisch-praktische wie auch auf die Verantwortungsebene. „Wenn wir an einem Gegenstand eine Erfahrung machen, so heißt das, dass wir die Dinge bisher nicht richtig gesehen haben und nun besser wissen, wie es damit steht.“ (Gadamer 1975, 336) Das bedeutet auch, bisherige Vorstellungen loszulassen und sich für neue Erkenntnisse zu öffnen, also den Zweifel zuzulassen, um neuen Erfahrungen Platz zu machen, da das bisher Erfahrene nicht mehr gültig ist; ein 'es war schon immer so' hinter sich zu lassen und aus Erfahrungen Konsequenzen zu ziehen, es nämlich nun anders zu machen und dazu zu lernen. (Vgl. Buck 1969, 17-19.)

Dies bedeutet im Fall von Hebammen und Kinderkrankenschwestern, dass sie während ihrer Ausbildung die Möglichkeit haben müssen, theoretisches Wissen in der Praxis anzuwenden und dieses, inklusive ihres eigenen Könnens, zu reflektieren, um zu begründetem Handeln zu kommen.

## 2.2 Ausbildungssituation heute

Krankenhäuser geraten aufgrund der finanziellen Situation im Gesundheitswesen unter wachsenden Druck. In den letzten Jahren wurden immer mehr Krankenhäuser bzw. einzelne Abteilungen geschlossen, und diese Entwicklung hält an. Im Jahr 2003 wird mit Einführung der DRG's, einem Abrechnungssystem nach Fallgruppen und nicht nach den tatsächlichen Kosten im Einzelfall, ein extremer Anspruch an die Wirtschaftlichkeit der Krankenhäuser zum Tragen kommen. (Vgl. Müller 2000, 1-9.) Für den Bereich der Ausbildung und Ausbildungsvergütung wird von einer verbändeübergreifenden DRG-Arbeitsgruppe eine Fondlösung angestrebt, um eine Wettbewerbsverzerrung zwischen ausbildenden Krankenhäusern und den übrigen zu vermeiden. (Vgl. Stellungnahme der DKG 23.01.2001.) Auszubildende werden zur Zeit auf den Stellenschlüssel angerechnet. Insgesamt ist das Personal in der Praxis knapp bemessen. (Die Anhaltszahlen zur Berechnung des Personalbedarfs stammen aus dem Jahr 1969.) Das bedeutet, dass praktische Anleitung, wenn überhaupt, oft durch Personal durchgeführt wird, das keine Qualifikation zur Ausbildung von Mitarbeitern erworben hat und damit einerseits den Ausbildungsansprüchen der Auszubildenden, möglicherweise aber auch den Ansprüchen von Patienten, in diesem Zusammenhang nicht gerecht wird.

Den gesetzlichen Hintergrund der Ausbildungsfinanzierung bildet u.a. das Krankenhausfinanzierungsgesetz (KHG) vom 29.6.1972, geändert durch das Gesetz vom 20.7.2000, worin festgelegt wird, dass zu Krankenhäusern auch diverse Ausbildungsstätten gehören, u.a. auch die für Hebammen und Kinderkrankenschwestern, sofern die Häuser die Träger der Schulen sind. (Vgl. Thürk 2000, 65-2 KHG, 2.)

So heißt es in der Bundespflegesatzverordnung (BPflV) vom 26.9.1994, geändert durch das Gesetz vom 22.12.1999 im § 9, dass die Kosten der im KHG genannten Ausbildungsstätten auch nach Maßgabe dessen „... im Budget zu berücksichtigen..." sind. (Thürk, 2000, 65-2-1 BpflV, 10.) Das KHG weist in §17 Abs. 4a darauf hin, dass die Landesregierungen ermächtigt sind, dafür Sorge zu tragen, dass zwischen Krankenhäusern mit und ohne angeschlossene Ausbildungsstätte ein Ausgleich der Kosten stattfindet. (Vgl. Thürk 2000, 65-2 KHG, 11.) Des Weiteren weist die BPflV darauf hin, dass die Ausbildungsplätze in einem bestimmten Verhältnis (7:1 bzw. 6:1) „... auf die Stelle einer in diesen Berufen voll ausgebildeten Person anzurechnen [sind]" (Thürk, 2000, 65-2-1 BpflV, 10). Das zeigt, dass davon ausgegangen wird, dass bereits in der Ausbildung Schüler Aufgaben von ausgebildetem Personal übernehmen können und mit einer entsprechenden Anzahl Auszubildender auch examinierte Kräfte eingespart werden können.

1992 kam es zu einer mündlichen Übereinkunft der Deutschen Krankenhausgesellschaft, der gesetzlichen Krankenkassen und des Bundes deutscher Hebammen. Es wurde festgelegt, dass Hebammenschülerinnen nicht auf den Stellenschlüssel der Hebammen angerechnet werden sollten, „... weil sie nicht befugt sind, Geburten selbständig durchzuführen und daher keine Hebamme ersetzen können" (Zoege 1997, 60).

In ihrer Studie zeigte Monika Zoege 1997 aber durch eine Befragung von 46 der 56 Hebammenschulen des Bundesgebietes, dass diese mündliche Übereinkunft teilweise nicht eingehalten wird. So werden an 10 der 46 sich an der Studie beteiligten Schulen Schülerinnen angerechnet. Dabei schwanken die Zahlen von 6:1 bis 15:1. Auffallend ist, dass nur ein Haus sich dabei ausschließlich auf den Einsatz auf den Stationen bezieht und den Kreißsaal ausschließt, während neun Häuser sowohl auf der Station als auch im Funktionsbereich Kreißsaal die Schülerinnen auf den Stellenschlüssel der Hebammen anrechnen. (Vgl. Zoege 1997, 61.) Auch hier werden Auszubildende also bereits mit Aufgaben betraut, die sie anstelle der Hebammen ausführen.

Im Bereich der Hebammenschulen gibt es kein einheitliches Curriculum. Der von der Arbeitsgruppe Curriculum der Bundeslehrhebammentagung 1990 (vgl. Bund Deutscher Hebammen 1990) erstellte Lehrplan wird teilweise wie verfaßt von Schulen benutzt, teilweise in modifizierter Form. Manche Schulen arbeiten ohne Lehrpläne oder haben eigens für sich einen solchen entwickelt. Neben dem oben Erwähnten, der keine Verbindung zur Praxisanleitung hat sondern sich mit schulischen Unterricht befasst, gibt es noch das Curriculum der bayrischen Hebammenschulen. Mindestens zehn Schulen arbeiten mit diesem. (Vgl. Zoege 1997, 46.) In ihm werden Ziele genannt, die im Zusammenhang mit praktischer Ausbildung stehen. „Häufige Nachbesprechungen helfen den Schülerinnen ihr Handeln zu reflektieren, ggf. zu korrigieren und somit die gewünschte Professionalität zu entwickeln“ (Zoege 1997, 81). Zu den Anforderungen an die Praxisanleiterinnen heißt es: „Während der praktischen Ausbildung muss trotz aller schulischen Interessen das Wohl und die Würde der Patientin im Vordergrund stehen.“ (ebd.) Es wird eine enge Zusammenarbeit zwischen Schule und Praxis gefordert. Der Träger soll dafür Sorge tragen, dass genügend Personal vorhanden ist, das Ausbildungsinteresse bei der Einstellung beachten und Fortbildungen in diesem Bereich anregen. Nur das bayrische Curriculum gibt also Empfehlungen für die Praxisanleitung. (Vgl. Zoege 1997, 81 f.)

Praxisanleiterinnen wachsen häufig in die praktische Ausbildung herein. In den 46 von Zoege befragten Schulen arbeiteten 20 mit Praxisanleiter-Hebammen im Kreißsaal. (Vgl. a.a.O., 69) Das bedeutet, dass etwa die Hälfte der Schulen den Schülerinnen teilweise eine Praxisanleiterin zur Verfügung stellen kann. An 33 Schulen arbeiteten die Lehrkräfte teilweise mit den Schülerinnen im Bereich der Geburtshilfe. Die Hauptanleitung erfolgt also von den Hebammen, die aktuell im Dienst sind, möglicherweise auch von Schülerinnen in einem fortgeschrittenen Ausbildungsstadium. Zumindest scheint die Qualität der Anleitung stark vom persönlichen Interesse der examinierten Kraft abzuhängen und ein Mangel an Struktur in der praktischen Ausbildung vorzuliegen. (a.a.O., 77 f.) In der Praxis bedeutet dies, dass meist eine Schülerin gemeinsam mit einer Hebamme die Betreuung einer Gebärenden übernimmt. Da die Hebamme (teilweise auch die Schülerin) aufgrund der Stellensituation im Vergleich zur Anzahl der Gebärenden meist mehrere Schwangere betreut, übernimmt die Schülerin je nach Ausbildungsstand auch eigenverantwortliche Anteile der Betreuung und nimmt bei Bedarf Rücksprache mit der Hebamme. Was als Bedarf bezeichnet werden kann, ist abhängig von der Sicht der Schülerin und der Hebamme. Dabei kann es zu Differenzen kommen. Dazu kommt es u.a. dadurch, dass Hebammen aufgrund der Schülerzahlen und des Dienstwechsels nicht immer den theoretischen und praktischen Ausbildungsstand der Schülerinnen kennen, Schülerinnen sich teilweise aber auch nicht trauen, die Hebamme zu fragen und zu stören, wenn diese anderweitig in Aktion ist. Dies kann auch für anschließende Reflexionsgespräche nicht ausgeschlossen werden. Dadurch kann es sowohl zu Unterforderungen als auch zu Überforderungen kommen. (Vgl. a.a.O., 78.) Es ist nicht auszuschließen, dass diese Situation sich auch auf das Erleben der Gebärenden auswirkt.

Zusätzlich entsteht Druck durch die „Lehrgeburtenzahlen", die innerhalb der Ausbildung absolviert werden müssen. Diese sind nicht identisch mit der Zahl aller Geburten am Haus. Sie reduzieren sich um alle operativ durchgeführten Geburten wie Sectio caesarea, Forceps, Vacuumentbindungen und Früh- bzw. Beckenendlagengeburten. Andererseits führen aber auch evtl. am Haus arbeitende Beleghebammen, die nicht im Ausbildungszusammenhang stehen, ihre Geburten selbst durch. Manche Geburten stehen für Ausbildungszwecke nicht zur Verfügung, weil der Wunsch der Frau nach einer bestimmten Entbindungsform, z.B. der Wassergeburt, nicht dem Ausbildungsstand der Schülerin entspricht. Es scheint auch in einigen Häusern mit Hebammenschule nicht üblich zu sein, dass physiologische Geburten von Gebärenden mit Wahlleistung „Privatärztliche Behandlung" von Schülerinnen durchgeführt werden (vgl. a.a.O., 63), da diese „... den Beistand und die Betreuung während der Geburt durch den Arzt ihrer Wahl bzw. mit ihm zusammen arbeitender, voll ausgebildeten Hebammen wünschen" (Kurtenbach/Horschitz 1986, 33). In dem Haus, in dem Frauen von uns befragt wurden, werden hinsichtlich des Versicherungsstatus keine Unterschiede gemacht.

Die Zahlen der „Lehrgeburten" sind für manche Häuser schwer zu erreichen oder müssen durch Externate in anderen Häusern erzielt werden. Die Situation verschärft sich noch dadurch, dass die Geburtenzahlen insgesamt sinken. (Vgl. Statistisches Bundesamt 2000.)

Während das Krankenhaus zu Leistungen dem Patienten gegenüber verpflichtet ist und dafür Sorge zu tragen hat, dass dieser nicht zu Schaden kommt, ist es gleichzeitig in der Pflicht, sofern ein Schulbetrieb angeschlossen ist, Ausbildung auch im praktischen Bereich zu ermöglichen. Diesen beiden Verpflichtungen nachzukommen, kann zu einem Dilemma führen, wenn Ausbildung nicht in einem für den Patienten sicheren Rahmen abläuft. Während Schülerinnen anfangs hauptsächlich zusehen, werden sie je nach Ausbildungsstand immer mehr Tätigkeiten durchführen; zuerst unter Aufsicht, später aber auch allein.

Die Ausbildungssituation in der Kinderkrankenpflege gestaltet sich ähnlich. Schülerinnen werden in der Regel im Verhältnis 7:1 auf den Stellenplan angerechnet, die praktische Ausbildung wird zu einem großen Teil von den Mitarbeiterinnen der Station übernommen. In ihrer Untersuchung ermittelten Beirer und Osterbrink 1997 einen Anteil von ca. 96 %. Nur 37 % der Mitarbeiter hatten Anleitungsseminare absolviert.

Welche Bedeutung dies hat, spiegelt sich in den Aussagen eines Gutachtens der Senatsverwaltung für Gesundheit zur praktischen Ausbildung in Berlin wider. In dem Gutachten beklagen Auszubildende die oft unterschiedlichen Verfahren der praktischen Ausbildung, und die Mitarbeiterinnen der Stationen klagen über Zeitmangel und einen fehlenden Strukturrahmen für praktische Ausbil dung. (Vgl. Senatsverwaltung für Gesundheit 1994.) Es stellt sich die Frage, wie sich unter immer extremeren finanziellen Bedingungen diese Verhältnisse noch weiter verschlechtern und Schülerinnen immer früher Tätigkeiten allein ausführen werden.

In der von uns in unsere Studie einbezogenen Kinderklinik steht den Schülerinnen im praktischen Ausbildungsbereich auf den Stationen in der Regel eine Praxisanleiterin zur Verfügung, im Bereich der Intensivpflege mit insgesamt ca. 30 Betten stehen den Schülerinnen vier Praxisanleiterinnen, teilweise mit pädagogischer Zusatzqualifikation, zur Verfügung.

## 2.3 Statistische Erhebungen: Geburten, Kliniken, Kinderkliniken

Nach den zugrunde liegenden Zahlen von 1995 gab es insgesamt 1086 Krankenhäuser in Deutschland, an denen Geburten stattfanden. Gleichzeitig waren 56 Hebammenschulen an Krankenhäuser angebunden. Diese Schulen befinden sich überwiegend an Häusern mit höheren Geburtenzahlen. Das würde bedeuten, dass ca. 20 % der bundesweiten Geburten auf Häuser, in denen Hebammen ausgebildet werden, entfallen. Dies ist nicht damit gleichzusetzen, dass 20 % der Geburten auch "Lehrgeburten" sind. [2]

---

[2] 1995 kam es zu insgesamt ca. 750.000 Geburten. (Vgl. Statistisches Bundesamt 1995, 2.14) Bei einer Erhebung der Geburtenzahlen 1995 von 46 der 56 Häuser mit Hebammenschulen incl. ihrer Externatshäuser kam es zu einer Zahl von ca. 125.000, das wären hochgerechnet

Im Jahr 1996 waren in deutschen Krankenhäusern insgesamt 935.071 Mitarbeiter beschäftigt[3]. Davon entfielen auf den Pflegedienst insgesamt 427.271 Mitarbeiter. Das entspricht einem Personalanteil im Pflegedienst von ca. 46%. Etwa 9,8% (41.845) davon waren in der Kinderkrankenpflege beschäftigt.

auf 56 Häuser ca. 150.000. (Berechnungen von Monika Zoege, auf Grundlage ihrer Erhebungsdaten, Zoege 1997)

[3] Zur besseren Vergleichbarkeit mit der von Monika Zoege durchgeführten Studie verwenden die Verfasserinnen trotz ihnen vorliegender neuerer Zahlen das Material des Statistischen Bundesamtes von 1996.

## 2.4 Statistik: Ausbildungsplätze

1996 gab es in Deutschland 2188 Ausbildungsplätze für Hebammen an 56 Schulen. Die Zahl der Ausbildungsplätze schwankte pro Schule stark. So waren von 46 untersuchten Schulen sowohl Schulen mit weniger als 20 Ausbildungsplätzen als auch mit mehr als 80 Ausbildungsplätzen vertreten. Diese verteilten sich auf einen bis vier Kurse. (Vgl. Zoege 1997, 20 ff.)

Von den im Jahr 1996 insgesamt 2.269 Krankenhäusern Deutschlands waren 407 Kinderkliniken bzw. solche mit angeschlossenen Kinderabteilungen. An 213 dieser Häuser war eine Kinderkrankenpflegeschule (ca. 52%) angeschlossen, 28 Kliniken (ca. 13%) davon waren Hochschulkliniken mit dem besonderen Auftrag zu Lehre und Forschung.

Insgesamt belief sich die Zahl der Ausbildungsplätze in der Kinderkrankenpflege im Jahr 1996 auf 10.599, von denen sich 2.512 Plätze (ca. 24%) an Hochschulkliniken befanden. Bei insgesamt 41.845 im Pflegedienst beschäftigten Kinderkrankenschwestern bedeutet dies einen Auszubildendenanteil von ca. 25%.

Da Schülerinnen auf den Stellenschlüssel 7:1 bzw. 6:1 angerechnet werden, bedeutet das, dass ca. 1.500 Stellen examinierter Kinderkrankenschwestern durch Schülerinnen besetzt waren, wobei davon ausgegangen werden muss, dass Aufgaben examinierter Pflegekräfte durch Schülerinnen übernommen werden.

# 3. Psychologische Aspekte im Praxis- und Ausbildungsfeld

Bei der Literaturrecherche fiel auf, dass qualitative Untersuchungen zum Geburtserleben der Frauen und dem Erleben von Eltern, deren Kind intensivmedizinisch bzw. –pflegerisch versorgt werden musste, im Zusammenhang mit Ausbildung nicht zu finden waren. Eine 1999 im Rahmen einer Diplomarbeit an der Katholischen Fachhochschule Norddeutschland, Abteilung Osnabrück, durchgeführte qualitative Studie beschäftigte sich mit dem Erleben von Vätern frühgeborener Kinder in den ersten Tagen nach der Entbindung, ohne jedoch einen Bezug zur Ausbildung zu haben. (Vgl. Bruns 1999.)

Eine schwedische Studie von 1996 zeigt den multidimensionalen Charakter von Geburtserfahrungen auf, die von psychosozialen und physikalischen Faktoren bestimmt wird. Es wird der umfassenden Fürsorge während der Geburt eine besondere Bedeutung beigemessen. (Vgl. Waldenström 1996, XIX.)

Der Personalbesetzung in deutschen Kliniken entspricht etwa eine Hebamme auf 118 Geburten im Jahr, berechnet nach 780 Min./Geburt, bei Ausfallzeiten (Urlaub, Krankheit, Erziehungsurlaub) der Hebammen von 23,3%, welche je Haus aber unterschiedlich sind. (Vgl. Horschitz 1994, 485.) In Norwegen z.B. werden dagegen in Kliniken von einer Hebamme etwa 45 Geburten im Jahr betreut. (Vgl. Schücking 1995, 24.) Daher kommt es in Deutschland häufiger zu der Situation, dass eine Hebamme mehrere Frauen parallel betreuen muss, so dass dem Wunsch von Frauen, nicht allein gelassen zu werden, aufgrund der Strukturen kaum nachzukommen ist. Schwab und Möller haben in ihrer Untersuchung bzgl. Einsamkeit und Geburtsangst herausgefunden, dass, je größer die Geburtsangst ist, das Urteil der Frauen über die Hebammen um so weniger positiv ausfiel. Gleichzeitig änderte sich bei größerer Geburtsangst zwar nicht das Verhältnis zur Ärztin, wohl aber erschien diese den Frauen gestresster. (Vgl. Schwab/Möller 1996, 60.) Je größer die Angst, desto stärker auch das Gefühl nicht umsorgt zu sein. Das Gefühl umsorgt zu sein und sich damit nicht verlassen zu fühlen, scheint ein wesentlicher Aspekt für die Zufriedenheit der Frauen zu sein. (Vgl. Schwab/Möller 1996, 61 f.; 68.) Es war nicht wichtig, ob Hebamme oder Ärztin der Frau Zuneigung entgegenbrachten, sondern dass Zuwendung empfunden wurde. Ebenso spielt die Sicherheit der Hebammen eine wesentliche Rolle für die Zufriedenheit der Gebärenden, sowie Ärztinnen die nicht gestresst wirkten. (Vgl. a.a.O., 63 f.)

Der Aspekt, ob Frauen mit ihrer Geburt zufrieden sind oder nicht, hängt auch von den erfahrenen Schmerzen ab. Diese werden durch Angst, die zur Verspannung führt, noch verstärkt. Das bedeutet aber nicht, dass Schmerzlosigkeit letztlich zufriedener macht. Zwar geben in einer Studie 1000 Frauen an, dass sie mit PDA (Periduralanaesthesie) eine effektive Schmerzminderung hatten, aber gleichzeitig wiesen sie die geringste Zufriedenheit im Vergleich zu den Frauen ohne PDA auf. (Vgl. Schücking 2000, 439.)

Enkin und Mitautoren weisen in ihrem Buch, dass sich auf evidenzbasierte Medizin stützt und in dem sie alle kontrollierten geburtshilflichen Studien systematisierten, darauf hin, dass Frauen mit kontinuierlichen Betreuungspersonen in der Schwangerschaft weniger Analgetika, Anästhesien und Wehenmittel benötigten, die Geburten seltener länger als sechs Stunden dauerten und Kinder seltener einen Apgarwert von unter acht nach fünf Minuten zeigten. Die Frauen fühlten sich besser auf Wehen vorbereitet und selbstbestimmter. (Vgl. Enkin 1998, 22f.) Sie stellen weiterhin fest, dass es wesentlich ist, „... die Frau zu keiner Zeit ohne verfügbare Unterstützung zu lassen. Die alleinige körperliche Anwesenheit reicht nicht." (Enkin 1998, 233.) Unterstützung und Empathie in Abgrenzung zum Mitleid scheint ein wesentliches Qualitätsmerkmal des Personals zu sein. (Vgl. Schücking 2000, 438.) Ein Problem liegt darin, dass Personal, das z.B. von Monitoren abgelenkt ist, in seiner Betreuungsfunktion eingeschränkt sein kann. Die Frau sollte wählen können, welche Person ihr emotionale Unterstützung gibt, d.h. auch welche Begleitperson(en) anwesend sind. Zusätzliche Routinemaßnahmen können Angst und Schmerz und damit den Stress der Gebärenden erhöhen, z.B. durch Legen von Verweilkanülen, Ess- und Trinkverbot, Rasur, vaginale Untersuchungen, CTG (Cardiotokographie), Reglementierung des Bewegungsbedürfnisses, Wehentropf usw. . Ebenso wirke sich gegenüber dem Allein-gelassen-werden auch eine hohe Anzahl oder ständig wechselndes Personal negativ aus. (Vgl. Enkin 1998, 234 f.) Gebärende brauchen eine „... ständig verfügbare, unterstützende BegleiterIn ... und ebenso die angemessene Betreuung durch eine kleine Anzahl von Fachkräften" (Enkin 1998, 235). Sie weisen ebenso darauf hin, dass rivalisierendes Betreuungspersonal eine Gefahr darstellt. Anwesende Personen müssen sich auf ihre unterschiedlichen Aufgaben besinnen. Fachpersonal ist hauptsächlich zuständig für Sicherheit, der Partner für die emotionale Unterstützung.

Der ehemaliger Professor für Geburtshilfe in Amsterdam und jetzige Berater der WHO, E. Treffers, bezieht sich auf eine Studie in den Niederlanden, in der die unterschiedlichen Geburtszeiten von Gebärenden untersucht wurden. Dabei fiel auf, dass Frauen, die unter kontinuierlicher Betreuung ausschließlich der Hebamme (in ca. 55% zu Hause) standen, deutlich früher geboren haben als Frauen in einem Krankenhaus unter gynäkologischer Betreuung. Er weist darauf hin, dass auch bei Tieren zu beobachten sei, dass diese, wenn sie sich als gestört empfinden, die Geburt verschieben, bis sie sich wieder sicher fühlen und dieses Phänomen auch zu beobachten sei, wenn Unbekannte den Kreißsaal betreten und die Frau untersuchen. Dieses Phänomen entstehe durch Hormone, die durch Angst ausgeschüttet werden. (Vgl. Treffers 2000, 323 f.)

Nicht immer ist genug Raum vorhanden, um „ ... Respekt vor dem einzelnen Menschen zu bewahren. Kränkung und Demütigung können das Geburtserleben ... negativ beeinflussen" (Schücking 2000, 437). Das Zusammenspiel zwischen Körper und Seele scheint gerade bei der Geburt wesentlich für ein gutes Gelingen zu sein. Der WHO-Bericht gibt Empfehlungen, dass Frauen u.a. einfühlsame Unterstützung brauchen. (Vgl. Treffers 2000, 326.)

## 3.1 Eltern werden und Elternschaft

Nicht alle Kinder sind Wunschkinder, und auch wenn dies der Fall ist, kann die bevorstehende Ankunft des neuen Familienmitgliedes durchaus ambivalent empfunden werden. Die Geburt des ersten Kindes kann ein sowohl schönes als auch krisenhaftes Ereignis in einer Partnerschaft sein, wenn aus einer Zweierbeziehung plötzlich eine Dreierbeziehung wird. Im Moment der Geburt seines ersten Kindes wird das Paar selbst zu Eltern. Sie stehen vor einer „... Herausforderung anhaltender Präsenz, auf die wir ... immer von neuem zu antworten versuchen müssen“ (Bürgin 1993, 275 f.). Die Befriedigung, die Eltern von ihren Kindern erhalten, liegt u.a. darin, einen besonderen Status zu erreichen, einen Teil von sich selbst weiterzugeben, zwischenmenschliche Bindungen und evtl. wirtschaftliche Unabhängigkeit im Alter zu sichern, Vergnügen und Stimulation durch die Lebendigkeit eines Kindes zu erhalten und das Gefühl, auf jemanden einwirken zu können. (Vgl. Bürgin 1993, 287 f.) Viele Paare sind sich der Belastungen vorher nicht bewusst, so dass nach der anfänglichen Freude und trotz des Gewinns, den das Erleben eines Kindes ausmacht, die dazu gehörenden Probleme plötzlich und unerwartet und ohne vorher angeeignetes Wissen zur Bewältigung anstehen. (Vgl. Sauer 1993, 51.) Die Qualität in der Beziehung von Ersteltern ist „... deutlich niedriger, wenn vor der Geburt gehegte Erwartungen an das Leben nach der Geburt nicht erfüllt werden – und zwar nur in der Richtung, dass die Realität in negativer Weise von den Erwartungen abweicht ...“ (Reichle 1994, 55). U.a. verändert sich die Beziehung zum Partner, da das Kind viel Aufmerksamkeit und Zeit, z.B. durch das Stillen, für sich benötigt und auch erhält, die sonst dem Partner zu Gute kam. Das Bild von sich selbst und vom anderen verändert sich durch die Annahme von Mutter- und Vaterschaft mit der dementsprechenden neuen und zusätzlichen Verantwortung und den möglichen Einschränkungen, die diese Rolle mit sich bringt, derweil man den Partner vielleicht so noch gar nicht gekannt hat. „Die Reduzierung des bisherigen Freundeskreises [meist auf andere Eltern mit Kindern, d. Verf.] verweist die Eltern um so mehr auf ihre Zweisamkeit“ (Bullinger 1988, 49). Der Alltag verändert sich in seinem Ablauf, beinhaltet Aufgabenneuverteilung und Prioritätensetzung. Bestimmte alltägliche Tätigkeiten fallen in der Anwesenheit eines Säuglings nicht mehr so leicht. Das häufig zu beobachtende Schlafdefizit mindert die Belastbarkeit besonders der Person, die die Pflege des Kindes hauptsächlich übernommen hat, zusätzlich. (Vgl. Reichle 194, 80.) Auch in lang bestehenden Partnerschaften verändert gerade die Ankunft des ersten Kindes das Miteinander ernorm. Oft stellt sich die Frage nach weitergehender Berufstätigkeit der Mutter oder dem *Nur-Hausfrau-Sein,* nach Autonomie und Abhängigkeit. Eine Neuorientierung ist notwendig, aber teilweise ist es nicht einfach, alte Strukturen und Gewohnheiten hinter sich lassen. Oft sind Abgrenzungsprozesse gegenüber den eigenen Eltern und wohlmeinenden Ratschlägen notwendig. Durch die psychischen und physischen Nachwirkungen der Geburt, das erst allmählich wieder eintretende Gefühl für den Körper und die eigene Attraktivität, die Übermüdung und das Stillen, das eine sexuelle Beziehung zum Kind darstellt, ist das Bedürfnis der Frau nach Sexualität mit ihrem Partner herabgesetzt. (Vgl. Bullinger 1988, 57; 63 f.) Ebenso besteht die Angst vor einer erneuten Schwangerschaft, solange noch ein Gefühl der Überforderung mit dem ersten Kind da ist. Das kann zu Missverständnissen und Ablehnungsgefühlen beim Partner führen. Wie Einzelne mit den Problemen dieses vorhersehbaren Übergangs umgehen, scheint u.a. von der Vulnerabilität, der seelischen Gesundheit sowie der Bewältigungskompetenz der Eltern abhängig zu sein. (Vgl. El-Giamal 1996, 193.)

Zusätzlich kommt es in den ersten Tagen bzw. Wochen bei ca. 50-80 % der Wöchnerinnen zu einem Stimmungstief mit zum Beispiel unerwarteten Tränenausbrüchen oder Stimmungsschwankungen bei geringfügigen Anlässen. (Vgl. Sauer 1993, 81.) Dagegen wird die postpartale Depression unterschiedlich häufig angegeben (2,9 – 27 %) und ist auch in ihrer Ausprägung sehr unterschiedlich. Nur selten ist eine Hospitalisierung notwendig, aber auch bei deutlicher Beeinträchtigung suchen Frauen nur selten Hilfe auf. (Vgl. a.a.O., 92.) Während das Stimmungstief in den ersten Tagen nach der Geburt einsetzt und etwa zehn Tage anhält, wird die postpartale Depression erst nach ca. 3 Monaten und dann bis zu einigen Monaten sichtbar. Im Unterschied dazu setzt die Wochenbettpsychose, die häufiger einer psychiatrischen Versorgung bedarf, zwischen dem 3. und 14. Tag ein. (Vgl. Unger/Rammsayer 1996, 153.)

## 3.2 Eltern-Kind-Bindung

„Die Bindungstheorie begreift das Streben nach engen emotionalen Beziehungen als spezifisch menschliches, schon beim Neugeborenen angelegtes, bis ins hohe Alter vorhandenes Grundelement mit Überlebensfunktion. Im Säuglings- und Kindesalter sichert die Bindung an die Eltern Schutz und Zuwendung. Komplementär bzw. analog zum Bindungsstreben des Kindes wird die feinfühlige, sensitive Fürsorge der Eltern als Hauptaufgabe verstanden“ (Buchheim u.a. 1998, 128).

Die Bindungstheorie hat vier Bindungsmuster entwickelt:

- sicher-gebunden (B): Die Kinder zeigen im Vertrauen auf die elterliche Zuverlässigkeit ihre Gefühle, z.B. bei Trennung Weinen. Bei Wiedervereinigung begeben sie sich schnell in elterlichen Schutz und lassen sich beruhigen. Danach spielen sie normal weiter. Es besteht eine Waage zwischen Exploration und Bindungsverhalten;
- unsicher-vermeidend (A): Die Kinder zeigen keine negativen Gefühle beim Verlassenwerden und reagieren auch nicht sonderlich bei Wiedervereinigung. Damit umgehen sie schmerzvolle Zurückweisung. Deutlich mehr Exploration als Bindungsverhalten;
- unsicher-ambivalent (C): Die Kinder suchen Kontakt, wenden sich aber gleichzeitig ab und schwanken in ihrem Verhalten, sie haben nicht gleichmäßige Erfahrungen von Zuverlässigkeit gemacht. Überaktives Bindungsverhalten, die Explorationsfähigkeit ist eingeschränkt;
- unsicher-desorganisiert/desorientiert (D): Hier besteht eine Sonderform dahingehend, dass es sich nicht um eine eigene Bindungsstrategie der Kinder handelt, sondern um unvereinbare Verhaltenweisen, z.B. Starrheit. Dieses Muster soll gehäuft bei misshandelten oder vernachlässigten Kindern auftreten sowie bei Kindern, deren Eltern noch in eigenen Trauerprozessen stecken, bzw. bei elterlichen psychischen Erkrankungen. Die Kinder können explorieren, sich binden, fallen dann aber in eine wie o.g. Verhaltensweise. (Vgl. Buchheim u.a. 1998, 130.)

Während der Schwangerschaft, der Geburt und auch später entwickeln Eltern und Kind eine besondere nicht austauschbare Beziehung zueinander, die meist von längerer Dauer ist. Diese wird von unterschiedlichen Einflüssen geprägt, z.B. wie die Schwangerschaft empfunden wird. Noch in den 1980er Jahren waren nur 5% der Schwangerschaften geplant und ca. 30–50% erwünscht. (Vgl. Oerter/Montada 1995, 170.) Einfluß scheint auch zu nehmen, unter welchen Bedingungen die Geburt verläuft und inwieweit die Eltern die erste Zeit mit ihrem Kind verbringen und sich kennen lernen können. So kann die Bindungsforschung in Kombination mit der Interaktionsforschung ein vielleicht klareres Bild von Entwicklung geben. (Vgl. Buchheim u.a. 1999, 126.)

Was genau mütterliche Fürsorge ist, ist letztlich nicht genau festzustellen. In unterschiedlichen Studien wurden verschiedene Kriterien und deren Kombinationen herausgearbeitet und über längere Zeit beobachtet. Es ließ sich nicht genau feststellen, und man vergisst auch leicht den Anteil des Kindes, da es sich bei der Bindung ja um zwei Personen handelt. (Vgl. Herbert 1999, 24.) Es ist bemerkenswert, welche Fähigkeiten Neugeborene haben, mit ihren Eltern zu interagieren. Sie brauchen Schutz und Fürsorge, aber sie nehmen auch Einfluss und fördern dieses Verhalten durch ihr eigenes aktives Tun. (Vgl. Brazelton u.a. 1994, 111f.) Eltern und Kind beeinflussen einander wechselseitig.

In Bezug auf die Bindung ist natürlich auch der Vater zu nennen, dessen Einfluss oft vernachlässigt wird. Damit wird der Mutter einerseits große Aufmerksamkeit aber auch große Verantwortung in diesem Geschehen zugewiesen. Wenn aber die Zuneigung nach und nach kommt, ist es notwendig, Zeit miteinander zu haben. Hier stellt sich die Frage, inwieweit Väter sich diese Zeit nehmen, einfordern und genießen. Inzwischen gibt es auch Hausmänner, die ein sehr inniges Verhältnis zu ihren Kindern haben. Sie verbringen möglicherweise mehr Zeit mit ihnen als die berufstätige Mutter. „Die väterliche Bindung entsteht in den meisten Fällen kurz nach der Geburt und auch ohne den Vorteil des Hautkontaktes. (...) Und ganz gewiß hat das väterliche Verhalten kurz nach der Geburt eines Säuglings sehr oft und in vielen Einzelheiten Ähnlichkeit mit dem mütterlichen“ (Herbert 1999, 35). Die möglicherweise schwächere Bindung kann von Faktoren wie geringerer Aufgeschlossenheit gegenüber Säuglingen, kulturellen Forderungen und Gewohnheiten, Arbeitsmarkt und Arbeitszeiten abhängen.

### 3.2.1. Die vorgeburtliche Phase

Mit zunehmender bejahender Schwangerschaft entwickeln sich Vorstellungen, die die Eltern über ihr ungeborenes Kind haben, und damit die Bindung zu ihm. Das Kind wird als Person und als ein Wesen ganz für sich erkannt. Dabei differieren die Vorstellungen aus den Träumen der Eltern mit dem Wesen, dass das Ungeborene bereits zu erkennen gibt, und dem später geborenen realen Kind. Die Bindung an das geborene Kind beruht auf den Bindungen an das imaginäre Kind, das durch Bewegungen, Rhythmen und seine spezielle Art bereits auf sich aufmerksam gemacht hat. (Vgl. Brazelton / Cramer 1994, 13.)

Die fetalen Bewegungen werden beeinflußt durch Nikotin und Sedativa, aber auch durch den Befindlichkeitszustand der Mutter (Vgl. Jernberg 1987, 348.), ebenso durch Geräusche, Licht, Druck oder Kontaktaufnahme von außen. Durch die fetale Aktivität, aber auch durch die heute üblichen Ultraschallbilder, teilweise auch Videoaufnahmen, wird es den Eltern - besonders der Mutter – deutlicher, dass das Kind tatsächlich da ist. Solange die Schwangerschaft besteht, birgt das Kind „... das Versprechen einer sehr engen Beziehung, der Verwirklichung von Kindheitsphantasien“ (Brazelton /Cramer 1994, 22). Die frühen Informationen über das Ungeborene, z.B. die Kenntnis über das Geschlecht des Kindes, fördern die Bindung der Eltern nicht. Gerade diese Eltern brauchen länger, um die Persönlichkeit ihres Kindes wahrzunehmen. Der Prozess der Bindung an ein individuelles Kind scheint zeitlich nicht zu verkürzen zu sein. (Vgl. Brazelton / Cramer 1994, 37.)

Auch die Zuwendung des Partners scheint es der Mutter zu erleichtern, in ihre zukünftige Rolle zu finden. Eltern beschäftigen sich mit dem noch nicht geborenen Kind, indem sie ihm z.B. einen Namen geben, neue Möbel und ein kindgerechtes Fahrzeug anschaffen, Kleidung aussuchen und überlegen, ob es in der Nähe eine Kindergruppe gibt. Damit setzen sie sich mit dem Kind auseinander und festigen die vorgeburtliche Bindung.

Die Väter erleben die Schwangerschaft nicht am eigenen Körper, erfahren aber trotzdem häufig körperliche Veränderungen wie Übelkeit, Erbrechen, Gewichtszunahme usw. und zeigen das eigene Bedürfnis, schwanger zu sein. (Vgl. Brazelton/Cramer 1994, 52.)

### 3.2.2. Die Geburt und die Zeit unmittelbar danach

Mit der Geburt selbst entsteht für das Kind ein krasser Umgebungswechsel. Dieser führt zu deutlichen Veränderungen für Herz/Kreislauf, Atmung, Temperaturregelung, Nahrungsaufnahme, Verdauung, Schwerkraft usw. (Vgl. Oerter / Montada 1995, 178.) Das Kind kommt aus einer nassen und gleichmäßig warmen Umwelt in eine trockene und deutlich kühlere Welt. Berührungen, Geräusche und Licht werden ohne die bisherige Schutzschicht wahrgenommen. Die bereits ausgebildeten und genutzten Sinne, wie Hören, Sehen, Riechen, Schmecken und Fühlen, werden nun anders gefordert. Die Neugeborenen sind in der ersten Stunde sehr wach und aufmerksam, sie sehen ihre Eltern an. „... Klaus und Kennell (1987) haben die Hypothese entwickelt, dass diese frühe und freundliche Wachheitsphase des Neugeborenen für das Kind dazu dient, dass die Eltern, Mutter und Vater, eine tiefe emotionale Bindung [Bonding, d. Verf.] an das Kind entwickeln können und fürsorgliches elterliches Pflegeverhalten aktivieren“ (Oerter / Montada 1995, 183). Parallel dazu entsteht für die Eltern mit der endenden Schwangerschaft immer mehr der Wunsch, das Kind sehen und anfassen zu können. (Vgl. a.a.O., 171.) Die Eltern müssen mit der Geburt eine neue Art der Bindung eingehen.

Gomez-Pedro konnte nachweisen, dass Mütter mit einem ausgeprägten Mutter-Kind-Kontakt unmittelbar nach der Geburt innerhalb der ersten 28 Tage herzlicher und sensibler mit ihrem Kind umgingen und die dazu gehörigen Säuglinge mehr aktives Selbstberuhigungsverhalten und waches Umweltinteresse zeigten, als die Kinder und Mütter, die diesen Erstkontakt nicht hatten. (Vgl. a.a.O., 184). So sollte diese erste sensible Phase genutzt werden, der Familie miteinander ungestörten Kontakt zu ermöglichen. Hier ist das Personal sowohl im geburtshilflichen als auch pädiatrischen Bereich gefragt. Die Eltern brauchen liebevolle Unterstützung, aber keine Bevormundung.

Nach Newton und Newton haben Frauen mit schwierigen und schmerzreichen Geburten eine negativere Mutter-Kind-Beziehung. (Vgl. Lukesch 1981, 66.) Dabei ist zu bedenken, dass Medikamente mit sedierender Wirkung sowohl Auswirkung auf die mütterlichen als auch auf die kindlichen Fähigkeiten haben, unmittelbar nach der Geburt ihre Beziehung zu festigen.

Frauen, die den Wunsch haben zu stillen, sollten dies unmittelbar nach der Geburt beginnen. Das Kind ist besonders wach und hat bereits einen Such- und Saugreflex, es sucht und findet die Brustwarze selbständig. (Vgl. Geist u.a.

1995, 204.) Die Stillbeziehung zwischen Mutter und Kind beginnt und geht dabei weit über die reine Nahrungsaufnahme - zu Beginn des nährstoffreichen Kolostrums (Vormilch) - hinaus. Wesentlich für den Beginn des Stillens ist der intensive Haut- und Blickkontakt, gerade hier im richtigen Abstand, da so die kindliche Sehfähigkeit (ca. 25-30 cm) optimal genutzt und das Kind als selbständige Person erkannt wird. Mutter und Kind haben eine intensive Interaktion, und das Stillen fällt in Zukunft leichter. Um sich gegenseitig kennen und verstehen zu lernen ist es gerade beim Stillen wichtig, sich der Intimität dieses Momentes hinzugeben und Ruhe und Zurückgezogenheit zu erleben, dass also nicht andere Menschen die Aufmerksamkeit auf sich ziehen. Für das Kind entsteht ein Gefühl von Sicherheit. Dieses Wohlbefinden in der Berührung scheint große Bedeutung für die Entwicklung von Zuneigung und Sozialentwicklung zu haben. Bei der Mutter werden durch die Bemühungen des Kindes Reaktionen zur Milchbildung und des Milchflusses erreicht (vgl. Mändle u.a. 1997, 345). Es entsteht gegenseitige Abhängigkeit; denn so wie das Kind auf die Muttermilch als Nahrung angewiesen ist, so ist die Mutter darauf angewiesen, dass das Kind die Milch abtrinkt, damit es bei ihr nicht zu Stauungen oder Entzündungen kommt.

Odent beschreibt seine Erfahrungen bei Hausgeburten, bei denen die Familie in ihrer Umgebung ist und nicht reglementiert wird, das Kind so lange und so früh es will angelegt wird und auch im ständigen Körperkontakt im Bett seiner Mutter schläft. Die Kinder nehmen seltener ab und besser zu. Sie haben einen besseren Zugang zum Kolostrum mit Antikörpern und erhöhter Wasserbindungsfähigkeit (vgl. Odent 1994, 98).

„Alle, die diesen Vorgang der Bindung auf wissenschaftlicher Ebene untersucht haben, richten ihr Hauptaugenmerk auf das Konzept von >kritischen Phasen< oder >sensiblen Phasen< – kurze Zeitspannen, die häufig nicht lange im Anschluß an die Geburt folgen und später nie wieder vorkommen“ (Odent 1994, 80).

### 3.2.3. Wenn die Familie getrennt wird

Die Frühgeburtlichkeit oder Behinderung als häufige Gründe für Trennung sind Ereignisse, die oft zufällig entstehen und durch ihren beängstigenden Charakter eine Krisensituation bei den Eltern hervorrufen. An sie sind noch ganz andere Anforderungen gestellt, dieses neue Familienmitglied zu integrieren, als an Eltern, die ihr Kind sofort bei sich behalten. Sie müssen das Problem begreifen, sich ihrer Gefühle bewusst werden, diese verbalisieren und sich der Hilfe von Fachpersonal und Freunden versichern (vgl. Klaus /Kennell 1993, 219).

In Tierexperimenten, bei Ratten und Ziegen, wurde nachgewiesen, dass die Trennung zwischen Muttertieren und Jungen unmittelbar nach der Geburt eine Annahme der Jungen und ein Bemuttern derselben nicht mehr möglich machte. In der ersten Zeit entsteht Prägung, so folgen junge Gänse sofort demjenigen Wesen, mit dem sie primär in Kontakt kommen. Das ist in den meisten Fällen die Mutter. In den USA und Schweden wurden Kinder mit unterschiedlichem Mutter-Kind-Kontakt unmittelbar nach der Geburt untersucht. Die Mütter mit dem ausgeprägteren Kontakt zeigten größere Anteilnahme, nahmen mehr Augenkontakt mit ihrem Kind auf, hatten mehr körperlichen und verbalen Kontakt. Das Verhältnis schien inniger. Der Wille zum Stillen und die Dauer des Vorgangs wurde größer. Dadurch dass die Mutter die körperliche Trennung vom Kind mit der Geburt erfährt und gleichzeitig eine neue Beziehung außerhalb ihres Körpers aufnehmen kann, kommt es nicht zum Bruch. Eine Mutter, die sich aber sofort nach der Geburt von ihrem Kind trennen muss, hat es schwerer, nach der körperlichen Trennung die räumliche Trennung zu überbrücken und eine Beziehung aufzubauen. (Vgl. Lothrop 1991, 85 – 87.)

Bei einer unmittelbaren Trennung wird die Brust nicht sofort stimuliert, das Kind lernt nicht sofort zu saugen und bekommt nicht das wertvolle Kolostrum, dass gerade ein Frühgeborenes unbedingt bräuchte. Es hat nicht den beruhigenden Körperkontakt zu seiner Mutter, ihre Liebe und Aufmerksamkeit, ihre Bewegungen, ihre Stimme, ihren Geruch und ihre Wärme. Inzwischen gehen viele Kinderkliniken dazu über, Mütter auf die Station mit aufzunehmen und einen Körperkontakt zwischen beiden z.B. über das Känguruhen [4] zu fördern.

„Wird die ursprüngliche Empfänglichkeit beispielsweise durch Trennung [in der sensiblen Phase unmittelbar nach der Geburt, d. Verf.] unterbrochen, besteht das Risiko – so fürchtet man – langfristiger negativer Folgen für die Mutter-Kind-Beziehung. Und man glaubt, dass negative Auswirkungen auf die Bindung von Mutter und Kind weitere Folgen in Form von Verhaltenssymptomen beim Kind haben können“ (Herbert 1999, 25). Herbert weißt darauf hin, dass das kindliche Bindungsverhalten auf die Mutter übertragen wurde und davon ausge-

[4] Hautkontakt von Mutter/Vater und Kind. Das Kind wird dem halb sitzenden Elternteil nackt auf die entblößte Brust gelegt, dann werden beide warm zugedeckt. Das ist auch mit beatmeten Kindern oder wenn sie Infusionen haben, möglich.

gangen wird, dass sich mütterliche und kindliche Bindung analog entwickelt. Dafür fehlen allerdings die entsprechenden Belege. So wären weder die Dauer noch die Variablen, die auf Bindungsprozesse Einfluß nehmen, empirisch nachgewiesen; viele Studien bezögen sich auf Tiere, so dass sich die Frage der Vergleichbarkeit stellt (vgl. Herbert 1999, 27). Es stellt sich außerdem die Frage, inwieweit es z.B. durch den Krankenhausaufenthalt eines Kindes zwangsläufig zu einer gestörten Bindung kommt. Diesbezüglich entstehen heute bei Müttern große Sorgen, obwohl „... die Forschungsergebnisse keineswegs auf eine kritische Phase für mütterliche Bindung hindeuten. Sie liefern dagegen deutliche Hinweise darauf, daß die Bindung der Mutter – wie jene des Kindes zu Erwachsenen – in den meisten Fällen langsam, aber sicher voran schreitet“ (Herbert 1999, 29). Dafür spricht auch die Beziehung, die Pflege- oder Adoptiveltern zu ihren Kindern entwickeln.

Buchheim u.a. weisen im Vergleich mehrerer Studien darauf hin, dass soziale Risikofaktoren, Umweltdefizite, Stressoren, die mütterliche psychische Situation prä- und postpartal, die Entwicklungsprognose von Frühgeborenen <1500g negativ beeinflussen können. (Vgl. Buchheim u.a. 1999, 126.) So scheint die emotionale Bindungsqualität sich über das erste Lebensjahr hinweg aus der Gesamtheit aller Bindungserfahrungen zu entwickeln. Das bedeutet, dass eine Trennung im Rahmen einer Krankenhausbehandlung nicht zwangsläufig die Bindung verunsichert, da die Eltern Kompensationsmöglichkeiten bieten können. Hierbei scheint besonders die Feinfühligkeit der Eltern ein wesentlicher Faktor für die Bindung zu sein, damit diese ein möglichst gutes Gefühl für die Bedürfnisse des Kindes entwickeln und adäquat reagieren. Möglicherweise brauchen gerade sehr schwer kranke Kinder besonders zuverlässige Eltern. So besteht ein Zusammenhang zwischen der Besuchshäufigkeit und der Interaktionsqualität. Dies kann auch von der selbst in der Vergangenheit erfahrenen Bindung der Eltern abhängen. (Vgl. Buchheim u.a. 1999, 130-132.) Natürlich sind Eltern, deren Kind mit extremer Frühgeburtlichkeit[5] geboren wurde, in einer besonderen Stresssituation. Sie sorgen sich um die Gesundheit ihres Kindes bzgl. der Folgeschäden, aber auch um sein Überleben.

Es ist für Eltern schwierig, im Rahmen von Intensivmedizin einen ungezwungenen Umgang mit ihrem Kind aufzunehmen. Dabei brauchen sie Hilfe. So gilt es ein Maß zu finden, das eine spezielle Pflege für Säuglinge ermöglicht, in die die Eltern mit eingebunden und damit sicherer werden, andererseits aber

[5] sehr kleine Frühgeborene < 1500g, extrem kleine Frühgeborene < 1000g (vgl. Buchheim 1999, 128)

auch das für das Kind Notwendige durchgeführt wird; das heißt: kein übertriebener Aktionismus des Personals und keine Trennung der Familie, wenn es nicht unbedingt notwendig ist. Wichtig ist die Einbindung der Eltern in die Versorgung, intensive und regelmäßige Aufklärung und Beratung, Aufnahmemöglichkeit der Mutter und gemeinsame Unterbringung, auch den Vater einbeziehen, Ermunterung auch anderer Familienmitglieder, z.B. der Großeltern, zu kommen, optimistische Haltung, solange Chancen bestehen, keine Vermutungen äußern, sondern nur sichere Feststellungen - diese aber keinesfalls verschweigen, Körperkontakt fördern, auf Signale des Kindes hinweisen, Stillen. (Vgl. Klaus / Kennell 1983, 212-218.)

Wenn ein Kind mit einer Fehlbildung geboren wird oder z.B. durch Frühgeburtlichkeit eine Behinderung vorliegt oder aber es stark untergewichtig ist, entspricht es nicht den Hoffnungen der Eltern. Ein unvollkommenes Baby wird als Bedrohung des eigenen Selbstbildes empfunden (Vgl. Brazelton / Cramer 1994, 23). Manche Eltern empfinden ein Gefühl von Versagen, etwas nicht richtig gemacht zu haben, Schuld an der Situation zu tragen, vielleicht zur Elternschaft nicht geeignet zu sein. Die entstehenden Schuldgefühle (das Kind nicht austragen zu können, ein behindertes Kind *„produziert"*, es nicht ausreichend ernährt zu haben) können den Kontakt zum Kind stören. (Vgl. Klaus / Kennell 1983, 221-226.) Die Eltern wissen oft nicht, wie sie mit ihrem eigenen Umfeld in Bezug auf die neue Situation umgehen sollen. Ein behindertes Kind stellt seine Eltern vor völlig unbekannte Aufgaben „... für deren Bewältigung ihnen zumeist jede Handlungskompetenz fehlt" (Lambeck 1992, 14).

Es erfordert längere Zeit, das Kind so, wie es ist wie auch die Gesamtsituation zu akzeptieren, und Unterstützung zu bekommen, um aus der Krise heraus zu finden. Vielleicht kann ein Kind besser mit seiner Behinderung leben als seine Eltern, aber es braucht das Gefühl, geliebt zu werden. (Vgl. Klaus / Kennell 1983, 237.) Wesentlich für den Umgang der Eltern ist die einfühlsame Diagnoseeröffnung, wobei die Eltern eine realistische Vorstellung bekommen und Hoffnung und Perspektive aufgezeigt werden. Wird dabei das Kind vom Personal angenommen, kann dies modellhaft für die Eltern sein (vgl. Lambeck 1992, 103).

Insgesamt muss beachtet werden, dass manche Eltern ihre Probleme nicht verbalisieren können und darauf angewiesen sind, dass man ihnen dabei entgegenkommt.

## 3.3 Angst und Schmerz

„Angst entsteht, wenn die Bewertung so ausfällt, dass sich das Individuum nicht mehr fähig fühlt, in sinnvoller Weise mit einer Bedrohung fertig zu werden" (Lukesch 1981, 45). Lazarus hat in seinem Schema der Angstauslösung und Verarbeitung dargestellt, wie sich Angst vergrößert bzw., wenn sie unterbrochen werden kann, auch verarbeitet wird (vgl. ebd.). Die erste Schwangerschaft ist ein Übergangsstadium in eine andere psychosoziale Situation und damit von besonderer Labilität gekennzeichnet, die für die Entstehung von Ängsten aufgrund der nicht einschätzbaren Anforderungen geradezu prädestinierend ist (vgl. Lukesch 1981, 18). Frauen erleben mit fortschreitender Schwangerschaft und ihren körperlichen Veränderungen die Situation, dass die Geburt unausweichlich näher kommt und sie im Falle von Komplikationen sehr wohl am eigenen Leibe betroffen sind. So ist die Schwangerschaft sowohl von positiven als auch negativen Gefühlen begleitet. Der Freude, dass das Kind endlich kommt, die zunehmenden Beschwerden ein Ende nehmen, steht der Vorstellung von der Geburt manchmal diametral gegenüber, da diese auch von Ängsten begleitet wird. Dabei scheint es nicht nur Angst vor der Geburt zu geben, sondern auch davor, diese anderen mitzuteilen und sich damit evtl. auch zu entlasten. Männer scheinen in ähnlich starkem Maße Ängsten ausgesetzt zu sein wie ihre jeweiligen Partnerinnen. (Vgl. Lukesch 1981, 18 f.) Viele besuchen mit ihrem Partner - teilweise auch allein - Geburtsvorbereitungskurse, um sich für die anstehende Geburt zu wappnen, und lesen einen großen Teil mehr oder weniger fachlich fundierter Literatur, um ihre eigene „ ... Unbeholfenheit und Ahnungslosigkeit in dieser fremden Rolle zu überbrücken" (Büttner u.a. 1991, 47). Dies ist eine Möglichkeit, die eigene Angst zu versagen, es nicht aushalten zu können, zu mindern. Die Möglichkeit, sich zu informieren, hat aber zwei Seiten. Einerseits erleben manche Frauen durch Information und Vorbereitung eine Reduktion ihrer Angst, andererseits wird die Information und die Vorbereitung auf die Geburt teilweise zu einer Pflicht und damit im Einzelfall möglicherweise zur Belastung, ähnlich der Situation, dass ein Mann bei der Geburt seines Kindes anwesend zu sein, bzw. die werdende Mutter ihren Partner mitzunehmen hat, ganz gleich, ob die beiden das wünschen oder nicht. (Vgl. Büttner u.a. 1991, 48 f.) Es läuft schon alles gut, wenn man sich nur richtig vorbereitet. Manchen Frauen geht das wichtige Gefühl, einfach guter Hoffnung zu sein, mit angstbesetztem Suchen nach Information, durch vermeintliche Verhinderung des Restrisikos, durch Aufsuchen eines speziellen Entbindungsortes oder auch durch den Hinweis auf pränatale Diagnostik, verloren. So können die Frauen heute viel gestalten, aber sie müssen es oft auch (vgl. Büttner u.a. 1991, 64).

Mit dem Auftreten der ersten Kindsbewegungen und mit den ersten Ultraschallbildern wird das imaginäre Kind zum realen Kind und damit in seiner Art immer präsenter. Dieser Prozeß bleibt auch während der Zeit des Eltern-Seins bestehen (vgl. Bürgin 1993, 283). Aber auch vor der Geburt besteht die Unruhe und möglicherweise auch Angst, inwieweit das Kind den Erwartungen entspricht. Dies gilt für sein Aussehen und Verhalten, welches Geschlecht - sofern noch nicht bekannt - es hat und besonders, ob es gesund ist. Manche Frauen versuchen z.B. in der Austreibungsperiode, die Geburt aufzuhalten und verschließen sich erfolgreich.

Ein Zusammenhang zwischen Angst und geburtshilflichen Komplikationen wird von verschiedenen Autoren vermutet. (Vgl. Ringler, 1985, 53-60.) Angst kann ausgelöst werden durch Schmerzreize, plötzlichen Lärm, rasche Annäherung, Atemnot, Verlust körperlichen Kontaktes oder eines vertrauten Gegenstandes und dem Nicht-Antreffen einer geliebten Person (vgl. Lukesch 1981, 38).

Aus einer Studie von Haas ist zu ersehen, in welchen Bereichen Ängste von schwangeren Frauen liegen. Dabei waren folgende Aspekte stark mit Angst besetzt:[6]

- Blutungen (6,3)
- der Gynäkologenstuhl (6,3)
- während gynäkologischer Untersuchungen allgemein (6,3) und vor bevorstehenden
- von vielen Menschen betrachtet zu werden (6,3)
- Spritze zur Einleitung (6,3)
- Medikamente zu nehmen (12,5)
- unerwarteter Geburtseinleitung (15,6)
- Spritzen zu bekommen (12,5)
- vor dem eigenen Tod (12,5)
- scharfe Gegenstände wie Messer, Scheren oder Skalpelle (9,4)
- vor Kaiserschnitt und Dammschnitt (9,4)
- andere Gebärende schreien zu hören (6,3)
- selber zu schreien (12,5)
- Abfahrt von zu Hause zur Klinik (9,4) und Betreten der Klinik (9,4)

[6] Studie N = 32 , es gab keine Schwangere die insgesamt angstfrei war, die Angstgrade wurden unterschieden in stark, mäßig und kaum und wurden in % angegeben.

- Beklemmungsgefühle (6,3)
- Pressphase (9,4)
- ausgeliefert sein (12,5)
- allein gelassen zu werden (6,25)
- Gefühl von Ausweglosigkeit (18,7)
- Wehen (12,5)
- körperlicher Schmerz (12,5)
- die Nerven zu verlieren (21,9)
- Verlust der Selbstkontrolle (21,9)
- das Kind zu verlieren oder eine Frühgeburt zu haben (25)
- Missbildungen beim Kind (28,1)
- vor langer Geburtsdauer (18,8)
- Komplikationen (21,9)

(vgl. Lukesch 1981, 22-24)

Viele Frauen geben während der Geburt Lautäußerungen in Form von leichtem Stöhnen oder Wehklagen, Singen oder lautem Schreien von sich. Wenn durch den Schmerz Hemmungen fallen, brechen sich Emotionen Bahn. Dies kann als ein Rufen nach Hilfe, Schutz und Sicherheit verstanden werden, aber auch als Aggressionen, die bis zum Angriff, besonders gegen die Hebamme oder den Partner, führen können, denen die Gebärenden freien Lauf geben. Teilweise entstehen Fluchttendenzen, Frauen wollen nach Hause, oder es zeigen sich grobmotorische Bewegungen, die anscheinend keinen Sinn machen. Ebenso kann Angst sich äußern, indem die Schwangerschaft als solche verleugnet wird (vgl. Lukesch 1981, 27 f.).

Geburt und Sexualität stehen in einem engen Zusammenhang. Sowohl dadurch, dass die Schwangerschaft im Normalfall im Zusammenhang mit Sexualität entstanden ist, als auch dadurch, dass im Zusammenhang mit der Geburt Bereiche des Körpers betroffen sind, die auch im sexuellen Kontext stehen. Es wird davon ausgegangen, dass „... jede dritte Frau vor ihrem 16. Lebensjahr negative sexuelle Erfahrungen gemacht hat“ (Friedrich 1997, 55). Je enger die Beziehung zum Täter und je jünger die Frau als Kind bzw. Jugendliche war, und je höher das Potential von Bedrohung und Geheimhaltung ist, um so wahrscheinlicher ist es, dass es zu lang andauernden Störungen kommt, auch wenn das Geschehen als solches nicht mehr erinnert wird. Natürlich haben diese negativen Erfahrungen auch Einfluß auf das Geburtserleben, z.B. in Form von extremen Schmerzen bei vaginaler Untersuchung (V.U.), oder dem Problem von Kontrollverlust während der Wehentätigkeit, da diese nicht zu beeinflussen ist, sondern nur ausgehalten werden kann. Gerade diese Frauen wollen nicht liegend gebären oder sich entblößen (vgl. Friedrich 1997, 56). So ist es möglich, dass Frauen unter der Geburt ein Verhalten zeigen, das fremd und schwer verständlich ist. Das kann dazu führen, dass das Personal nicht adäquate Reaktionen zeigt und damit evtl. ein weiteres Trauma verursacht. Dieser Aspekt zeigt noch einmal, wie sorgfältig das eigene Verhalten abgewogen und wie vorsichtig auch Ausbildung in diesem Bereich gehandhabt werden muss.

Das Thema Schmerz wird in dieser Arbeit nicht von der Ebene des körperlichen Entstehens bzgl. neuronaler Reizleitungsmechanismen betrachtet, da das Erleben und der Umgang mit dem Schmerz im Vordergrund stehen. Schmerzerleben unter der Geburt ist nicht mit anderen Schmerzzuständen (Gallenkoliken, Frakturen u.ä.) zu vergleichen, da es sich beim Geburtsschmerz um einen Schmerz handelt, der mit einem meist positiven Ende verbunden und die Dauer des Schmerzes zeitlich begrenzt und von Pausen begleitet ist. Ganz im Gegenteil, der Schmerz steigert sich sogar bis zu seinem meist positiven und absehbaren Ende, arbeitet praktisch darauf zu. Schmerz ist etwas, „... das neben dem Gefühl ... auch vom Verstand ... und vom sozialen Umfeld (Schmerzäußerungen richten sich oft an jemanden) der Betroffenen wahrgenommen wird" (Schücking 2000, 436).

Wehen werden von den meisten Frauen als schmerzhaft empfunden. Dabei ist aber die Stärke des Schmerzempfindens völlig subjektiv. Der Schmerz scheint aber bei Frauen mit schwierigeren Geburten, z.B. protrahierten Verläufen, stärker zu sein. (Vgl. EWIM/Rockel-Loenhoff 2000, 37.) Ebenso sind Erstparität, Dysmenorrhoe, eher niedriger Bildungsstand, eher jüngeres Alter und Einleitung mit Geburtsschmerz assoziiert (vgl. Schücking 2000, 439). Bekannt ist seit Dick-Read, dass durch die Wehen Angst hervorgerufen wird, die zu einer Spannung im Körper führt, die den Schmerz und damit die Angst steigert (vgl. Lukesch 1981, 76 f.). Angst und Schmerz korrespondieren also ständig miteinander. Kann man diesen Kreislauf an einer Stelle unterbrechen, z.B. durch Angstabbau, müssten die Schmerzen erträglicher sein.

Lukesch stellt unterschiedliche Theorien vor, z.B. die nach Montagu, nach der die Schmerzen des Gebärens den Wert des Kindes insgesamt erhöhen, was unter dem Aspekt, wie lange das Kind der Fürsorge seiner Umgebung bedarf, bis es ein eigenständiges Leben führen kann, von Bedeutung ist. Damit stellt sich die Frage, inwieweit Schmerzen während der Geburt auch einen Sinn haben. Der Mutter wird klar, dass die Zeit, in der das Kind in ihr war, dem Ende zu geht, also eine bestimmte Art von Trennung geschieht. Der Beginn der Geburt wird wahrgenommen, so dass die Frau sich auf das für sie Notwendige (wo, mit wem, mit welchen Dingen) im Zusammenhang des Gebärens vorbereiten kann, z.B. dem Bedürfnis nach Rückzug (vgl. Manicke 2000, 442). In diesem Zusammenhang fordert Odent *Privacy* und versteht darunter „... nicht beobachtet zu werden beziehungsweise sich nicht beobachtet zu fühlen ..." (Odent 1994, 35). Das bringt manche Frauen dazu, sich räumlich oder in sich selbst abzuschirmen.

Muss ein Kind aufgrund von Frühgeburtlichkeit, einer schweren Erkrankung oder eines Unfalls auf einer Intensivstation aufgenommen und behandelt werden, ist „...die ganze Familie und das weitere psycho-soziale Umfeld krisenhaft betroffen" (Dorfmüller 1990, 17). „Bei Familienmitgliedern kommt unendliche Angst vor dem Tod des Angehörigen auf, einhergehend mit der großen Hoffnung auf Besserung" (Schneider 2001, 28).

Der erste Eindruck einer Intensivstation ist für Eltern und Angehörige in der Regel angsteinflößend und schockierend. Hauptziel aller intensivpflegerischen und intensivmedizinischen Maßnahmen ist die Überwachung, Unterstützung und der Erhalt aller lebensnotwendigen Körperfunktionen durch technische Hilfsmittel (vgl. Schäffler u.a. 1998, 1340). Dieses hochtechnisierte Umfeld, für die Pflegenden der ganz normale Berufsalltag, „...ist für die nächsten Verwandten ein wahres Horrorszenario" (Schneider 2001, 28). Zusätzlich zu den in den vorherigen Kapiteln geschilderten Bindungsproblemen von Eltern und Kindern aufgrund der Trennung spielt noch der Aspekt, dass das Kind aufgrund seiner Erkrankung und mit all seinen Geräten, Kabeln und Schläuchen häufig kaum zu erkennen ist, eine wichtige Rolle. Bei einer Elternbefragung auf einer neonatologischen Intensivstation berichteten Eltern von ihren Eindrücken: „Ich/wir waren wie in einem Schockzustand. Es wäre gut, die Eltern vorher darauf vorzubereiten, was sie erwartet" (Teckenburg 1996, 138). In einer anderen Untersuchung beschrieben Eltern ihre Eindrücke folgendermaßen: „Der erste Anblick war für mich atemberaubend. Unsere beiden Kinder waren so klein und zerbrechlich, überall Schläuche und Überwachungsgeräte, der Brutkasten. Unsere eigenen und alle anderen Kinder hier wurden beatmet. Die kleinen Gesichter waren kaum erkennbar, ein Pflaster hielt den Tubus in der Nase fest, die kleinen Mündchen waren leicht geöffnet, sie sahen so hilflos und erbärmlich aus" (von Hacht 1995, 61). Eltern sehr kleiner Frühgeborener haben häufig Angst, ihr Kind zu berühren und zu streicheln, da es so zerbrechlich wirkt und sie Angst davor haben, ihr Kind zu verletzen oder ihm Schmerzen zuzufügen.

Häufig handelt es sich im Intensivbereich um akute Erkrankungen und Unfallereignisse. Weder die Eltern noch die Patienten haben die Möglichkeit, sich auf eine solch extreme Situation vorzubereiten. Eltern müssen evtl. Entscheidungen für ihre Kinder treffen, was sie in dieser Extremsituation völlig überfordert. Sie sind aufgrund der emotionalen Belastung häufig nicht in der Lage, Informationen aufzunehmen und zu verarbeiten (vgl. Schneider 2001, 28), „...[ein, d. Verf.] vergeblicher Informationsversuch verstärkt erneut die Ungewissheit, verzögert oder verhindert dadurch aktive Bewältigungsformen und begünstigt somit eine innerpsychische Angst und Verzweiflung“ (Schneider 2001, 28). Die häufig vagen Vorstellungen der Angehörigen bzgl. einer Intensivstation assoziieren Begriffe wie Apparatemedizin, inhumane High-Tech-Station, Sterbestation, aber auch unrealistische Erwartungen bzgl. der unbegrenzten Möglichkeiten der Intensivmedizin. Diese Vorstellungen sind entweder zusätzlich angstauslösend oder aber enttäuschend, wenn trotz aller heute möglichen intensivmedizinischen Interventionen das Kind verstirbt, lebenslang schwer krank oder behindert bleibt.

Die emotionale Belastung ist ein Stressauslöser und kann auch die körperliche und geistige Gesundheit der Angehörigen erheblich beeinflussen, was bedeutet, dass die Angehörigen selbst einem erhöhten Krankheitsrisiko ausgesetzt sind. Zu diesen stressbedingten Gesundheitsstörungen gehören vor allem Schlafstörungen, Nervosität, Magen-Darm-Beschwerden etc. sowie die Verschlechterung eventuell bereits bestehender chronischer Erkrankungen, wie z.B. Asthma bronchiale und Hypertonie. (Vgl. Schneider 2001, 29.) Die daraus resultierenden psychischen Folgen eines außerordentlichen Lebensereignisses werden heute als posttraumatische Belastungsstörung (PTSD= post-traumatic stress disorder) bezeichnet.

## 3.4 Existentiell bedrohliche Situationen

Dieter Ulich et al. (1985) beschreiben den Begriff der *Krise* als einen Zustand, in dem ein Mensch in seinem Erleben und Handeln derart getroffen ist, dass die gesamte Persönlichkeit in Mitleidenschaft gezogen wird. Dieser Zustand ist ein dynamisches Geschehen, der es dem Menschen ermöglichen soll, zu einem Ergebnis oder einer Lösung zu gelangen. Er kann jedoch hinsichtlich der ihm möglichen Anpassungskapazitäten so überfordert sein, dass er nicht mehr in der Lage ist, eine adäquate Situationsanalyse vorzunehmen, um daraus Handlungsstrategien zur Bewältigung zu entwickeln. Als Auslöser einer solchen Krise nennt Dieter Ulich konkret die Geburt eines Kindes und Krankheit. Anlass kann aber auch der Verlust einer geliebten Person sein. (Vgl. Ulich et al. 1985, 14.)

Folgt man Sigrun-Heide Filipps' Definition eines *kritischen Lebensereignisses*, welches die drastische Veränderung einer Lebenssituation beschreibt, so lässt sich auch hier sowohl die Geburt eines Kindes als auch Krankheit oder der drohende Verlust einer geliebten Person als kritisches Lebensereignis verstehen. (Vgl. Filipp 1995, 133.) S.-H. Filipps versteht diese als eine Voraussetzung für entwicklungsmäßiges Handeln und persönliches Wachstum und schreibt ihnen nicht von vornherein krankmachende Effekte zu. Auf der Grundlage von S.-H. Filipps Arbeit betrachtet Matthias Petzold (1992) kritische Lebensereignisse unter einem ökopsychologischen Ansatz, welcher davon ausgeht, dass die Familie als ein Subsystem aus Individuen besteht, die in unterschiedlicher Weise von ein und demselben kritischen Lebensereignis betroffen sein können. M. Petzold zufolge werden kritische Lebensereignisse unterschiedlich erlebt und bewertet. Allgemein wird an den Erwartungen und Wertvorstellungen der Gesellschaft (Makrosystem) Maß genommen oder an den Erwartungen und Wertvorstellungen des Subsystems, in diesem Fall der Familie.

Leichter zu bewältigen sind kritische Lebensereignisse, die in einer Form eintreten, in der sie den Erwartungen entsprechen, so zum Beispiel die Geburt eines Kindes. Sie stellt sicherlich eine drastische Veränderung der Lebenssituation dar, ist aber verbunden mit der erwarteten gesellschaftlichen und familiären Vorstellung von einem gesunden Neugeborenen und glücklichen Eltern. Somit werden erwartete Ereignisse, auch wenn sie zunächst eine Krise auslösen, leichter verarbeitet als plötzlich einsetzende Schicksalsschläge, z.B. eine Erkrankung, die mit vitaler Bedrohung einhergeht, bei der das Überleben des Kindes und seine Entwicklungschancen nicht vorhergesagt werden können. (Vgl. Petzold 1992, 142-144.)

Da es sich sowohl unter der Geburt[7] als auch in der Kinderintensivpflege um Situationen handelt, die mit vitaler Bedrohung einhergehen, können kritische Lebensereignisse in diesem Sinn als existentiell bedrohlich empfundene Situationen verstanden werden.

Für betroffene Eltern ist es oft schwierig, in diesen existentiell bedrohlichen Situationen, in denen zwar nicht ihr eigenes aber das Leben ihres Kindes bedroht ist, sachlich zu bleiben. Sie fühlen sich hilflos, wütend und traurig, einerseits bedingt durch den Gesundheitszustand ihres Kindes, andererseits aufgrund ihrer eigenen (besonders zu Beginn der Intensivbehandlung) mangelnden Handlungskompetenz. Diese Überforderung führt nicht selten zu aggressivem Verhalten gegenüber Pflegenden und Ärzten. (Vgl. Klaus/Kennell 1987, 243.) Die Eltern müssen Möglichkeiten finden, um die aktuelle Krise bewältigen zu können. Von Hebammen und Pflegenden wird in diesen Situationen ein hohes Maß an sozial-emotionaler und fachlicher Kompetenz erwartet. Sie nehmen eine Schlüsselposition ein und werden für die Frauen bzw. die Eltern und Kinder häufig zur zentralen Bezugsperson. (Vgl. Klapp 1985, 222.) Während die Phasen der Ge-

[7] Vgl. Seite 43: Haas gibt in seiner Studie die Angst der Frauen vor dem eigenen Tod mit 12,5% an (Lukesch 1981, 22-24).

burtsphysiologie ausführlich beschrieben sind, fanden die Verfasserinnen in ihrer Literaturrecherche, erweitert durch eine Expertenbefragung[8], bislang keine empirische Forschung bzgl. eines psychologischen Modells zum Geburtserleben der Frau, wogegen zahlreiche Untersuchungen zum Geburtserleben des Kindes vorliegen. Das bedeutet, dass auch Hebammen nicht auf ein Modell zurückgreifen können, das ihnen Hilfe geben könnte. Hier tut sich ein weiteres pflegewissenschaftliches Forschungsfeld auf.

Die Pflegenden erleben die Verzweiflung, Trauer und Hilflosigkeit der Eltern unmittelbar und müssen häufig als Vermittler zwischen dem Kind, den Eltern und dem Arzt agieren. Eine Hilfe für die Pflegenden zur Unterstützung der Eltern und zur Annahme ihrer Bewältigungsstrategien kann das Verständnis der *fünf Phasen der Reaktionen auf traumatische Ereignisse* nach Cohen und Ahearn sein (Abb.1). Das Wissen um diese kann den Pflegenden helfen, die Situation und die Reaktionsweise der Eltern zu verstehen und eine unterstützende Beziehung zu ihnen aufzubauen.

1. Phase des Schocks, der Verwirrung, sogar psychischer Abstumpfung
2. Phase des automatischen Handelns, Versuch zu reagieren
3. Phase der Bewältigung und positiven Gefühle, die Energiereserven gehen zur Neige
4. Phase der Ernüchterung, die Energiereserven sind erschöpft, der Eindruck der Tragödie wird erfasst und begriffen
5. Phase ausgedehnter Erholung, in der Betroffene versuchen, sich wieder aufzuraffen und mit den Veränderungen umzugehen

Abb. 1: Fünf Phasen der Reaktion auf traumatische Ereignisse nach Cohen und Ahearn (Schneider 2001, 29)

[8] u.a. Dr. Ludwig Janus, Präsident der internationalen Studiengemeinschaft für pränatale und perinatale Psychologie und Medizin (ISPPM)

# 4. Ethische Überlegungen im Praxis- und Ausbildungsfeld

Ethik fragt nicht: „Was dürfen wir (legal) tun?" sondern stellt die Frage: „Was sollen wir tun?“[9] Wie soll unser Handeln in bestimmten Situationen aussehen? Welche Entscheidungen bzgl. unseres Handelns treffen wir? „Das Gesetz ist manchmal eine Bestätigung und Verstärkung ethischer Auffassungen. Ethik und Recht sind aber nicht identisch. Ethik betrifft primär die innere Haltung, die Absichten und die Verantwortlichkeit des Menschen...“. [10]

Im Gegensatz zum Recht mit einem regionalen Anspruch, also innerhalb eines Staates, hat die Ethik einen universalen, grenzüberschreitenden Geltungsanspruch und betrifft die verschiedensten Lebensbereiche. Auch den Umgang mit Gebärenden und Eltern, deren Kind auf einer Intensivstation liegt, und die damit konfrontiert werden, dass an ihnen selbst bzw. an ihrem Kind ausgebildet wird. So muss einerseits die Unversehrtheit von Gebärenden und Patienten gewährleistet sein, andererseits aber auch ausgebildet werden, da sonst diesem Berufsfeld eines Tages qualifizierte Kräfte fehlen. Hier liegt eine Dilemmasituation vor, da fraglich ist, inwieweit es immer auszuschließen ist, dass für die Betroffenen Belastungen entstehen. So muss also zwischen verschiedenen Gütern abgewägt werden. Für Gebärende und Patienten entstehen durch die Beteiligung von Schülern, Studenten und angehenden Fachärzten an Versorgungsaufgaben Belastungen. Ihre Zumutbarkeit hat da ihre Grenze, wo sie die Aufgabe des Krankenhauses, die Heilung und Versorgung des Patienten, gefährden. [11]

„Nichts darf über die Würde des einzelnen Menschen gestellt werden. Sein Recht auf Freiheit, auf Selbstbestimmung und auf Achtung seiner Würde darf keinem Zweck geopfert werden. Eine Ethik, die auf diesen Grundsätzen beruht, gibt es freilich nicht umsonst. Es hat einen Preis, wenn wir nach ethischen Grundsätzen handeln...“ (Rau 2001, 3)

---

[9] Vgl. Schischkoff, Georgi: Philosophisches Wörterbuch, begründet von Heinrich Schmidt, Stuttgart, 22. Auflage 1991, 185

[10] Esser, Albin u.a. (Hg.): Lexikon Medizin - Ethik - Recht, Freiburg i.B.-Basel-Wien 1989, 719

[11] Vgl. a.a.O., 629

## 4.1 Begriff der Person

Wenn man davon ausgeht, dass der Mensch eines von vielen Lebewesen und Lebensformen auf dieser Welt ist, so gilt doch festzuhalten, dass es das ethische Phänomen nur im Lebensbereich des Menschen gibt. (Vgl. Guardini 1997, 131.) Zwar ist unsere Sprache häufig unspezifisch, indem wir bestimmten Tieren eine ethische Charaktereigenschaft zusprechen, wie zum Beispiel dem Hund, er sei treu oder zuverlässig, doch bei näherer Betrachtung muss dies als falsch gelten. Im Blick auf eine Ordnung alles Seienden grenzt R. Guardini Dinge, Tiere und Menschen voneinander ab. (Vgl. Guardini 1997, 131-135; 177-179; 189-194.) Da der Unterschied zwischen einem Ding, wie einem Stein, und einem Menschen offensichtlicher ist, widmen wir uns dem Unterschied zwischen Mensch und Tier, um den Begriff der Person klarer fassen zu können. Für Mensch und Tier gilt festzuhalten, dass sie lebendig sind. Der Duden[12] liefert unterschiedliche Erklärungsansätze zum Begriff Person, diese reichen von der Beschreibung des menschlichen Wesens bis hin zum individuellen, geistigen und bewussten Ich. Was aber macht im ethischen Verständnis Person-Sein aus?

Das Verhalten eines Tieres ist instinktgesteuert. Ein gravierender Unterschied zum Menschen ist der, „... daß die Spontaneität des Tieres niemals eine Form gewinnt, welche den Charakter der Notwendigkeit auflöst“ (Guardini 1997, 195). Dies bedeutet, dass das Tier gar kein anderes Verhalten zeigen kann. Für das Tier trifft die Bezeichnung „*Es*“zu. Es vollzieht keinen Bewusstseinsakt, da es durch seinen Instinkt gesteuert wird. (Vgl. Guardini 1997, 140; 148 f.) Wenn wir zum Beispiel von einem treuen Hund sprechen oder davon, dass der Hund gestraft werden muss, so sind diese Begriffe falsch, da ein Hund nicht treu sein kann. Strafen kann sich nur auf einen vollzogenen Akt, auf Freiheit, Einsicht und Verantwortung beziehen. All dies trifft für den Hund nicht zu. Es, das Tier, kann niemals Einsicht in ein Fehlverhalten zeigen, da es kein Gewissen hat. Guardini geht davon aus, dass wir aufgrund der uns bekannten und ähnlichen Gesten von Mensch und Tier das *angebliche* Schuldbewusstsein, in das Tier hineininterpretieren, wie wir uns den Umgang mit dem Hund auch sonst versuchen zu erleichtern, indem wir ihn als eine Art Mensch behandeln. (Vgl. Guardini 1997, 197-199.) Wenn der Umgang mit dem Tier zu einem vertraute-

[12] Vgl. Duden Das Fremdwörterbuch Mannheim 1982, 583

ren und bequemeren Weg wird, da wir es als eine Art Mensch berücksichtigen, stellt sich die Frage: Wie ist der Umgang von Mensch zu Mensch?

Ein Mensch spricht von sich als *ich* und meint damit sich selbst. Er spricht sich selbst auch mit ich an. Das Tier kann das nicht. Der Mensch hat ein Gewissen und das bedeutet sittliche Zurechenbarkeit (Vgl. Guardini 1997, 196-198.) Dies bedeutet auch, dass er die Freiheit hat zu wählen. Die Abfolge einer Gewissensentscheidung bei einer Person ist etwas Einmaliges in der bestehenden Seinsordnung.

Dies wird in R. Guardinis Überlegungen verdeutlicht in der Abgrenzung von Person und Tier, indem er die Abfolge einer Gewissensentscheidung prozesshaft darlegt d.h. den nicht sichtbaren inneren Vollzug veranschaulicht.[13]

Zunächst muss ein Vorgang, eine Entscheidungswahl, so auf mich einwirken, mich in meinem Inneren treffen, dass er von mir erkannt wird. (Vgl. Guardini 1997, 135.) Dies ist ein Vorgang, den wir mit den Tieren gemeinsam haben. Auch ein Reh wird in seiner Innerlichkeit von einem Vorgang, einem Fuchs z.B. berührt und richtet sein Verhalten ein, ob es verweilen und weiterfressen oder fliehen soll. Objektiv betrachtet verhält sich das Tier auch häufig viel angemessener als der Mensch, weil es exakter und sicherer feststellt. Das bedeutet, dass das Tier den Sinn genau bzw. eventuell sogar genauer als der Mensch realisiert, aber im Unterschied zum Menschen weiß es nicht um ihn. (Vgl. ebd.) Der Mensch als Person fasst den Sinn als solchen auf. Das Tier demgegenüber kann das nicht, weil ihm der Geist fehlt. (Vgl. Guardini 1997, 135 f.; 148 f.; 211.) Diesen Vorgang bezeichnet Guardini als Erkenntnis. Erkennen heißt, das Wesen des Seienden ins Bewusstsein nehmen.

Schon bei Aurelius Augustinus (354-430) erhält die innere Welt eine neue Bedeutung. Für ihn ist Philosophieren nicht das Staunen über die Welt oder den Kosmos sondern das Staunen über die innere Welt in mir. Der Blick richtet sich vom Menschen in der Welt zur Welt im Menschen. (Vgl. Böhm 1997, 115.) Die Selbsterfahrung ist für Augustinus Ausgangspunkt des Philosophierens. Hier darf der Begriff der Selbsterfahrung nicht mit dem heute gerne gebrauchten Begriff der Selbstverwirklichung verwechselt werden. Gemeint ist die Reflexivität, die Erfahrung, das Erleben, welches ich *in* mir und *mit* mir als Person mache.

---

[13] Der gedankliche Mitvollzug hat den Autorinnen die ethische Dimension des Person-Seins nochmals näher gebracht und soll deshalb hier dargelegt werden. Um dem Leser den Nachvollzug der Gedanken zu erleichtern, schreiben wir nachfolgend nicht in einer abstrakten, sondern in der Ich-Form.

Die reflexive Befähigung, also die Möglichkeit des Sich-rück-beziehens kommt nur mir als Person zu und ermöglicht mir, aus mir selbst herauszutreten und Dinge mit Abstand zu betrachten. Hierzu gehört auch die persönliche Erfahrung, dass *ich* als Person für ein einmal gegebenes Wort einzustehen habe. Nicht jemand X-beliebiges, sondern *ich* verpflichte *mich* dadurch selbst. Dieser Vollzug der Erkenntnis ist nur dem Menschen möglich und dies auch nur in einer bestimmten Haltung, nämlich von einem Ich zum Gegenstand. In diese Beziehung kann keine andere Person eintreten und in dieser Beziehung kann ich auch von niemandem vertreten werden. (Vgl. Guardini 1997, 201.)

Guardini schreibt, dass das Tier durch Rudelmitglieder bei Gefahr vertreten werden kann. Man ist geneigt, dies auf den Menschen, bezogen auf die Symbiose von Mutter und Kind, zu übertragen. Dies aber ist von Grund auf falsch. Zwar kann die Mutter auch Gefahren abwehren, aber das Kind wird ab einem bestimmten Alter seine Reflexivität entdecken, das eigene Ich wahrnehmen. Selbst der Mutter ist es nicht möglich, in das Innere ihres Kindes zu treten.

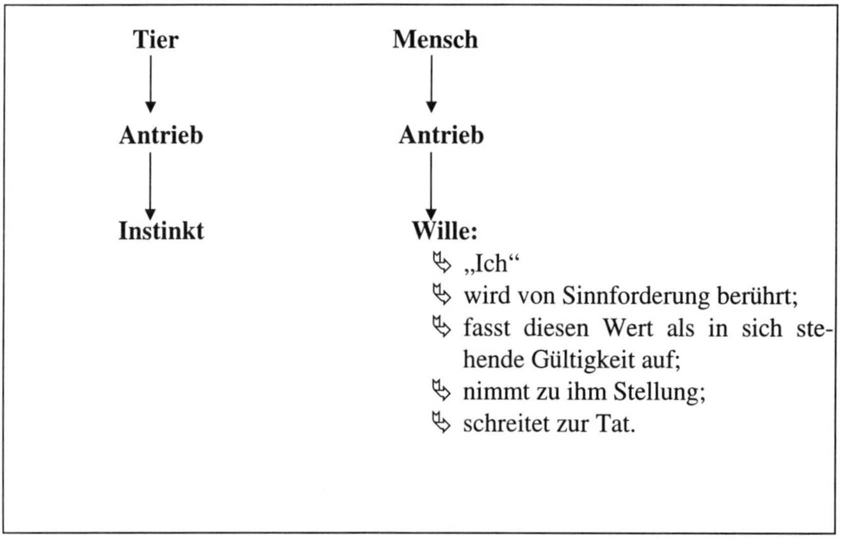


Abb. 2: Schaubild in Anlehnung an R. Guardini 1997

Deutlich wird dies, wenn wir zu Erkenntnis streben. Niemand kann *für* mich Erkenntnis gewinnen. Es ist möglich, hohle Phrasen zu dreschen, aber von Erkenntnis kann bei Nachgeplapper nicht gesprochen werden.

Will ich aber Erkenntnis, muss ich den erkennenden Akt selbst vollziehen. Hierin wirkt sich die Selbstbestimmung des erkennenden Subjekts aus. In der Erkenntnis wirkt sich aber neben der Eigenständigkeit auch die Einsamkeit des erkennenden Subjekts aus. (Vgl. Guardini 1997, 201 f.; 205.) Dies ist belastend, auf der anderen Seite aber auch entlastend und vor allem von großer Bedeutung, da sittliches Handeln Erkenntnis voraussetzt. (Vgl. Guardini 1997, 137.)

Da ich als Mensch die freie Entscheidung habe, wie ich mich verhalten will, ist dies nicht z.B. instinktgesteuert sondern muss nach vollzogener Erkenntnis in Freiheit entschieden werden. In dieser Selbstbestimmtheit, tun und lassen zu können, was ich will, ist der Mensch auf Wahrheit bezogen. Guardini sieht Person und Wahrheit untrennbar miteinander verbunden. Dies bedeutet nicht, dass der Mensch nicht lügen und betrügen kann. Das kann er sehr wohl. Mit dem Aufgeben der Wahrheit würde nach Guardini alles aufgegeben. Wenn mir die Wahrheit nichts wert ist und ich auch keine eigene, an Werten orientierte innere Haltung entwickeln konnte, bin ich „krank“ und habe mich selbst aufgegeben. (Vgl. Guardini 1997, 137; 203). „Person kann nur sein, wenn Wahrheit ist; denn ein sich selbst gehörendes Wesen ist nur denkbar, wenn es um sich weiß. So ist die Person auch für die Wahrheit verantwortlich – ebenso wie sie in dieser ihren Halt und Schutz hat. ...Person und Wahrheit gehören wesentlich zusammen“ (Guardini 1997, 203). Guardini beantwortet die Frage nach der letzten Gewissheit, die übrig bleibt, selbst wenn alles andere nicht mehr Bestand hat, und findet die Antwort in der Reflexivität des eigenen Ich, welches nicht unabhängig von der Wahrheit existieren kann. René Descartes (1596-1650) beantwortet sich dieselbe Frage mit seinem berühmt gewordenen Satz: „Ich denke, also bin ich (Cogito ergo sum).“[14]

Freiheit bedeutet in diesem Kontext, dass ich zwischen zwei Möglichkeiten wählen kann, und diese Freiheit geht aus einem inneren Anfang in mir hervor. Gerechtigkeit und Wahrheit existieren unabhängig vom Menschen, mit Hilfe unserer Vernunft werden sie erkannt und angenommen. (Vgl. Guardini 1997, 138-142; Schischkoff 1991, 368 f.; Oerter / Montada 1995, 862 f.)

Immanuel Kant (1724 – 1804) beschäftigt sich in der „Kritik der praktischen Vernunft“ (1788) mit der Frage, was ich tun soll, das heißt, wie ich moralisch gut handeln kann. Er stellt fest, dass der Mensch ganz frei ist aber doch dem Gesetz der Vernunft unterliegt und bringt dies im kategorischen Imperativ zum Ausdruck. Dieser fordert: „Handle so, daß die Maxime deines Willens jederzeit

---

[14] Vgl. Schischkoff 1991, 129

zugleich als Prinzip einer allgemeinen Gesetzgebung gelten könne".[15] Auch Kant bezieht sich auf die Vernunft, und menschliche Freiheit bedeutet nicht selbstherrliche Willkür. Mit Hilfe der Vernunft lässt sich dieses moralische Gesetz entdecken. Person-Sein bedeutet, die Freiheit zur Selbstbindung an das Gesetz zu haben. [16]

Die Aufforderung, eine Handlung zu vollziehen, ist bei Guardinis Abfolge von großer Bedeutung. Er bezeichnet sie als Tun und verdeutlicht damit, wie wichtig die Umsetzung meines Vorsatzes ist. Also nicht nur der Konjunktiv mit einem könnte, hätte, sollte, sondern die Objektivierung an der Tat ist ebenso bedeutsam. Ansonsten bliebe die Tat widerrufbar und in einem Schwebezustand. (Vgl. Guardini 1997, 145.) Nur aus Erkenntnis im oben genannten Sinne ist sittliches Verhalten, die Übernahme von Verantwortung möglich. Die Verantwortung ist nach Guardini das wichtigste Anzeichen sittlichen Verhaltens, die Handlung geht aus meiner Entscheidung hervor. (Vgl. Guardini 1997, 204 f.; 213). Dies bedeutet, ich habe die Entscheidung in Freiheit für diese Handlung gefällt und trage hierfür die Verantwortung. Dies meint aber auch, dass es nur personale Verantwortung geben kann, eine kollektive Verantwortung ergäbe keinen Sinn. (Vgl. Guardini 1997, 213.)

Die Person ist somit Subjekt, da mit Geist ausgestattet, mit dem Phänomen des ethischen Lebensbereiches, in Abgrenzung zum Objekt. (Vgl. Guardini 1997, 211 f.) Das innere Gegenüber des Ichs bzw. der in sich selbst stehende Mensch ist einerseits einsam, da keine andere Person in diese Beziehung (dieser Person mit sich selbst) eintreten kann, auf der anderen Seite kann sie nicht aus sich selbst verdrängt werden. Die Reflexivität oder das innere Gegenüber des Ichs bezeichnet Guardini als die Fähigkeit zum Sinnverhalt, durch den ich mich identifiziere und andere mich identifizieren. Weil Menschen dazu befähigt sind, sind und bleiben sie Person, ganz gleich wie krank, vergesslich oder untüchtig sie sind. (Vgl. Guardini 1997, 207 f.) Menschen müssen nicht besondere Merkmale aufweisen bzw. Kriterien erfüllen, um noch als Person anerkannt zu werden, wie es dies in der Geschichte der Menschheit schon mehrfach gefordert wurde, insbesondere in totalitären Staaten oder wie dies auch heute noch vom utilitaristischen Ansatz vertreten wird. Der utilitaristische Ansatz setzt das Gemeinwohl über die Bedeutung des Individuums. (Vgl. Oerter / Montada 1995, 863.)

Demgegenüber stellt Guardini fest: „Wir müssen sie [die schwerkranke Person etc.] respektieren, auch wenn sie sich selbst nicht zur Geltung bringen kann"

---

[15] Schischkoff 1991, 326

[16] Vgl. Schischkoff 1991, 368-369

(Guardini 1997, 208). Person-Sein ist nicht an bestimmte Eigenschaften und Fähigkeiten gebunden. Das hat weitreichende Konsequenzen. Die Würde des Menschen als Person ist unantastbar, auch bei infauster Prognose, bezogen auf ein schweres Krankheitsbild, auch in der Verhängung der Todesstrafe bei einem schweren Verbrechen. Für die Praxis im Krankenhaus bedeutet dies: Unabhängig davon, wie wehrlos eine Person ist, einerlei in welchem Abhängigkeitsverhältnis sie sich zu mir befindet, ich habe ihr Person-Sein zu respektieren. Person-Sein ist nach R. Guardini etwas unbedingt Gültiges, etwas Kategorisches, eine Wirklichkeit, die ein umgehendes Pflichtgebot begründet. (Vgl. Guardini 1997, 209; 214.)

All dies drückt aus, wenn ich als Person auf eine andere Person treffe und dies im beruflichen Kontext im Krankenhaus geschieht, so trifft nicht nur ein *Ich* auf ein *Du*. Die Situation ist dadurch charakterisiert, dass sich zwischen diesen Personen ein Abhängigkeitsgefälle ergibt. Unabhängig davon beruht Beziehung zwischen zwei Personen nicht auf gegebener Sicherheit, sondern auf Vertrauen; und dieses Vertrauen bezieht sich auf Freiheit und muss gewagt werden. Die auf Vertrauen basierende personale Beziehung kann enttäuscht und auch bestätigt werden. (Vgl. Guardini 1997, 229f.)

Dies besagt nach Guardini, Person-Sein ist jedem Menschen gegeben und bedeutet zweierlei: Einerseits ist es sein Recht, andererseits seine Aufgabe. (Vgl. Guardini 1997, 210.)

Unabhängig davon, ob jemand seine Personalität zur Geltung bringen kann, habe ich ihn als Person zu respektieren. Zu ihm wie zu mir gehört das Person-Sein und kann mir und ihm nicht genommen werden (Recht). Auf der anderen Seite bleibt aber auch die Anstrengung, dass ich mich in meinen Erkenntnissen und Entscheidungen nicht vertreten lassen kann (Aufgabe). Diese auch manchmal schwierige und unangenehme Aufgabe kann nicht abgeschüttelt werden. „Der Mensch ist Person und bleibt es, ob er will oder nicht..." (Guardini 1997, 210). Dadurch dass in der Solidarität der Menschengemeinschaft der Unfähige mitvertreten wird, wird die Personalität überhaupt erst gewährleistet. (Vgl. Guardini 1997, 208.)

Da es das ethische Phänomen nur im Lebensbereich des Menschen gibt, wie wir gesehen haben, ist ethisches Verhalten unweigerlich an die Person gebunden. Die anderen Seinsformen erfüllen nicht die genannten Voraussetzungen (wie Wahrheit, Erkenntnis, Freiheit, Tun und Verantwortung) wie sich Person-Sein auswirkt. Die Person besitzt sich selbst und hat die Freiheit, über sich selbst zu verfügen. (Vgl. Guardini 1997, 142; 200.) Allerdings ist ethisches Verhalten nichts Naturgegebenes. Ethisches Verhalten kann nur aus Einsicht erfolgen, die menschliche Gemeinschaft jedoch bildet die unerlässliche Voraussetzung für die personale Entwicklung. (Vgl. Guardini 1997, 216-218; 220; 227 f.)

In diesem Zusammenhang kommt die besondere Bedeutung der Anleitungssituation zum Tragen. Wenn von Natur aus keiner „die Ethik hat“, so trifft dies auch auf das Personal und die Auszubildenden zu. Auch sie müssen hineinwachsen (dürfen) und Selbstbildung leisten, d.h. wenn kein Mensch von Natur aus die Ethik hat oder, wie Johann Heinrich Pestalozzi (1746-1827) es ausdrückt, der Mensch Werk seiner selbst ist (vgl. Böhm 1997, 90; 123), habe ich die Möglichkeit, dem Dilemma zwischen meinen subjektiven Neigungen und einer objektiven Bestimmtheit zu entfliehen. (Vgl. Böhm 1997, 117-123.) Die personale Selbstwahl begründet Selbstbestimmtheit.

Diese personale Selbstwahl erhebt nicht nur bei den Bildungstheoretikern mit Paradigmen wie Selbstbestimmung und Mündigkeit, Einfluss und Geltung. Schon vor 1600 Jahren hatte dies für Augustinus eine zentrale Bedeutung. (Vgl. Böhm 1997, 109.)

Wie wir gesehen haben, sind alle Personen Freiheitswesen, aber manche Menschen wissen nicht darum. Tröstlich ist, dass niemand ihnen die Freiheit nehmen kann. Die Rede ist hier nicht von der in § 2 (2) und §104 zugesicherten Freiheit der Person im Grundgesetz („Die Freiheit der Person ist unverletzlich“)[17] sondern von der personalen Freiheit. Die zugesicherte Freiheit im Grundgesetz ist wichtig. Mindestens genauso wichtig ist, dass ich mir bewusst bin, um daraus mein Leben zu gestalten. Die Person ist aufgefordert, das Wesen der Freiheit ins Bewusstsein zu nehmen, um zu personaler Entscheidung zu gelangen. (Vgl. Guardini 1997, 135.)

Person-Sein meint also, im Unterschied zum naturbestimmten Individuum, aus Freiheit dazu befähigt zu sein, seiner Vernunft zu folgen. Da wir aber nicht nur mit Vernunft und Freiheit ausgestattet wurden sondern zudem noch über Sprache verfügen, wäre ein vernünftiger, freier und kommunikativer Umgang mit der Gebärenden bzw. den Eltern ein der Person angemessenes Verhalten. Wenn da nicht noch die Auszubildende wäre... .

Um auch in der brisanten Situation der Praxisanleitung sittlich handeln zu können, braucht es eine Person, die Verantwortung sowohl für die Gebärende und die Patienten als auch für die Schülerin trägt.

Praxisbezug:

---

[17] Kulturministerium des Landes Nordrhein-Westfalen 1979, 6; 40

Die häufig mechanistische Grundauffassung des Personals im Krankenhaus kann der Person nicht gerecht werden. Der Mensch wird leider häufig als hochdifferenzierte Apparatur angesehen. Des weiteren wird das als biopsychisches Individuum angesehene Wesen wissenschaftlichen und wirtschaftlichen Maßstäben angepaßt. Die Konsequenzen einer solchen Anschauung liefern die Patienten grundsätzlich der Macht aus. Das widerspricht dem Personenbegriff.

Unabhängig davon wie die Hebamme oder Kinderkrankenschwester sich zu ihrem eigenen Person-Sein stellt, kann ihre individuelle Sicht kein hinreichender Maßstab sein für den Umgang mit Personen. Kant hat die Frage gestellt, wie wir zu moralischem Handeln kommen und kommt zu dem Ergebnis, dass nicht Individualismus, Glück oder gar Neigungen als Richtschnur für unser sittliches Handeln gelten können, statt dessen muss eine Orientierung an der Pflicht erfolgen.[18] „Getragen ist diese Ethik der Pflicht von der nicht theoretischen sondern praktischen Überzeugung von der Freiheit des sittlichen Tuns, ...“ .[19] Für die in der Praxis Tätigen bedeutet dies:

Wird die Orientierung am Person-Sein des Menschen im Kreißsaal und auf der Station ausgeklammert, kommt es zu einem Verantwortungsverlust für das Geschehene, zu einer Flucht vor der Pflicht und zu einem „Verrat“ an den Personen. Dem ist durch Bewusstmachung vorzubeugen.

Übertragen auf einen Fall in der Praxis könnte dies zum Beispiel für den Kreißsaal bedeuten: Die Hebamme muss erkennen, inwieweit die Gebärende noch selber in der Lage ist, sich für ihre Belange unter der Geburt einzusetzen und sie zu verbalisieren. Die Frau gelangt erfahrungsgemäß zunehmend in einen Ausnahmezustand. Michel Odent beschreibt diesen Prozess auch als eine Art Notwendigkeit (Bedürfnis nach *Privacy*) in seinem Buch „Geburt und Stillen“, den die Frau erreichen muss. (Vgl. Odent 1994, 14 f.; 16-27.) Dies heißt aber auch, dass die Hebamme immer mehr zu einer richtungsweisenden Person wird, derweil die Frau ihre Autonomie zum Teil aufgibt. Die Hebamme muss die Räumlichkeiten und eine Atmosphäre schaffen, die für die Frau angenehm sind, damit sie frei sein und ihre Bedürfnisse ausleben kann. Im Wissen um die zunehmende Eingeschränktheit der Frau übernimmt die Hebamme die Verantwortung, die sich für die Frau als Person eignet. In einer Ausbildungsstätte erhält der Vorgang einen besonderen Akzent dadurch, dass eine Schülerin bei der Geburt ausgebildet und zum Dammschutz angeleitet wird. Die Hebamme muss neben ihrer Verantwortung für die Frau auch dafür sorgen, dass die Schülerin zu ihrem Recht kommt (was natürlich nicht auf Kosten der Frau gehen darf). In

---

[18] Vgl. Schischkoff 1991, 369

[19] Schischkoff 1991, 369

dem Wissen, dass die Schülerin gerade zu Beginn der Ausbildung eine eingeschränkte Wahrnehmung hat (vgl. Kap 2.1), da sie mehr auf den Körper der Frau konzentriert ist, muss die Hebamme die Person sein, die die Bedürfnisse der Frau besonders im Auge hat. Die Verantwortung von drei Personen verlagert sich im Laufe des Geschehens zunehmend auf die Person der Hebamme. Die Hebamme muss in der Situation aktuell entscheiden; die personale Verantwortung dafür kann ihr nicht abgenommen werden.

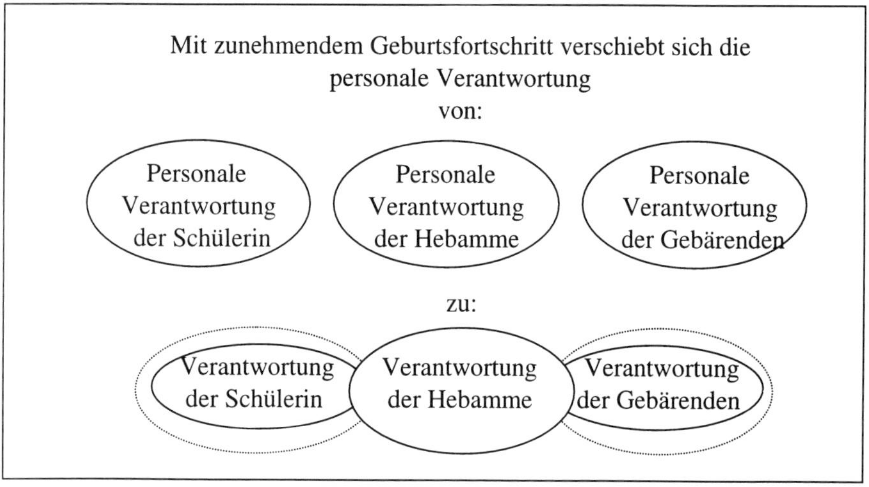


Abb. 3: Schaubild personaler Verantwortung

Wichtig wäre, dass die Hebamme Berufserfahrung hat, denn eine berufserfahrene Person kann dieser vielschichtigen Verantwortung eher gerecht werden. Erstrebenswert wäre eine Person, die durch Pflichterfüllung (Kant) ihrer Verantwortung (als Person) für die Gebärende und die Hebammenschülerin nachkommen kann.

Eine in personaler Freiheit gefällte Entscheidung würde sich für die Hebamme unter einer dreifach gegliederten Frage darstellen lassen:

Kann ich es verantworten, ⇨ dass diese Schülerin
⇨ in dieser Situation
⇨ an dieser Gebärenden tätig wird?

Dieses praktische Problem „Wann und wie überlasse ich das Tätigwerden der Hebammenschülerin?“ und „Wann übernehme ich bestimmte diffizile Teilaufgaben?“ kann nur von der Person in personaler Verantwortung gelöst werden.

In der Ausbildung wird das Fach Ethik innerhalb der Ausbildung oft an „großen“ Themen festgemacht. Diese stellen sich in der Praxis aber relativ selten, häufiger jedoch alltägliche Probleme.

Ruth Schröck greift auf, um was es geht:

> „Die Einbrüche in die Privatheit des Patienten, die Halbwahrheiten und Lügen, die abgebrochenen Versprechen, die großen und kleinen alltäglichen Freiheitsberaubungen, der Mangel an Respekt, die Verletzung menschlicher Würde, die unangemessene Machtausübung, die verbalen und physischen Gewalttätigkeiten, das Mitansehen und Dabeistehen und das Wegschauen, die Vertrauenseinbrüche, das Fehlermachen, die Gehorsamkeit aus Bequemlichkeit ..., all dieses und mehr hat in erster Linie nur etwas mit den Pflegenden selbst zu tun“ (Schröck 1995, 319).

## 4.2 Selbstzweck versus Instrumentalisierung

Der Mensch ist in seinen Handlungen auch in Bezug zu anderen zu erkennen, diese zeigen seinen Zweck. Jede Handlung gründet auf einer Entscheidung des Einzelnen, wie diese Handlung durchzuführen sei. Die gegenwärtige Entscheidung ist abhängig davon, wie wir unsere Vergangenheit in der Zukunft nutzen. Hierbei geht es darum, dem eigenen Zweck und nicht einem berechnenden Ziel zu folgen. „... Du erfährst Dein Handeln so, dass es so getan werden muss, dass es in sich selbst absolut sinnhaft, d.h. gut sein soll; handle um des Handelns als Lebensweise willen ...“ (Müller/Vossenkuhl 1974, 162). Eine Entscheidung ist nur möglich, wenn dem Menschen Freiheit attestiert wird. Die grundsätzliche Anerkennung der Freiheit gilt für alle Menschen. Es gilt zu erkennen, dass also „...etwas da ist, das gelassen, freigegeben sein muss“ (ebd.). Wird die Freiheit des einzelnen beschnitten, wird damit die Freiheit als solche und damit auch die Freiheit dessen, der Freiheit beschneiden will, in Frage gestellt. In Freiheit ist jeder sein eigener Zweck, die Würde und Autonomie der Person wird geschützt. (Vgl. Müller/Vossenkuhl 1974, 163.)

Freiheit und Selbstzwecklichkeit weisen auf das Nicht-Endliche im Menschen hin. Der Mensch ist zwar endlich in dem bereits Geschehenen und Verfügten, das zu ihm gehört, aber er ist auch nicht-endlich, weil er über die uneingeschränkte und damit nicht verfügbare Reflexion, die sog. Libertas transzendentalis, verfügt, der Geist also frei und damit unverfügbar ist. (Vgl. Müller/Vossenkuhl 1974, 164.)

Freiheit ist nicht irgendwann entstanden oder dem Menschen zugesprochen worden, sie ist da und damit ein nicht zu erkennendes, aber ein zu erfahrendes Geheimnis, da sie nicht auf etwas zurückgeführt werden kann. (Vgl. Müller/Vossenkuhl 1974, 165.) Der Mensch setzt sich selbst, d.h. in eigener Verantwortung Zwecke, unabhängig von äußeren Ereignissen. (Vgl. Honnefelder 1992, 60.) So verhindert die Selbstzwecklichkeit die ausschließliche Instrumentalisierung des Menschen. Es ist also notwendig, die Selbstzwecklichkeit des Menschen als ein zu schützendes anthroposophisches Datum anzuerkennen.

Wenn Gebärende eine Entbindungsabteilung aufsuchen oder Eltern ihr behandlungsbedürftiges Kind auf einer Intensivstation untergebracht haben, geschieht das, weil sie dort professionelle Hilfe von Fachpersonal wünschen. Das bedeutet, dass sowohl Gebärende als auch Eltern die Fachkompetenz des Personals für ihre Belange nutzen. Gleichzeitig wird an vielen Kliniken ausgebildet, so dass u.a. Auszubildende zur Hebamme bzw. Kinderkrankenschwester durch die Anwesenheit von Gebärenden und kranken Kindern das Praxisfeld finden, in dem sie theoretisches Wissen umsetzen und anwenden lernen. Das bedeutet, dass sowohl Personal für Patientenbelange als auch die Patienten in Bezug auf Ausbildung instrumentalisiert werden.

Da aber jeder Mensch sein eigener Zweck ist, also Würde hat, weil er frei ist und sich selbst Sinn zu geben vermag, hat dieser Mensch auch „... Anspruch darauf ..., nicht nur als Instrument für etwas benutzt, sondern in aller Inanspruchnahme und Benutzbarkeit auch um seiner selbst willen geachtet zu werden“ (Müller/Vossenkuhl 1974, 161). Es wird klar, dass eine Instrumentalisierung im ständigen Miteinander des Lebens nicht zu verhindern ist, sondern die Frage im Raum steht, ob es zu einer *ausschließlichen* Instrumentalisierung kommt. Gerade diese gilt es auch im Bereich von Ausbildung zu verhindern.

Wie kann jetzt die Selbstzwecklichkeit und damit die Freiheit der Gebärenden oder des Kindes im Bereich von Ausbildungssituationen geschützt werden? Wenn Auszubildende anfangs nur zusehen, erkennen sie oft, welche Bedeutung bestimmte Handlungen für die Betroffenen haben und inwieweit gerade die innere Haltung des Personals einen wesentlichen Einfluss auf das Erleben der Betroffenen hat. Beginnen sie aber selbst tätig zu werden, vollziehen sie also die ersten Handlungen an den Gebärenden und Patienten, um bestimmte Fertigkeiten zu erlernen, verändert sich ihre Aufmerksamkeit.[20]

In der Konzentration auf einen speziellen Aspekt ist ihnen der Blick auf die Gesamtsituation und darauf, was diese für die Gebärende und den Patienten bedeutet, nicht mehr gegeben. Hier werden diese leicht Mittel zum Zweck. In dieser Situation muss der Schutz der Betroffenen durch die Anleiterin gewährleistet werden. Kann sich die Schülerin sicher sein, dass die Anleiterin jetzt über die Gebärende, die Patienten und sie selbst *wacht*, kann sie sich auch ganz auf die spezielle Situation konzentrieren, das Gesamte außer acht lassen und bei bestimmten Handhabungen Erfahrungen sammeln, wie sich etwas anfühlt, wo bestimmte praktische Probleme liegen, wie sich Geschick und eigene Fertigkeit entwickeln, so dass sie „... die für die Entwicklung ihrer Fähigkeiten unbedingt erforderlichen Erfahrungen machen können ..." (Benner 1994, 41). Schülerinnen machen ihre Erfahrungen an Gebärenden und an kranken Kindern, und diese werden damit teilweise Mittel zum Zweck. Damit sie aber nicht ausschließlich Mittel zum Zweck werden, muss die Selbstzwecklichkeit und Freiheit der Betroffenen dadurch anerkannt werden, dass in Situationen, die nicht von der Schülerin völlig übersehen werden können, die ausgebildete Kraft gerade jenen von der Schülerin nicht zu übersehenden Bereich schützt. Nur so bleiben in der entsprechenden Situation Freiheit und Würde der Betroffenen gewahrt. Diese wäre dann aber nicht mehr geschützt, wenn Auszubildende allein Aufgaben übernehmen, die sie aufgrund ihres Ausbildungsstandes noch nicht übernehmen können, da sie die Gesamtsituation nicht überblicken können, zum Beispiel weil sie aufgrund von Personalmangel mit Aufgaben betreut werden, die sie noch nicht beherrschen oder weil die Auszubildenden in Verkennung ihres eigenen Könnens es darauf anlegen, auch mal eine Situation allein zu meistern.

Hier stellt sich die Frage: Welche innere Haltung hat die Auszubildende und welche die Anleiterin? „Ein Appell an das Gewissen des .. Handelnden ist keine Garantie für moralisch vertretbare Entscheidungen" (Schröck 1995, 315).

„ Kein Staat kann ... Sittlichkeit erzwingen. Statt der Sittlichkeit (Moralität) kann er nur die Befolgung von Vorschriften und Regeln, die Legalität erzwingen ... aber nicht das Leben in der Wahrheit. Das Freie ist absolut frei, es kann nur durch eine Hingabe, die unerzwingbar ist, entstehen. Dieses unerzwingbare Leben ist ein absolutes, ob es lange dauert oder nicht, es ist absolut, d.h. sich selbst normativ; daß es sich selbst allein maßgebend ist, kann erfahren werden. Daher verlangt es Achtung und der, der dieses Leben lebt, ist um seinetwillen da, hat

[20] siehe dazu unter 2.1 Erfahrung und Lernen

absolute Würde und muß die Möglichkeit solchen Lebens behalten“ (Müller/Vossenkuhl 1974, 167).

Diese innere Haltung entscheidet darüber, inwieweit es auch innerhalb praktischer Ausbildung zur Instrumentalisierung kommt.

Am Ende der Ausbildung kann die Auszubildende immer mehr an Aufgaben übernehmen und kann, bei entsprechender eigener innerer Haltung, die Betroffenen selbst in ihrer Selbstzwecklichkeit schützen. Es stellt sich nicht die Frage, *ob* man an anderen Menschen ausbilden darf - denn wie sollen die Betroffenen in Zukunft Fachkompetenz in Anspruch nehmen können, wenn sie nicht erworben werden konnte? - sondern die Frage, *wie* ausgebildet wird.

Das bedeutet, dass verschiedene Fragen der richtigen Vorgehensweise gegeneinander abgewogen und gerechtfertigt werden müssen. „Selbst wenn es zu einer kollektiven Entscheidung kommt, die sich auf die Überlegungen und von allen akzeptierten Begründungen stützt, bleibt jeder in dieser Entscheidungsfindung Beteiligte eigenverantwortlich“ (Schröck 1995, 316). Letztlich muss also jeder seine Handlungsentscheidungen im Ausbildungszusammenhang verantworten. Innere Haltung wird deutlich sichtbar im Umgang mit der Privatheit von Patienten, der Wahrheitsfrage, Versprechungen, Umgang mit Respekt und Würde, im verbalen und nonverbalen Umgang mit dem Patienten, im Umgang mit Fehlern und mit der Differenz zwischen Anordnung und Gewissen, (Vgl. Schröck 1995, 316.) aber auch im Umgang mit eigener Bequemlichkeit und der Furcht vor Repressalien.

## 5. Kommunikation

In dieser Arbeit befassen wir uns mit einem Teilaspekt der Kommunikation, nämlich der Kommunikation im Sinne von Verständigung und Übermittlung von Informationen. [21] Wir beziehen uns auf die Kommunikation zwischen Menschen und nicht auf die, die sich auf den Bereich der Naturwissenschaften, der Mathematik oder Technik bezieht. In unserem Sinn erfüllt Kommunikation vier idealtypische Funktionen: Sie informiert, ist meinungsbildend, dient unserer Sozialisation und unserer Unterhaltung. (Vgl. Burkart/Hömberg 1995, 211.) Dabei stellt sich Kommunikation „...als ein kompliziertes Zusammenspiel verbaler und nonverbaler Signale dar...“ (Nolting/Paulus 1996, 116). Sie „... richtet sich auf Prozesse des Mitteilens und Verstehens, impliziert also Vorgänge, die sich

---

[21] vgl. Duden, Das Fremdwörterbuch, Mannheim-Wien-Zürich 1974, 384

in den Köpfen der Beteiligten abspielen" (Nolting/Paulus 1996, 59). Das heißt, Verstehen ist davon abhängig, welche Bedeutung ein Mensch den Mitteilungen einer anderen Person beimisst. Kommunikation findet unmittelbar und wechselseitig statt.

Das Thema Kommunikation ist in unterschiedlichen Aspekten dieser Arbeit von Bedeutung. Die Qualitative Forschung hat ihren Ausgangspunkt im Versuch eines vorrangig deutenden und Sinn verstehenden Zugangs einer interaktiven und kommunikativen Wirklichkeit, die es auch mit Hilfe der Kommunikation zu erschließen gilt. Gerade beim Sinnverstehen erhält der dialogische Ansatz eine besondere Bedeutung. Innerhalb der Interviews findet Kommunikation zwischen dem Interviewer und den Teilnehmern der Untersuchung statt, und zusätzlich ist die Kommunikation zwischen Gebärenden, Eltern, Schülerinnen und Ausbilderinnen in existentiell bedrohlichen Situationen wesentlicher Inhalt unserer problemzentrierten Interviews.

## 5.1 Kommunikation im Krankenhaus

Kommunikation ist eine wichtige Qualifikation „für Pflegende, um mit Patienten, mit Kollegen anderer Berufsgruppen, aber auch innerhalb der eigenen Berufsgruppe konstruktiv kooperieren zu können" (Ohm 1997, 285). Wenn Menschen in Krankenhäusern miteinander kommunizieren, treten sie in Beziehung zueinander. Aber es mangelt „... in den Krankenhäusern an elementarsten Voraussetzungen für die .. Umsetzung von Beziehungsarbeit" (Sciborski 2001, 244). Diese können in Aus-, Fort- und Weiterbildung verbessert werden, z.B. in Supervisions- und Balintgruppen. „Erfolgreiche Kommunikation ist erlernbar und braucht nicht allein dem Talent oder einer persönlichen, gleichsam von Natur aus gegebenen Beziehungsfähigkeit überlassen bzw. anheim gestellt zu bleiben" (Mergener 1997, 12).

Im Bereich der Ausbildung ist es noch immer nicht selbstverständlich, dass Gesprächsführung von den Lehrkräften der Schule selbst und damit im Zusammenhang mit praktischer Tätigkeit (die von Beziehung geprägt ist) unterrichtet wird. Statt dessen wird das Fach oftmals losgelöst vom Ausbildungsgegenstand an Spezialisten, an „... Seelsorger, Psychologen oder Sozialpädagogen delegiert" (Bezner/Kley-Koerner 1994, 145). Insgesamt scheint es schwierig zu sein, diesem Bereich aus- bzw. fortzubilden, da manche Betroffene Kommunikationsfähigkeit als ein Naturtalent empfinden und sich darin, wie sie mit Menschen reden, nicht korrigieren lassen wollen. (Vgl. Bezner/Kley-Koerner 1994, 145-147.)

## 5.2 Gegenstandsbereich: Praktische Anleitung

Innerhalb der praktischen Ausbildung erleben Auszubildende selten eine Anleitung durch pädagogisch geschultes Personal. Häufig bilden Personen aus, die nur auf die eigene Ausbildungserfahrung zurückgreifen können und aufgrund von Dienstplänen, die von denen der Auszubildenden differieren, oft keine regelmäßige Ansprechpartnerin sind und für diese zusätzliche Arbeit nicht bezahlt werden. Inwieweit diese Personen für die Ausbildung motiviert oder qualifiziert sind, ist fraglich. Zusätzlich gibt es noch keine spezielle verbale oder nonverbale Symbolsprache für den Ausbildungskontext in existentiell bedrohlichen Situationen. „... mit nonverbalen Zeichen (z.B. Kopfnicken, Blickkontakt, Körperhaltung) [werden, d. Verf.] der Ablauf eines Gespräches gesteuert, der emotionale Zustand übermittelt und dem Gegenüber wichtige Hinweise gegeben .. , wie verbale Äußerungen zu verstehen sind“ (Nolting/Paulus 1996, 116). Nonverbale Mitteilungen wären dann besonders wichtig, wenn der verbale Kommunikationseinsatz reduziert werden soll. Dies gilt auch für die Situation, in der das Kind unmittelbar geboren wird, die Gebärende in ihrer Arbeit und Konzentration nicht gestört werden soll, die Schülerin aber Anleitung bzw. eine Korrektur durch die Hebamme benötigt. Das bedeutet, dass sich zwischen der Anleiterin und der Schülerin eine Verständigung ergibt, die abhängig ist von der Situation, von ihrem persönlichen Hintergrund und ihrem individuellen kommunikativen Vermögen wie auch davon, wie gut sie sich kennen, wie sie sich einschätzen und wertschätzen können. Diese Verständigung ist notwendig, um bestimmte Sachinformationen weiterzugeben. „Kommt es .. zu einem wechselseitigen Mißverständnis von Absichten und Erwartungen und ein Gespräch findet nicht statt, dann liegt dysfunktionale Kommunikation vor“ (Burkart/Hömberg 1995, 212).

Welche problematischen Situationen dabei auftreten können, wird an einem Beispiel betrachtet.

Die Hebamme flüstert der Schülerin zu: „Du musst den Kopf mehr bremsen“. Die sich im Vierfüßlerstand befindliche Gebärende fragt ängstlich: „Was ist los? Was reden Sie dahinten, müssen Sie schneiden?“ Die Assistenzärztin fragt die Hebamme: „Ist Platz genug?“ Die Hebamme zur Gebärenden: „Sie machen es gut, es ist alles in Ordnung“ und leise flüsternd zur Assistenzärztin:

„Weiß ich noch nicht, wir warten noch eine Wehe ab“ und zur Hebammenschülerin: „Langsam kommen lassen“.

Betrachten wir diese Situation am Beispiel des ersten Satzes mit Hilfe des Vier-Ohren-Modells von Schulz von Thun, kann Kommunikation am Beispiel von Schülerin und Anleiterin wie folgt ablaufen:

Die Aussage der Hebamme lautete: Du musst den Kopf mehr bremsen. Dies könnte auf den unterschiedlichen Ebenen Folgendes bedeuten.

| | |
|---|---|
| Auf der Sachebene: | Wenn der Kopf zu schnell durchtritt, ist die Gefahr von Verletzungen der Frau groß; |
| auf der Selbstoffenbarungsebene: | Ich bin genervt |
| auf der Beziehungsebene: | Ich hatte Dich nicht so schlecht in Erinnerung; |
| auf der Appellebene: | Halte Dich an meine Anweisungen! |

(Vgl. Schulz von Thun 1989, 26-30.)

Von der Schülerin kann die Mitteilung auch unterschiedlich aufgefaßt werden, je nachdem, welches Ohr sie geöffnet hat. So könnte sie z.B. hören auf:

| | |
|---|---|
| dem Sachohr: | Bisher bremse ich den Kopf nicht genug; |
| dem Selbstoffenbarungsohr: | Die ist heute aber schlecht drauf, das ist nicht mein Problem; |
| dem Beziehungsohr: | Sie hätte die Geburt lieber mit einer anderen gemacht; |
| dem Appellohr: | Ich bin jetzt aufmerksamer und mach den Rest besser. |

(Vgl. Schulz von Thun 1989, 47-60.)
(Das Beispiel ist teilweise entnommen aus: Dörpinghaus 1997, 9-12.)

Die „ .. freie Auswahl des Empfängers führt zu manchen Störungen – etwa dann, wenn der Empfänger auf eine Seite Bezug nimmt, auf die der Sender das Gewicht nicht legen wollte. Oder wenn der Empfänger überwiegend nur mit einem Ohr hört, und damit taub ist (oder sich taub stellt) für alle Botschaften, die sonst noch ankommen“ (Schulz von Thun 1989, 46). Ideal wäre es, wenn die empfangene Mitteilung identisch mit der gesendeten ist. (Vgl. Nolting/Paulus 1996, 61.)

Unabhängig davon, wie sich die Kommunikation zwischen der Schülerin und der Anleiterin vollzieht, wird die Gebärende davon betroffen sein, da sie Teil dieser Situation mit wenigen Menschen ist, in wechselseitig wahrgenommenes Verhalten eingebunden ist und damit in diesem Fall sicherlich die Vorstellung Watzlawiks trifft, dass sie nicht *nicht kommunizieren* kann. (Vgl. Retter 2000, 172, 190.)

Welches Ohr durch die Kommunikation des Personals bei ihr angesprochen wird ist u.a. davon abhängig, welche Vorerwartungen, Wünsche und Ängste sie hat. Zusätzlich wird sie evtl. mit einer ihr nicht bekannten Fachsprache konfrontiert. Sie kann nicht immer erkennen, wann sich Aussagen auf sie beziehen, wann nicht. Sie befindet sich in einer oft von Ängsten und Schmerzen begleiteten Ausnahmesituation, die ihr keinen routinierten Umgang möglich macht. Dieser wäre aber notwendig zur „ ... Sicherheit des Handelns, Kontrolle der Situation und Orientiertheit“ (Retter 2000, 16).

Alle beteiligten Personen (Gebärende, Partner, Schülerin, Hebamme, Gynäkologin) handeln aus unterschiedlichen interessengeleiteten Zielvorstellungen und können dies auch rational begründen. (Vgl. a.a.O., 149.) Hatte die Frau bei der ersten Geburt schlechte Erfahrungen gemacht oder die Hebamme z.B. bei der letzten Geburt einen DR III (Dammriß dritten Grades), oder war die Ärztin wegen eines vermeintlichen Fehlers in der letzten Chefbesprechung starker Kritik ausgesetzt gewesen, so werden sie dieses zu vermeiden suchen und deutlich zurückhaltender agieren, als sie es ohne diese Vorerfahrung tun würden. Differieren die Vorstellungen zu stark, erschwert das die Kommunikation. Empathie und Perspektivenwechsel gehören aber „... zu den Grundvoraussetzungen einer auf Verständigung ausgerichteten Argumentation“ (Retter 2000, 150). Dies wäre zu erleichtern durch das Senden von Ich-Botschaften (vgl. Gordon 1999, 123-125) oder durch die Rückmeldung wahrgenommener Botschaften in Form von aktivem Zuhören. (Vgl. a.a.O., 71.) Diesen Anspruch in einer Ausnahmesituation, in der Menschen mit unterschiedlichem Hintergrund aufeinander treffen, ist schwierig umzusetzen. Neben dem Problem der möglicherweise fehlenden kommunikativen Kompetenz der Beteiligten liegt in vielen Situationen noch das zusätzliche Problem in den zeitlichen Ressourcen, die das Geschehen vorgibt und die oft für aktives Zuhören nicht ausreichen. Das hierarchische Gefälle in Ausbildungssituationen und die Abhängigkeit der Gebärenden vom Personal kann zu Problemen im Bereich von ausschließlich komplementärer oder ausschließlich symmetrischer Interaktion führen. (Vgl. Retter 2000, 180-181; 266-267.) Zusätzlich hat nach der von Eric Berne entwickelten Transaktionsanalyse jeder Mensch bestimmte angelernte, sich wiederholende Verhaltensmuster, die zum Inszenieren bestimmter Rollenspiele führen können. (Vgl. a.a.O., 288.) Auch diese können Einfluß auf Kommunikationsabläufe haben und sie erschweren.

Die geschilderte problematische und komplexe Kommunikationssituation im Kreißsaal steht exemplarisch für viele andere Anleitungssituationen im Krankenhaus. Gebärende und Eltern erleben praktische Anleitung durch die Form der Kommunikation zwischen Anleiterin und Auszubildender. Bestünde bei Anleiterinnen und Schülerinnen ein größeres Wissen um kommunikative Prozesse (auch auf der Beziehungsebene), z.B. im Bereich von Ich- bzw. Du-Botschaften (vgl. Gordon 1999, 120-125), könnten kritische Situationen im Umgang mit Gebärenden und Eltern leichter gemeistert werden. Dies gilt auch für den Austausch des Personals, besonders in Bezug auf Kritikgespräche. Wenn unangemessene Reaktionen durch eigene Fehlinterpretation des Gegenübers seltener wären, kämen auch Probleme seltener vor. Wäre die Kommunikation zwischen der Anleiterin und der Schülerin weniger durch Fehlinterpretation belastet, würde sich dies positiv auf die Gesamtsituation und damit auf die Gebärende und die Eltern auswirken. Verfügten Anleiterinnen und Schülerinnen über kommunikative Kompetenz, könnten sie die Ausbildung auch im Blick auf Gebärende und Patienten positiver gestalten.

# 6. Qualitative Pflegeforschung

Vor jeder wissenschaftlichen Beschäftigung und somit zu jedem Forschungsprojekt gehören Überlegungen sowie die Entscheidung, mit welchen Methoden bzw. mit welchem Forschungsansatz man zu wissenschaftlichen Erkenntnissen kommen kann bzw. wie man die Forschungsfrage beantworten möchte.

Damit auch die Pflegeforscherin zu wissenschaftlich anerkannten Ergebnissen kommt, ist es auch in der Pflegeforschung wichtig, wissenschaftstheoretische Überlegungen anzustellen, da die Pflegeforscherin wissen muss, auf welcher wissenschaftlichen Grundlage ihre Forschung basiert, um sich von anderen Wissenschaftsverständnissen abgrenzen zu können, aber auch um sich den Ansprüchen kritischer Selbstreflexion, die wissenschaftliches Arbeiten kennzeichnen sollte, stellen zu können. Es geht aber nicht nur um kritische Selbstreflexion sondern auch um die Auseinandersetzung mit anderen wissenschaftlichen Auffassungen. Der Disput wird für die Pflegewissenschaft dadurch erschwert, dass die Medizin, mit der sich die Pflege das *Praxisfeld* teilt, nicht nur auf jahrzehntelange anerkannte Forschungsergebnisse zurückblicken kann sondern häufig auch einem anderen Wissenschaftsverständnis folgt. Gerade wo der Ruf nach Interprofessionalität und Interdisziplinarität immer lauter wird, ist das Wissen um die verschiedenen wissenschaftstheoretischen Ansätze und gegenseitiges

Verständnis Grundvoraussetzung für eine konstruktive Auseinandersetzung und Zusammenarbeit. (Vgl. Siebolds/Weidner 1998, 44-49.) Das Wahrheitsverständnis der Geistes- bzw. Pflegewissenschaften unterscheidet sich grundsätzlich von dem der methodensicheren Naturwissenschaften.

## 6.1 Wissenschaftstheoretisches Verständnis

Die Frage nach dem Wahrheitsverständnis ist bedeutungsvoll für die Pflegepraxis und das Hebammenwesen.

Es herrscht in den verschiedenen Ansätzen der Wissenschaftstheorie Einklang darüber, dass sie drei Bereiche umfasst: den Objektbereich, der die Beziehung zwischen Erkenntnissubjekt und dem Erkenntnisobjekt beschreibt, die Methoden, die als Wege zur Erfassung der Wirklichkeit dienen und das System als Ordnungszusammenhang, in den sich die Ergebnisse einordnen lassen. Diese drei Begriffe werden als Konstitutiva der Wissenschaft bezeichnet. (Vgl. Tschamler 1996, 21-23.) Die Übereinstimmung in o.g. Bereich darf aber nicht darüber hinwegtäuschen, dass es ansonsten kaum Gleichgesinntheiten gibt.

Zur Wissenschaftstheorie gibt es wenigstens drei verschiedene Auffassungen:

- Wissenschaftstheorie als Metatheorie,
- Wissenschaftstheorie als Wissenschaftslogik sowie
- Wissenschaftstheorie als Methodologie.

In der Literatur finden sich unterschiedliche Gegenüberstellungen von Wissenschaften. Dilthey spricht von Geisteswissenschaften, Rickert von Kulturwissenschaften, aber es tauchen auch Begriffe wie Sozial- bzw. Geschichtswissenschaften auf, um diese den Naturwissenschaften gegenüberzustellen. Windelband spricht von idiographischen und nomothetischen Wissenschaften. (Vgl. a.a.O., 15-29.)

Geisteswissenschaften, auch Kultur- oder Geschichtswissenschaften, heißen seit der Mitte des 19. Jahrhunderts sämtliche Wissenschaften, die sich der Erforschung der Schöpfungen des menschlichen Geistes, der Kulturgebilde und Kulturgebiete widmen, wie z.B. die Geschichte, Soziologie und Ethik, derweil die Psychologie eine Mittelstellung zwischen der Natur- und der Geisteswissenschaft einnimmt. Schiel übersetzte in J. St. Mills „Logik“ das Wort „moral-sciences“ mit Geisteswissenschaften.[22]

> „Die erstmalige Trennung von Geistes- und Naturwissenschaften durch W. Dilthey wird zunächst durch die Verschiedenheit der Methoden legitimiert. Erlebnis, Ausdruck und Verstehen bilden den ersten Entwurf geisteswissenschaftlicher Methodik. Es geht dabei um die Erkenntnis des Einzelnen oder Besonderen, das nicht unter allgemeine Begriffe oder Aussagen subsumierbar ist. Die Teile bilden ein Sinnganzes, das analytisch nicht erkennbar ist und daher eigene Methoden erfordert“ (Tschamler 1996, 46).

Dilthey hat durch diese Trennung von Geistes- und Naturwissenschaften und dadurch, dass er den Geisteswissenschaften als spezifische Methode die Hermeneutik zugeordnet hat „...die Trennung zwischen >verstehenden< und >erklärenden< Methoden gefördert; ...“(Flick 1991, 13). Hier handelt es sich um eine Gegenüberstellung und auch Abgrenzung von naturwissenschaftlichem Objekt und menschlichem Subjekt. Die Naturwissenschaften versuchen ihren Gegenstand zu erklären, während die Geisteswissenschaften das menschliche Subjekt nicht erklären sondern versuchen es zu verstehen. Die Frage ist, ob diese ungleichen Vorgehensweisen durch unterschiedliche Methoden erfasst werden müssen.

Was hier auf wissenschaftstheoretischer Ebene im Objektbereich Erlebnis, Ausdruck und Verstehen[23] des Erkenntnisobjektes Mensch unterstreicht, kommt auch in der alten geschichtsphilosophischen Problematik der „Leib-Seele Trennung“ zum Tragen. Leib und Seele bilden eine Einheit und bedingen einander. Dies findet in unterschiedlichen Fachdisziplinen, u.a. in der Psychoanalyse, Anwendung.[24] Diese Tatsache der *ganzheitlichen Betrachtungsweise* sollte sich gerade auch in den Wissenschaften widerspiegeln, wenn es im genannten Objektbereich um den *Menschen* als „Erkenntnisobjekt“ geht.

Das war nicht immer der Fall. Geschichtsphilosophisch betrachtet war es Platon (427- um 347 v. Chr.), der als erster den *Kunstgriff* der Leib-Seele-Trennung vornahm (Siebolds 1998, 225). Auch wenn Siegmund Freud (1856-1939) in der Neuzeit große Anerkennung erhielt, u.a. für seine *Analyse der Psy-*

---

[22] Vgl. Schischkoff 1991, 237.

[23] Die Verfahren: Erklären und Verstehen werden von einigen Autoren als „Traditionelle Theorie“ bezeichnet und der „Kritischen Theorie“ gegenübergestellt, die als Verfahren die Gesellschaftskritik verstehen, was an dieser Stelle aber vernachlässigt werden kann (vgl. Kaiser/Kaiser 1991, 307).

[24] vgl. Schischkoff 1991, 423 – 426.

*che* und den damit in Verbindung gebrachten Körper, die *ganzheitlichere Betrachtungsweise* vollzogen hat und Organisationen existieren wie die *Psychosomatische Frauenheilkunde und Geburtshilfe e.V.* oder die *Deutsche Gesellschaft für Psychosomatische Frauenheilkunde*, darf dies nicht darüber hinwegtäuschen, dass es in der heutigen Medizin immer noch üblich ist, entweder den *Leib* oder die *Seele* zu therapieren.

Diese scheinbaren Unvereinbarkeiten bedenkt auch die Philosophie und gibt Hilfestellung.

## 6.2 Das Irrationale und das Rationale aus philosophischer Sicht

Irrational oder Rational: Ist nur alles das existent, was auch nachweisbar ist?
Das eigentliche Problem zwischen Naturwissenschaften und Geisteswissenschaften ist der Wissenschaftstheorie anhörig, nämlich der Gegensatz zwischen dem *Irrationalen* und dem *Rationalen*. „Irrational kommt aus dem Lateinischen und bedeutet *unvernünftig*. Hierunter wird alles gefaßt, was mit dem Verstand nicht erfaßbar ist und was sich den Gesetzen der Logik nicht unterwerfen läßt. Es geht jedoch nicht um vernunftwidrig, sondern, wie der Irrationalismus es philosophisch sehen würde, um Gefühl, Instinkt und Intuition."[25] Der Streitpunkt ist, ob man dies als Erkenntnisquellen zulässt oder davon aus geht, dass das Subjekt gemäß der Forderung der Nachweisbarkeit als nicht bedeutsam ausgeklammert werden muss, wie dies in der quantitative Forschung gefordert wird. (Vgl. Lamnek 1996, 8-15.)

Die eigentliche Auseinandersetzung in der Pflege und dem Hebammenwesen muss sich auf die Frage richten:

*Hat auf dem Boden der Wissenschaft die normative Forderung nach der Bedeutung des Subjektes Bestand oder nicht?*

Dies ist eine wissenschaftstheoretische Fragestellung. Helmut Seiffert schrieb zu den Wissenschaftstheorien schon 1977:

„>*Wissenschaftstheorie*< verstehen wir hier ganz naiv als >Theorie von der Wissenschaft überhaupt<. Das ist nicht selbstverständlich, da man das Wort >Wissenschaftstheorie< heute oft benutzt, wenn man lediglich die Theorie der >analytischen< Wissenschaften meint. Diese Einschränkung ist zwar üblich, aber nicht notwendig; sofern >geisteswissen-

25 vgl. Schischkoff 1991, 344.

schaftliche< Vorgehensweisen wie Phänomenologie, Hermeneutik oder Dialektik auch als >Wissenschaft< bezeichnet werden können, dürfen wir das Nachdenken über sie natürlich auch >Wissenschaftstheorie< nennen. In diesem weiten Sinne also verstehen wir hier >Wissenschaftstheorie<“ (Seiffert 1977, 2).

Dieses Zitat soll verdeutlichen, dass die *rationale* Herangehensweise (Seiffert unterscheidet die „analytischen“ und „nicht-analytischen“ Wissenschaften) nicht nur die ältere sondern auch die etabliertere ist. Lamnek bestätigt in seinem Buch „Qualitative Sozialforschung“, dass diese sich erst Anfang der 1980er Jahre etablierte (vgl. Lamnek 1995, 1).

Schischkoff schreibt unter dem Begriff Wissenschaftstheorie:

„(...) Sie ist >aus dem Bestreben hervorgegangen, philosophische Fragestellungen mit demselben Maß an Genauigkeit, an begrifflicher Klarheit, kurz: an wissenschaftlicher Verantwortlichkeit, zu behandeln, wie dies in den Einzelwissenschaften in Bezug auf ihre Fachprobleme geschieht<(Stegmüller)“.[26]

Hier ist nun die Rede von philosophischer Fragestellung. Dies darf auf den ersten Blick verwundern, auf den zweiten Blick „...geht [jedoch] wissenschaftstheoretisches Denken im Abendland auf ARISTOTELES zurück und verweist auf den engen Zusammenhang zwischen der Philosophie und den aus ihr hervorgehenden Einzelwissenschaften“ (Tschamler 1996, 15).

„Die klassische Philosophie, die ihren Methoden und den Gegenständen nach nicht den Einzelwissenschaften gleichgestellt werden kann, gilt bekanntlich als ein offenes Problemdenken mit teilweise nicht rational erfassbaren Hintergründen von Denken und Sein.[27] Erneut taucht hier die Frage auf, ob das Verstehen des *Objektes Mensch* ausschließlich rational ist. Wollte man diese Frage verneinen, wäre es nach der Definition von Schischkoff eher eine philosophische Fragestellung.

Lamnek ordnet diese Fragestellung der Erkenntnistheorie zu. (Vgl. Lamnek 1995, 57.) Er differenziert unterschiedliche Ebenen der Sozialforschung und unterteilt zwischen der Erkenntnistheorie und der Wissenschaftstheorie. Erstgenannte „...>versucht die Frage zu beantworten, wie menschliche Erkenntnis, gleichgültig ob wissenschaftlich, vorwissenschaftlich oder unwissenschaftlich, überhaupt möglich ist. Wissenschaftstheorie wäre also ein Spezialfall der Erkenntnistheorie<“ (Lamnek 1995, 57).

---

[26] Vgl. Schischkoff 1991, 789.

[27] Vgl. Schischkoff 1991, 789

Nach Lamnek sind sowohl die Wissenschaftstheorie als auch die Methodologie Metatheorien, diese beiden Begriffe sollten nach diesem Autor jedoch mit „...unterschiedlichen Vorstellungsinhalten belegt werden...“ (Lamnek 1995, 57). Bei der Methodologie steht die Anwendung im Vordergrund „...>diese analytische Trennung kann aber im Einzelfall nicht immer durchgehalten werden, weil allgemein-wissenschaftstheoretische Implikationen auch spezifisch methodologischer Art und umgekehrt sein können<“ (Lamnek 1995, 57).

Tschamler schreibt hingegen: „Die heutige >Wissenschaftstheorie< ist von ihrem Inhalt her die Fortsetzung der Erkenntnistheorie, die wiederum ihren Platz im Ganzen eines philosophischen Denksystems hat“ (Tschamler 1996, 21).

Das philosophische Wörterbuch verweist unter dem Begriff „Erkenntnistheorie“ auf den Begriff „Erkenntnislehre“: die Erkenntnislehre als die Wissenschaft von der Erkenntnis weist eine Fülle von Richtungen auf. „(...) In der Gegenwart verliert die Erkenntnislehre ihre Selbständigkeit und ihre Bedeutung.(...) Grundfragen der Erkenntnislehre werden heute im Rahmen der Wissenschaftstheorie mehr formallogisch behandelt“.[28] Dies lässt erkennen, dass sich ohne Philosophie diese Fragen nicht behandeln lassen.

Dass die Bedeutung der Philosophie wichtig ist, zeigt die Übersetzung des Begriffes aus dem Griechischen mit „Weisheitsliebe“ an und das Wort *philosophos* zuerst bei Heraklit in der Bedeutung einen nach der Natur der Dinge Forschenden meint.[29]

Diese bunte Durchmischung von Begriffen, ob nun analytisch oder nichtanalytisch, beschreibt das alte philosophische Problem des Rationalen und des Irrationalen, was an dieser Stelle nicht geklärt werden kann. Je nachdem, ob wir uns mit Philosophie, Wissenschaftstheorie oder Qualitativer Sozial- bzw. Pflegeforschung beschäftigen, haben sich andere Begriffe durchgesetzt.

Kommt man zu der Fragestellung zurück, ob die ungleiche Vorgehensweise durch unterschiedliche Methoden erfasst werden muss, so kommt Seiffert zu dem Entschluss, dass die „...>nichtanalytische< Vorgehensweise dadurch bestimmt [ist], daß sie ihren Gegenstand als *Ganzheit* faßt und interpretiert; so arbeiten etwa die Phänomenologen, die Hermeneutiker und die Dialektiker“ (Seiffert 1977, 3).

„Ein für unsere Fragestellung entscheidender Unterschied zwischen der >analytischen< und der >nichtanalytischen< Wissenschaftsauffassung besteht in der Einstellung beider

---

[28] Vgl. Schischkoff 1991, 180 – 181

[29] Vgl. Schischkoff 1991, 559

> Richtungen zum >Leben<. Das analytische Wissenschaftsverständnis geht von folgender Überzeugung aus. Nicht alles, was der Mensch in seiner Existenz tatsächlich vorfindet, muss auch Objekt, der wissenschaftlichen Forschung sein. Vielmehr ist der Bereich dessen, was Gegenstand der Wissenschaft sein kann, grundsätzlich beschränkt. Und zwar beschränkt auf diejenigen Gegenstände, welche durch die von der analytischen Wissenschaft in bestimmter Weise definierten Werkzeuge der Wissenschaft überhaupt nur erfaßbar sind" (Seiffert 1977, 3).

An dieser Stelle sei der Verweis auf das Rationale und Irrationale aus philosophischer Sicht erlaubt. Es gibt also nach analytischer Auffassung *irrationale* Probleme, die nicht Gegenstand der Wissenschaft sein können und daher, wenn überhaupt, außerhalb der Wissenschaft, in der Lebenspraxis selbst, bewältigt werden müssen.

Hier ist eine künstliche Trennung vollzogen worden zwischen Leben und Wissenschaft, bzw. hier findet eine radikale Entkoppelung von Theorie und Erfahrung statt.

Konträr hierzu steht hingegen die Auffassung der nichtanalytischen Wissenschaften, die vertreten, dass es nicht nur objektiv Erforschbares gibt, sondern es gibt auch den Menschen mit bzw. in seinem Leben und Erfahrungswissen.

## 6.3 Wege der Erkenntnis

Die beschriebene Teilung der Wissenschaft ist insofern heute noch von Bedeutung, als diese Wissenschaften ihre eigenen Methoden haben und „...sie sind nicht nur durch ihre Inhalte, sondern auch durch ihre Verfahrensweisen voneinander getrennt und können kaum noch miteinander kommunizieren" (Flick 1991, 13).

Diese Verständigungsschwierigkeiten u.a. zwischen Hebammen und Medizinern in der Praxis, haben ihren Grund in der unterschiedlichen Betrachtungsweise der Frauen (Physiologie / Pathologie). Diese unterschiedliche Betrachtungsweise führt zu einer ungleichen Herangehensweise. Vorherrschend für die medizinische Herangehensweise an den Menschen sind Daten und Fakten (vgl.biomedizinisches Modell). Kennzeichnend für das Hebammenwesen und die Pflege *ist etwas anderes*, was von den Betroffenen einerseits häufig nicht benannt werden kann und weshalb sie sich andererseits aber in der Praxis häufig auf Kollisionskurs mit den Medizinern befinden. Ihre Herangehensweise wird häufig als unwissenschaftlich abgetan und nicht akzeptiert.

Demzufolge lautet die eigentliche Frage für die Pflege- und Hebammenforschung: Hat das diffuse Gefühl des Personals Bestand gegen Laborparameter wie Leukozyten und CRP? Oder anders formuliert: Ist es für die in der Praxis Tätigen (Hebammen, Pflegende) legitim und wissenschaftlich vertretbar, Gefühl, Instinkt und Intuition einzusetzen?

Aus diesem Grund, soll nachfolgend ausführlicher behandelt werden, auf welchen verschiedenen Wegen Erkenntnis gewonnen werden kann und dass diese verschiedenen Wege für sich ihre Berechtigung haben.

### 6.3.1. Positivismus

Die positivistische Forschung (quantitative Forschung) bevorzugt eine deduktive Vorgehensweise. Ihre Anhänger sind nach Auguste Comtes (1798-1857) Buch „Cours de Philosophie positive“ benannt (vgl. Jank/Meyer 1994, 102). Die zu Beginn formulierte Theorie wird mit Hilfe bestimmter Methoden überprüft. Problematisch sind hierbei für jemanden, der einen anderen wissenschaftstheoretischen Ansatz wählt, die Rigidität der Methoden, die Strenge der Prüfungsmechanismen und schließlich die mathematischen Regeln.

Die historische Entwicklung der im 19. Jahrhundert hauptsächlich positivistisch forschenden Naturwissenschaften brachte diesen (u.a. sei hier insbesondere auch noch mal die Medizin genannt) enorme Erfolge. Seither hat das Diktum „Wissenschaft heißt Messen“ seine Ausschließlichkeit verloren (vgl. Atteslander 1995, 18).

### 6.3.2. Induktion und Deduktion

„Induktion und Deduktion sind die beiden seit den Griechen immer wieder diskutierten logischen Verfahrensweisen wissenschaftlichen Denkens“ (Tschamler 1996, 56). Beide Verfahrensweisen sollen zu wissenschaftlichen Erkenntnissen führen und haben ihre Berechtigung. Die Induktion geht den Weg vom Besonderen zum Allgemeinen, derweil die Deduktion den umgekehrten Weg wählt. Hier ist die Beziehung zwischen dem Allgemeinen und dem Besonderen so gekennzeichnet, dass es im Allgemeinen enthalten sein soll. Das deduktive Verfahren hatte mit standardisierten Massenbefragungen und Beobachtungsschemata bis Anfang der 1980er Jahre eine dominierende Stellung inne. Der zentrale Einwand richtete sich gegen die nur sehr ausschnittsweise Erfassung des sozialen Feldes und gegen eine nur unzulängliche und reduzierte Darstellung desselben zu Gunsten einer erfassten Gesetzmäßigkeit. (Vgl. Lamnek 1995, 4-25.)

### 6.3.3. Qualitative Forschung

Einen Sinn erhält der Begriff „qualitativ“ erst in Abgrenzung zu dem anderen vorherrschenden Typus der quantitativen Forschung.

> „Methodologie und Methoden der Sozialwissenschaften orientieren sich in ihrer quantitativ-empirischen Ausrichtung am naturwissenschaftlichen Vorbild. Dort geht es um allgemeine Gesetzmäßigkeiten (nomologische Aussagen), die Erklärungen, Prognosen und technologische Anweisungen ermöglichen. Kennzeichnend für die naturwissenschaftliche Methodologie ist aber: „>*Isolation* (Vorgänge werden aus ihrem Zusammenhang herausgelöst und einzeln bearbeitet; anders herum formuliert, Problemkomplexe werden – analytisch – zergliedert), Mathematisierung (der durch Experiment und Beobachtung gewonnenen Erfahrung) und Reproduzierbarkeit der Ergebnisse durch Wiederholung von Beobachtung und Experiment<“ (Konegen / Sondergeld 1985, S.25). Diese Position kann aber den Sozialwissenschaften nicht gerecht werden: Ihr Analysegegenstand ist der in einem sozialen Kontext lebende und handelnde Mensch, das soziale Individuum, dessen Handeln mit Sinn, mit Bezug auf andere versehen ist; dieses Handeln muss verstanden werden. Somit bedarf auch seine wissenschaftliche Analyse einer anderen Methode“ (Lamnek 1995, 14).

Dies kann ohne Einschränkungen auf die Pflegewissenschaft übertragen werden, da auch in ihrem Kontext der Mensch von Bedeutung ist. Das Modell der hypothetisch-deduktiven Überprüfung erfasst den Menschen niemals in seiner Ganzheit und ist somit zweifellos nur begrenzt angemessen, sonst würden all jene Erfahrungen von Menschen, z.B. sein Glücksempfinden, ausgeblendet, die sich nicht zweifellos in Zahlen und Messwerten ausdrücken lassen.

Die qualitative Forschung versucht Personen zu verstehen, indem sie ihnen zuhört und beschreibend tätig wird. Sie favorisiert die Induktion, indem sie Theorien konstruiert, d.h. die Forscherin prüft keine a priori formulierten Theorien, denn „diese theoretische Strukturierung des Gegenstandsbereichs (...) wäre für die quantitative Sozialforschung Voraussetzung für die Bildung von Hypothesen, die dann im Forschungsprozess geprüft werden sollen“ (Lamnek 1995, 22). Dies ist ein entscheidender Unterschied der beiden Vorgehensweisen: Die Hypothesen im qualitativen Forschungsprozeß entwickeln sich prozesshaft und eine Theorie kann eventuell daraus abgeleitet werden, während die Hypothese im quantitativen Ansatz ex ante existiert. Lamnek spricht von hypothesengenerierendem Verfahren bezogen auf die qualitative Forschung und hypothesenprüfendem Verfahren bezogen auf die quantitativen Forschung (vgl. Lamnek 1995, 22f.). Die quantitative Forschung klammert das Subjekt gemäß der Forderung der Nachweisbarkeit als nicht bedeutsam aus, während die qualitative Forschung versucht, das Subjekt in seinem Kontext zu verstehen. Ein qualitativer Zugang ist für die Pflegeforschung insbesondere notwendig, weil diese Forschung den Weg zu den Subjekten finden muss, das Denken, Fühlen und Handeln des einzelnen Menschen einbeziehen muss. Denken, Fühlen und Handeln erfolgen immer auf der Grundlage subjektiver Bedeutungen (vgl. Symbolischer Interaktionismus), die wiederum immer situationsbezogen und in einen konkreten Kontext gebunden sind. Diese subjektiven Sinnstrukturen können nur durch einen verstehend-interpretativen Zugang erschlossen werden. (Vgl. Flick 1991, 33 f.)

In den 1960er Jahren fand jedoch eine enorme Polarisierung statt, welche von Adorno und Popper ausgegangen ist. „Baier schrieb 1969: „>Der Streit zwischen den soziologischen Positivisten und Dialektikern hat – sichtbar auf dem Frankfurter Soziologentag im April 1968 – schon längst das Stadium eines Streits um die angemessene Methode soziologischer Erkenntnis und soziologischen Handelns verlassen<...“ (Atteslander 1995, 386).

„Weil die herkömmliche empirische Sozialforschung sich nur für die - lediglich objektiv erscheinenden - gesellschaftlichen Tatbestände interessiert und deren Wahrnehmung durch die Gesellschaftsmitglieder als Ausdruck eines wahren Bewusstseins begreift, nimmt sie das *Epiphänomen fälschlich für die Sache selbst* (vgl. Adorno 1957, S.88). Damit dupliziert sie in ihrer Hypothesenbildung das bereits verdinglichte Bewusstsein der Untersuchten und zementiert die ideologische Verblendung des gesellschaftlichen Zusammenhangs. Diese „Verdopplung der Realität“ greift um so mehr, als die Hypothesen bereits vorab formuliert werden und damit die Vorurteile des Forschers in die Konzeption des Gegenstandsbereichs einfließen, bevor dieser sich in seiner Eigenart entfalten kann. Damit wird die wissenschaftliche Vorstellung von der Wirklichkeit den erst noch zu untersuchenden Phänomenen aufoktroyiert...“(Lamnek 1995, 9 -10).

Es würde den Rahmen dieses Buches sprengen, Inhalt und Ausmaß dieser Diskussion wiedergeben zu wollen. Sie war ein erkenntnistheoretischer Streit, ob lebensweltlicher Erfahrungsschatz regelgeleitet und systematisiert erfasst werden kann und darf. (Vgl. Lamnek 1995, 8-9, Atteslander 1995, 390.)

Wie wichtig hingegen solche Fragenkomplexe sind, zeigt die Wissenschaftstheorie. Wenn das Subjekt nicht als komplexes Wesen in seiner Lebenssituation betrachtet und ihm auch keine besondere Bedeutung beigemessen wird, weil die Wahrheit nur objektive Wirklichkeit ist, die mit den Sinnen erfasst, beobachtet und gemessen werden kann, so ist zumindest klar, dass diese Forschung subjektive Aussagen als Erklärungsmodell für Phänomene als unwissenschaftlich ablehnt und warum. Ihre Forschung ist gegenstandsbezogen und nicht subjektbezogen. Ihre Datenerhebung dient hauptsächlich dazu, ihre Hypothesen, bezogen auf ihren Forschungsgegenstand, entweder zu bestätigen oder zu widerlegen (vgl. Morse/Field 1998, 11).

Beispielhaft sei hier Sir Karl-Raimund Popper (1902-1994) als bekanntester Vertreter des Kritischen Rationalismus genannt. Er läßt nur die Falsifikation als wissenschaftliche Methode gelten, um zu anerkannten Ergebnissen zu kommen, und lehnt das induktive Verfahren als unwissenschaftlich ab.[30] Festzuhalten gilt, dass aufgrund dieser unterschiedlichen Ansätze keine Verständigung stattfinden kann. (Vgl. LoBiondo/Harber 1996, 287.)

Bezogen auf unser Untersuchungsvorhaben muss ein quantitativer Ansatz mit seinen Methoden abgelehnt werden, da er die Erfahrungen unserer Interviewpartnerinnen als unwissenschaftlich ausklammert. Wir hingegen möchten den Aussagen in den Interviews Bedeutung beimessen.

Wichtig ist festzuhalten: Beide Methoden haben ihre Legitimität und sollten ergänzend eingesetzt werden, um den künstlichen Streit zwischen Quantifizierung und geisteswissenschaftlicher Spekulation nicht wieder aufkommen zu lassen.

Wir möchten uns jedoch der Kritik von Lamnek anschließen und sie auf die Pflegewissenschaft übertragen. „Die Vernachlässigung qualitativer Aspekte in der quantitativen Sozialforschung läuft parallel mit dem darüber hinaus oft zu beobachtenden *Meßfetischismus*“ (Lamnek 1995, 12). „Die geisteswissenschaftliche Methode des Verstehens ist realitätsgerechter und dem sozialwissenschaftlichen Gegenständen angemessen. (...) Von der naturwissenschaftlichen Methodologie müssen sich die Sozialwissenschaften schon deshalb unterscheiden, weil ihr Gegenstand eben nicht naturwissenschaftliche Objekte, sondern menschliche Subjekte sind“ (Lamnek 1995, 14).

---

[30] vgl. Lutz, Bernd (Hg.): Metzler-Philosophen-Lexikon, Stuttgart, 2. akt. und erw. Aufl. 1995, 697

Nun muss an dieser Stelle aber betont werden, dass die Medizin von jeher zu den Naturwissenschaften gezählt wurde, obwohl auch in ihrem Fokus der Mensch steht. In der Medizin haben wir allerdings das Phänomen, dass sie über viele Jahrzehnte Leib und Seele getrennt betrachtet hat und dies auch heute noch so hält. (Vgl. Siebolds 1998, 225-229.) Der Somatiker konzentriert sich auf das Soma, der Psychologe z.B. auf die Psyche des Menschen. Beides wird auch heute noch getrennt voneinander betrachtet und behandelt. „...Die Beziehungen zw. [zwischen] Leib und Seele spielen in der heutigen Medizin, Psychotherapie und Psychopathologie eine zentrale Rolle unter der Bez. [Bezeichnung] Psychosomatik.“[31] Die in der Praxis Tätigen wissen jedoch, dass ein noch höherer Anteil an Chronizität effektiver zu behandeln wäre, wenn der gesamte Mensch in den Fokus rücken würde.[32]

### 6.3.4. Phänomenologie

Die Phänomenologie stellt eine mögliche und hilfreiche Methode für das Hebammenwesen und die Pflege dar.

Die Übersetzung des Begriffes Phänomen und Phänomenologie erscheint recht einfach: „Phänomen (vom griech. phainomenon, „das Erscheinende“), die Erscheinung, im Unterschied zu dem, wovon die Erscheinung Kunde gibt;

[31] vgl. Schischkoff 1991, 425

[32] Als Beispiel der heute noch nicht gängigen Praxis der „Leib Seele Behandlung“ möchte wir hier chronische Rückenschmerzen anführen. Diese stellen zwar keine lebensgefährliche Bedrohung dar, jedoch haben sie neben großen subjektiven Einschränkungen für die Betroffenen, auch eine gesellschaftliche Relevanz. Dieses Krankheitsbild ist mit enormen Krankheitskosten wegen Arbeitsunfähigkeit und Frührenten verbunden (vgl. Gesundheitsbericht für Deutschland 1998). Das Symptom wird allerdings auch heute noch hauptsächlich mit Schmerzmitteln und entzündungshemmenden Präparaten therapiert, obwohl wissenschaftlich nachgewiesen ist, dass auch und gerade psychogene Faktoren für das Lumbago-Ischialgie-Syndrom verantwortlich sind (vgl. Schulz-Venrath: „Is an early differentiation of psychogenic and somatogenic lumbago-ischalgia-syndrom patients possible?“ in Psychotherapie, Psychosomatik und Medizinische Psychologie 1999). Wie unpopulär diese Art Therapien in Form von eigenem Hinterfragen im Gegensatz zur Tabletteneinnahme ist, kann an dieser Stelle nicht weiter ausgeführt werden. Es könnte aber auch ein Hinweis dafür sein, warum sich diese, für den Patienten aktive Therapie, nicht durchsetzt.

Urphänomen"[33] und mit der Übersetzung des griechischen logos ergibt dies die Lehre von den Erscheinungen. Was ist aber jetzt darunter zu verstehen?

Die Phänomenologie versteht sich als wissenschaftliche Methode als deren Begründer Edmund Husserl (1859 – 1938) zu nennen ist, und zielt auf die Erfassung des Wesens einer Sache ab, bzw. es geht nach Husserl um die Hinwendung zu den Sachen selbst. In der Weiterführung der Phänomenologie durch Martin Heidegger (1889 – 1976), einem Schüler Husserls, wird die Phänomenologie mit der Hermeneutik verbunden. (Vgl. Tschamler 1996, 34, 41-43; Schoppmann/Pohlmann 2000, 361-366.)

Die Phänomenologie ist keine einheitlich klar abgegrenzte Disziplin, aber für Husserl war es die Grundlegung aller anderen Wissenschaften und jeglicher Philosophie. Ihre Aufgabe besteht darin, das Wesen einer Sache zu erkennen. Das ist aber noch nicht das Spezifische. Husserl versucht durch die Methode der Reduktion, den Blick auf das Wesentliche zu schärfen. Es ist das Ziel die Phänomene zu erfassen, wie sie sind, und nicht, wie sie aufgrund von Konflikten und/oder Theorien erscheinen. Die Phänomenologie stellt in das Zentrum ihrer Konzeption das Erlebnis des Menschen. (Vgl. Morse/Field 1998, 24.)

Die Frage nach der Beziehung zwischen der Phänomenologie und der Wissenschaft ist schwierig zu beantworten, da schon der Zugang zur Phänomenologie schwierig ist. (Vgl. Morse/Field 1998, 137-146.) Die Literaturrecherche zum Thema Phänomenologie ist zwar ergiebig, aber nicht eindeutig bezogen auf die Fragestellung, was unter Phänomenologie zu verstehen ist, und ob sie als Wissenschaftstheorie oder als Methode aufgefasst werden muss. Es herrscht keine klare Begriffsverwendung. (Vgl. Schoppmann/Pohlmann 2000, 361 f.)

Betrachtet man die Ebenen von „Theorien" in der Sozialforschung nach Lamnek (Lamnek 1995, 58), so stellt man fest, dass sich nach dem Literaturstudium zu dieser Thematik die Phänomenologie in die verschiedenen Ebenen nicht einfach eingruppieren läßt, da unklar bleibt, ob sie nun der wissenschaftstheoretischen Ebene oder der methodischen Ebene oder aber beiden zuzuordnen ist (vgl. ebd.). Auch in der wissenschaftlichen Literatur zur Pflege werden die Begriffe unterschiedlich verwendet. Die Phänomenologie wird sowohl als Philosophie und Methode als auch als Paradigma oder Einstellung innerhalb eines Fachbuches verwendet. (Vgl. Morse/Field 1998, 23 f.;145.)

[33] vgl. Schischkoff 1991, 554

Nun ist es jedoch sinnvoll, die Ebene der Wissenschaftstheorie abzustecken, da diese festlegt, wie wissenschaftliche Erkenntnis zu erzielen ist. (Vgl. Lamnek 1995, 56.)

Der Begriff der Phänomenologie hat in der Philosophiegeschichte - z.B. mit Hegels „Phänomenologie des Geistes" von 1807 - Tradition. Ansonsten deckt der Begriff ein breites Spektrum auf den unterschiedlichsten Ebenen ab (Wissenschaftstheorie, Methodologie, Methode) bis hin zu den unterschiedlichsten Auffassungen in verschiedenen Fachdisziplinen. (Vgl. Eberle 1984, 1-3.) Im engeren Sinne versteht man unter Phänomenologie aber den Ansatz von Edmund Husserl, dem Begründer der „phänomenologischen Philosophie". (Vgl. Eberle 1984, 2.) Es geht nicht darum, unter dem Begriff Phänomenologie eine chronologische Liste mit Begriffsdefinitionen abzuhandeln, wie sie unterschiedliche Denker verstanden haben, sondern darum den Unterschied zu erfassen, wenn von ihr als wissenschaftlicher Methode die Rede ist. Die Phänomenologie kann als wissenschaftstheoretische Position der qualitativen Pflegeforschung verstanden werden. Ein anderes mögliches Verständnis wäre die Auffassung als Methode. In dieser Arbeit wird die Phänomenologie als Methode verstanden und eingesetzt, um mit Hilfe des phänomenologischen Ansatzes das Erleben der Frauen unter der Geburt und das Erleben der Eltern auf der Kinderintensivstation vorurteilsfrei zu beschreiben und das Wesen und die Bedeutung dieser erlebten Erfahrung zu erfassen. Die Phänomenologie wird im vorliegenden Zusammenhang der qualitativen Forschung zugerechnet und im Verständnis von Edmund Husserl das *subjektive Bewusstsein* in den Mittelpunkt stellen. In diesem Zusammenhang bezieht sich Phänomenologie also nicht auf jene umfassende, monumentale Spannweite sondern ausschließlich auf Husserls Konzeption, und auch diese steht nicht in ihrer gesamten philosophischen Tragweite zur Diskussion sondern lediglich insoweit, als sie für die Pflegewissenschaft von Belang ist.

Ziel dieser Arbeit ist die phänomenologische Analyse der Lebenswelt. Was dies bedeutet, soll nun nachfolgend ausgeführt werden.

Die Pflegewissenschaft muss (in Anlehnung an Max Webers Postulat für die Sozialwissenschaften) als Handlungswissenschaft konzipiert werden. Pflegewissenschaftliche Erklärungen setzen ein Verstehen des subjektiven Handlungssinnes voraus. (Vgl. Eberle 1984, 6.) Das bedeutet, dass die Phänomenologie in das Zentrum *das Erlebnis* stellt. Beim *Beschreiben* kommt es darauf an, dass die Sache selbst in Erscheinung tritt. Die Phänomene werden so betrachtet, wie sie sind. Durch die Methode der Reduktion werden störende Elemente oder solche, die den Blick auf das Wesentliche versperren, beseitigt und der Blick auf das Wesentliche geschärft. (Vgl. Lamnek 1995, 59.) Die Beziehung zwischen dem Erkenntnissubjekt und dem Erkenntnisobjekt kommt deutlich zum Tragen. Dieser Position der Phänomenologie stehen Ansätze gegenüber, die wie die empirisch-analytischen Wissenschaftstheorie, Wissenschaftstheorie auf Wissenschaftslogik oder wie der Kritische Rationalismus, Wissenschaftstheorie auf Wissenschaftsmethodologie reduzieren. (Vgl. Lamnek 1995, 30.)

## 6.4 Verständnis der Phänomenologie

Sinndeutungsprozesse sind dank der Phänomenologie und der Arbeiten von Alfred Schütz (vgl. Schütz 1974) bezogen auf den subjektiven Handlungssinn möglich und als wissenschaftliche Methode des Verstehens anerkannt. (Vgl. Eberle 1984, 7.) In der Soziologie ist das Problem der Trennung der Methoden des Erklärens und Verstehens ebenfalls bekannt. Auch Max Weber versuchte die Trennung der naturwissenschaftlichen Methode des Erklärens und der geisteswissenschaftlichen Methode des Verstehens zu überwinden. (Vgl. Eberle 1984, 9 f.) Obwohl die Phänomenologie für die junge *Lebenswissenschaft* Pflege von besonderer Bedeutung ist und in Deutschland eine Auseinandersetzung mit der Phänomenologie stattgefunden hat, kommen die Anfänge von Professionalisierungsbestrebungen der Pflege und die Pflegetheorien mit ihrem holistischen Anspruch aus den USA. (Vgl. Drerup/Schröck 1997, 18-20.) Dort jedoch war Husserls Werk Anfang der 1960er Jahre nahezu unbekannt. (Vgl. Eberle 1984, 8.)

Im Folgenden sollen aus der Philosophie E. Husserls nur jene Begriffe erläutert werden, die für das Verständnis der phänomenologischen Methode und die Pflegewissenschaft bzw. Pflegeforschung von Bedeutung sind. Lamnek und andere Autoren zählen dazu die Kommunikation, das Verstehen, das Subjekt und die Lebenswelt. Diese Begriffe kennzeichnen die qualitative Sozialforschung. (Vgl. Lamnek 1995, 21.) Auf die Kommunikation gingen wir bereits ein. (Vgl. Kap. 5) Der Begriff *Verstehen* ist als geisteswissenschaftliche Methode des Verstehens gemeint. Hier geht es nicht darum, pflegerische Erklärungen auf bloße funktionale empirische Regelwidrigkeiten zu beschränken sondern darum, etwas im Zusammenhang zu erkennen und auf Sinn hin zu deuten. Menschlichem Handeln, menschlichen Lebensäußerungen liegt Sinn zugrunde. (Vgl. Eberle 1984, 11.)

Nachfolgend werden, zum besseren Verständnis der phänomenologischen Methode, die Konzepte der

- Intentionalität,
- eidetischen Reduktion,
- transzendentalen Reduktion und
- Konstitutionsanalyse

erläutert. „Husserls Ziel, einen absolut sicheren Ausgangspunkt, einen archimedischen Punkt der Erkenntnis zu finden, war nicht neu, sondern prägte den Großteil der Erkenntnisphilosophie des neuzeitlichen Abendlandes" (Eberle 1984, 21).

Die *Intentionalität* des Bewusstseins bezieht sich auf die *Beziehung des Bewusstseins* zu seinem Gegenstand. Bewusstsein ist immer Bewusstsein von etwas und kann nie von seinem intentionalen Gegenstand abgelöst werden. Ganz gleich was ich mit meinen Sinnen erfahre oder auch denke, es ist immer mit diesem *etwas* verbunden. (Vgl. Eberle 1984, 22.)

Die *eidetische Reduktion* stellt die Frage: „Was sind Phänomene?" Als Phänomene gilt alles, was zum Gegenstand eines Bewusstseinsaktes wird und damit ins Bewusstsein eintritt, handle es sich um etwas Erfühltes, etwas Gedachtes, etwas Vorgestelltes, etwas Geträumtes oder etwas Wahrgenommenes. Phänomene sind meist höchst komplexer Natur" (Eberle 1984, 23). Ich kann sie nur wahrnehmen, weil ich, nach E. Husserl, eine *Idee* von ihnen habe und diese Idee ist das "Wesen", das "Eidos".(Vgl. ebd.) Ich muss schon eine Vorstellung haben, um den Gegenstand als solchen bzw. sein Wesen erkennen zu können.

„Phänomene sind stets Bewußtseinsphänomene; ein Gegenstand ist mir .. gar nicht anders zugänglich als über mein subjektives Bewußtsein, und das heißt: so, wie er mir erscheint. Die klassische Trennung von Subjekt und Objekt verschmilzt damit. ... Nach Husserl gibt es also kein Kantsches >Ding an sich<" (ebd.). Die Erfassung von Ideen ist manchmal leicht und manchmal hochkomplex, zum Beispiel der Vergleich der Farbe „rot" mit einem komplexen Vorgang, z.B. dem der Sonnenfinsternis. Bei hochkomplexen Sachverhalten ist die *eidetische Reduktion* ein Verfahren zur systematischen Analyse. E. Husserl hat sich zur Technik des Vorgehens nicht im einzelnen geäußert. Ziel ist es, die wesentlichen Merkmale und Charakteristika eines Gegenstandes, sein Eidos[34] zu beschreiben. Das Eidos eines Phänomens soll also herausgearbeitet werden, wo-

---

[34] Eidos [gr.]das;-: 1) Gestalt, Form, Aussehen. 2) Idee (bei Plato). 3) Gegensatz zur Materie (bei Aristoteles). 4) Art im Gegensatz zur Gattung (Logik). 5) Wesen (bei Husserl)

bei die Erfassung des Eidos stets relativ ist, da die *Wesensschau* an die individuelle Anschauung gebunden bleibt. Dies bedeutet, dass der phänomenologische Wahrheitsbegriff für Erweiterungen offen ist. (Vgl. Eberle 1984, 24-26.)

Von der eidetischen Reduktion unterscheidet Husserl die *transzendentale* Reduktion (oder epoché). In ihr sieht Husserl den wahren „...Ausgangspunkt jeder erkenntnistheoretischen Reflexion“ (Eberle 1984, 27). Die transzendentale Reduktion besteht in einer sogenannten *Einklammerung* sämtlicher Vermutungen, die wir mit einem bestimmten Phänomen in Verbindung bringen. Das bedeutet, dass auf dieser Reduktionsstufe alle verfälschten, konstruierten Einflüsse eingeklammert werden sollen. Selbst die Annahme über die *wirkliche Existenz* jenes Phänomens findet Berücksichtigung, um zu dem reinen bzw. absoluten Phänomen vorzudringen. Durch diese *Einklammerung* treffen wir auf das absolute, reine Phänomen.

Unter phänomenologischer Reduktion versteht Husserl die Verbindung von eidetischer und transzendentaler Reduktion, um zur Sphäre apodiktischer Gewissheit zu gelangen. (Vgl. Eberle 1984, 26-29.)

Da die Phänomenologie hier als Methode Anwendung findet, muss die Schrittigkeit Husserls nicht komplett vollzogen werden. (Vgl. Lamnek 1995, 65.) In der unten dargelegten Beschreibung von der phänomenologischen Analyse nach Mayring hört die Durchführung mit der eidetischen Reduktion auf.

Als letztes wäre noch die Konstitutionsanalyse zu nennen. Sie bezieht die Eigenschaften des Phänomens mit ein, deren Konstanz oder Veränderung unabhängig von unserem Zutun sind. Da die Eigenschaften des Phänomens genauso wie wir im *Fluss* sind, hat das Phänomen a) eine Struktur, die den Gegenstand selbst betreffen (wie ein Vogel, der sich z.B. in der Mauser befindet) und b) eine Variable des Betrachters, aus welcher Richtung er zum Beispiel blickt oder wie viel Aufmerksamkeit er gerade dem Gegenstand schenkt. Konstitutionsanalyse bezieht sich also auf die Konstitution des Gegenstandes und auf den Betrachter.

Nachfolgend ist noch die Methode der Sinndeutung zu erläutern, da die phänomenologische Methode ein wissenschaftliches Verfahren ist. (Vgl. Eberle 1984, 29.)

Sinn meint den vom handelnden Subjekt verstandenen Sinn. Der Begriff des Sinnverstehen geht auf Franz Brentano und Edmund Husserl zurück. (Vgl. Flick 1991, 67.) Die Diskussion, ob eher der A. Weber`sche Ansatz oder Alfred Schütz Ausführungen zutreffen, würde an dieser Stelle zu weit führen. Die Verfasserinnen stimmen jedoch mit Schütz überein, dass der Begriff Sinn mehrere Schichten hat, man zwischen subjektiven und objektiven Sinnzusammenhängen unterscheiden kann, sich Sinn in der Zeitdimension konstituiert und zwischen Selbst- und Fremddeutung zu differenzieren ist. (Vgl. Eberle 1984, 33.) Es würde jedoch den Rahmen dieses Buches sprengen, „...die Konstitution von Sinn im individuellen Bewußtsein genau zu analysieren und anschließend den Prozeß der Deutung fremdseelischer Erlebnisse herauszuschälen“ (Eberle 1984, 33). Festzuhalten gilt aber an dieser Stelle, dass ein Erlebnis erst zu einem sinnhaften wird, wenn es in einem eigenständigen Bewusstseinsakt aus dem *alltäglichen* Bewusstseinsstrom herausgeholt und ihm Sinn zugesprochen wird. (Vgl. Eberle 1984, 37.) In der qualitativen Pflegeforschung handelt es sich also um eine Dechiffrierung von Sinnzusammenhängen, d. h. die Forscherin versucht, die Sinnstrukturen von Einzelfällen, ihren subjektiv gemeinten Handlungssinn zu dechiffrieren und zu beschreiben. (Vgl. Flick 1991, 37 f.)

Wenn Husserl mit seinem Grundsatz Recht hat, dass die menschliche Aktivität immer auf *Etwas* gerichtet ist und wir dieser Aktivität, wie dies auch der Symbolische Interaktionismus[35] tut, einen Sinn (eine Intentionalität) zuschreiben können, sollten Leben und Wissenschaft nicht künstlich getrennt werden, da Wissenschaft durch den Menschen erst existent wird. Die meisten Ansätze von Sinnverstehen sind Mischtypen. Wollte man jedoch eine Einteilung vornehmen, wäre das hier gemeinte Sinnverstehen als intentionale Deskription erster Ordnung zu begreifen, da die Personen selbst zu Wort kommen. (Vgl. Flick 1991, 70.)

Ein in diesem Kontext immer wieder auftauchender Begriff in der Pflegeliteratur ist der der *Lebenswelt.* (Vgl. LoBiondo-Wood/Haber 1996, 287.) Manche Autoren kritisieren die Verwendung von Begriffen in den Einzelwissenschaften, wie Husserls Begriff der Lebenswelt oder Intersubjektivität, „...ohne noch den jeweiligen systematischen Sinn solcher Begriffe in Husserls Gesamtkonzept einer Phänomenologie zu würdigen. Vielmehr wird das jeweils nicht aktuell Verwendbare in der Husserlschen Phänomenologie von solchen Richtungen einfach als historisch überholt abgetan“ (Orth 1976, 10). Es dürfte jedoch deutlich geworden sein, „...daß bei einer solchen Erörterung der Beziehung zwischen Phänomenologie und Wissenschaftlichkeit recht hoch- und weitgespannte Fragestellungen entstehen können, die zwischen den beiden Konzeptionen von Philosophie als wissenschaftlicher Wissenschaftstheorie und über- oder außerwissenschaftlicher Wissenschaftskritik oder Wissenschaftsbesinnung hin und her gehen. Bleibt man bei dieser Art von Fragen stehen, dann droht eine Überforderung“ (Orth 1976, 12).

---

[35] Zwischen dem hier vorgestellten Ansatz und dem symbolischen Interaktionismus besteht eine Verbindung bezüglich Sinnverstehen. Beide zählen zu den qualitativen Ansätzen und haben eine beschreibende und hypothesengenerierende Einstellung. (Vgl. Flick 1991, 72.)

Was hat nun die Lebenswelt mit Fremdverstehen und Intersubjektivität zu tun? Das Fremdverstehen wird „...von den Strukturen der Lebenswelt bestimmt, d. h. von den Gegebenheitsweisen der Intersubjektivität: Je nach räumlicher und zeitlicher Distanz und je nach Typik und Relevanz gestaltet sich die Beziehung zwischen Deutendem und Gedeutetem verschieden“ (Eberle 1984, 51). Lebenswelt ist ein von E. Husserl und Alfred Schütz verwendeter Begriff und kann auch durch *Alltagswelt* ersetzt werden, derweil schon diese beiden Autoren diesen einen Begriff inhaltlich und zielgerichtet unterschiedlich verstehen. (Vgl. Eberle 1984, 51.) Entscheidend für diese Arbeit ist das Einvernehmen, dass in einer Wir-Beziehung (in einem Gespräch oder Interview), in der jeder an der Handlung des anderen teilnimmt, über den objektiven Sinn der Worte (über Mimik, Gestik) der subjektive Sinnzusammenhang (mehr oder weniger) erfasst wird. Fremdverstehen besteht aus einer Interpretation von Zeichen (Worten) und Anzeichen (Mimik). (Vgl. Eberle 1984, 57 f.) Festzuhalten gilt, dass das Fremdverstehen, die Interpretation der Forscherin, differiert zur Erfahrung des Subjektes[36] und seiner Selbstauslegung und dass hier auch nur eine Annäherung erreicht werden kann, die niemals deckungsgleich ist. (Vgl. Eberle 1984, 49 f.)

## 6.5 Phänomenologie und Pflegewissenschaft

Mit der phänomenologischen Methode hat die Pflegewissenschaft jenes Instrument, das Subjekt wissenschaftlich anzuerkennen und verstehend einzubeziehen.

Da die Realität in Husserls Augen keine Selbständigkeit hat, ist es *unrealistisch,* den Menschen als lebendes und forschendes Wesen ausklammern zu wollen. Husserls Philosophie macht bewusst, dass es außer durch Zählen und Messen anderer Zugänge zu menschlichen Äußerungen bedarf, um dem Menschen in seiner Ganzheit gerecht zu werden. Die Gesetzesorientierung der Naturwissenschaft lässt sich nicht auf die Pflegewissenschaft übertragen.

Wer die heutige Realität und die daraus resultierenden Spannungen zwischen Medizin und Pflege betrachtet dem wird deutlich, dass die Ausführungen Helmut Seifferts auch für die Pflegewissenschaft Bedeutung haben:

[36]Begriffe wie Subjekt, subjektbezogen und subjektiv meinen im wissenschaftstheoretischen Kontext den Objektbereich des Konstitutivums Wissenschaft und dürfen hier nicht mit dem Subjekt (Wissenschaftler als Konstitutivum der Wissenschaft) verwechselt werden.

> „Zwei Wissenschaftsbegriffe stehen einander also heute noch unversöhnt gegenüber :
> - der >positivistische<, der nur bestimmte Gegenstände unserer Welt als Gegenstände der Wissenschaft gelten läßt und alle übrigen Gegenstände vor- und außerwissenschaftlichen Auseinandersetzungen anheimgibt;
> - der (im weitesten Sinne) >lebenswissenschaftliche<, der die Äußerungen der menschlichen Subjektivität als grundlegend für jede wissenschaftliche Betätigung ansieht und dadurch das Leben selbst – in doppelter Weise: als Voraussetzung und Gegenstand der Wissenschaft – unter die Kontrolle der wissenschaftlichen Vernunft stellt. Hierin liegt das Recht der zahlreichen ... >lebensphilosophischen< Strömungen in der Geschichte der Wissenschaften und der Philosophie, von denen wir hier nur... die Phänomenologie nennen wollen" (Seiffert 1977, 17).

Dem Philosophischen Wörterbuch ist unter dem Schlagwort „Wissenschaft" zu entnehmen, dass nach Immanuel Kant Wissenschaft der Inbegriff des menschlichen Wissens ist, das nach Prinzipien geordnete Ganze der Erkenntnis.[37] Es verwundert an dieser Stelle, wieso menschliches Erfahrungswissen lange Zeit nicht dem Leben zugerechnet wurde. Die Rede ist nicht von ungeordnetem Erfahrungswissen, sondern von der künstlichen Trennung zwischen systematisch analysiertem Erfahrungswissen und den Naturwissenschaften.

Diese Entwicklung vollzog sich nicht im letzten Jahrhundert. Bereits im ausgehenden Mittelalter bahnte sich die Ersetzung des Begriffs der Wissenschaft durch den der Naturwissenschaft an. Diese „neue Wissenschaft" trat ihren Siegeszug in der Zeit der Renaissance an, „als die Mathematisierbarkeit der experimentell gefundenen Erfahrungen erkannt und die Naturgesetzlichkeit exakt entdeckt und erforscht wurde." [38] Die experimentell-mathematische Wissenschaft veränderte die Weltanschauung des abendländischen Menschen grundlegend und führte zu einer fortschreitenden Gliederung in Spezial-Wissenschaften.

Die zunehmende Spezialisierung ist gerade auch in der Medizin sehr deutlich zu beobachten und zu spüren. Der Mensch wird unterteilt in Sparten und behandelt von bestimmten Disziplinen. Diese Spezialisierung trägt sicher auch zu den Spannungen zwischen Medizin und Pflege bei:

„Allein ein Blick auf die Medizin und die gesundheitliche Versorgung kann das schlagartig verdeutlichen [die Erosionstendenzen der Professionen, Anmerk. d. Verf.]. Identifikations- und Bewältigungssysteme klaffen mittlerweile so weit

---

[37] vgl. Schischkoff 1991, 786

[38] Schischkoff, 1991, 787

auseinander, dass die Medizin dem veränderten Morbiditätsspektrum - der Zunahme chronischer und chronisch degenerativer Erkrankungen und auch dem Anstieg psychischer und psychosomatischer Leiden, Suchtkrankheiten etc. – relativ hilflos gegenübersteht. Trotz beachtlicher Erfolge in manchen Teilbereichen vermag sie ihnen nicht besonders wirksam zu begegnen“ (Schaeffer 1994, 109).

Schaeffer beschreibt die Konsequenz für die Medizin und deren *ausschnitthaftes* Betrachten des Menschen. Michael Ammende stellt den relevanten Unterschied zwischen Medizin und Pflege wie folgt dar:

„Sie [die Pflege, Anmerk. d. Verf.] beschäftigt sich mit dem Menschen als nicht-reduzierbarem Ganzen und daher mit all seinen Erfahrungen und Wahrnehmungen“ (Ammende 1996, 5).

Eine andere Bezeichnung für dieses Problem ist die oben angesprochene Frage nach dem Rationalen (messbarer Körper) und Irratonalem bzw. nach der Ganzheit oder Leib-Seele-Trennung.

Der Widerspruch dieser wissenschaftlichen Herangehensweisen kommt heute in der Pflegeliteratur in Begriffen zum Tragen, die als gegensätzliche Wortpaare benutzt werden, wie: harte vs. weiche Daten, objektive vs. subjektive Wahrheit, normatives vs. interpretatives Paradigma. (Vgl. Morse/Field 1996, 10 f; Holloway/Wheeler 1997, 226f; Mayring 1999, 2.) Das interpretative Paradigma zum Beispiel wurde 1970 von Thomas P. Wilson formuliert, wobei er sich vor allem auf die Theorie des Symbolischen Interaktionismus und die Ethnomethodologie berief. Der Grundgedanke ist, dass Menschen nicht starr reagieren, sondern jede soziale Interaktion selbst als interpretativer Prozeß aufzufassen ist. Wenn aber jedes soziale Handeln Interpretation ist, dann muss auch der Wissenschaftler ein *Interpret* sein. (Vgl. Mayring 1999, 2.)

Der Ansatz des interpretativen Paradigmas beinhaltet vor allem Interpretation und Sinnkonstruktion des Menschen sowie dessen subjektive Realität. Das normative oder positivistische Paradigma bezieht sich demgegenüber hauptsächlich auf Erklären, Vorhersagen und Kontrollieren. (Vgl. Holloway/Wheeler 1997, 16.) „Das interpretative Paradigma kann mit dem Weberschen Ansatz des *Verstehens* verknüpft werden. (...) Weber war sich der beiden im 19. Jahrhundert parallel existierenden Paradigmen sehr wohl bewußt. Das Konzept des *Verstehens*, d.h. etwas in seinem Kontext zu begreifen, weist Elemente der Empathie auf, wenn auch nicht im psychologischen Sinne als intuitives, unterbewußtes Gefühl, sondern als reflexive Rekonstruktion und Interpretation des Verhaltens anderer“ (Holloway/Wheeler, 1997, 17).

Da nicht hohe Fallzahlen notwendig sind, um die Wirklichkeit vorurteilsfrei zu erfassen, kommen gleichzeitig auch kleine Randgruppen zu Wort und gewinnen an Gewicht.

„Es ist diese >transzendentale Voraussetzung<, die die Sozial- und Kulturwissenschaften als >Wirklichkeitswissenschaften< charakterisiert, also als Wissenschaften, die – anders als die auf >nomologisches< Wissen abstellenden Wissenschaften - an die konkrete, lebensweltliche Erfahrung des Menschen zurückgebunden bleiben. Aus diesem Grunde geht es bei der logischen oder >methodologischen< Kritik kultur- und sozialwissenschaftlicher Erkenntnis auch nicht bloß um innerwissenschaftliche, gar forschungstechnische Probleme, sondern um die >Selbstbesinnung verantwortlich handelnder Menschen<“. [39]

Fazit:
Die Phänomenologie begreift den Forschungsprozess als Handeln, indem sie die Subjekt-Objekt-Distanz zu überwinden versucht. Sie kann die *Besonderheit ihres Gegenstandes* nicht nur ganzheitlich erfassen, sondern sieht sie auch als konstitutiv an und wird ihr die Methoden unterordnen. (Vgl. Flick 1991, 12-17.) Dies wird an Begriffen in der Pflegeliteratur deutlich:

- “Deskriptiv“, meint das beschreibende Tätigwerden, im Gegensatz zum Erklären, und geht auf F. Brentano zurück. Er verband die Psychologie mit der Phänomenologie;
- „Lebenswelt“ geht auf E. Husserl zurück;
- „intersubjektiv“ geht auf A. Schütz zurück;
- „explorativ“ soll verdeutlichen, wie gegenstandsbezogen die Methode ist. Der Akzent liegt auf der Erkundung, nicht auf der Deutung. (Vgl. Flick 1991, 17-19.)

Bezogen auf die Phänomenologie findet sich also auch auf dieser Ebene eine bunte Durchmischung von Begriffe.

Die Frage, was Phänomenologie ist, bleibt schwierig zu beantworten. Vielleicht rühren die unterschiedlichen Betrachtungsweisen und Verständnisse der Sachlage aber auch daher, dass es immer noch ein philosophisches Thema ist. „Es ist nicht zu leugnen: in der P. [Philosophie, Anmerk. d. Verf.] gibt es keine Einmütigkeit des endgültig Erkannten. Was aus zwingenden Gründen von jedermann anerkannt wird, das ist damit eine wissenschaftliche Erkenntnis gewor-

---

[39] Metzler 1995, 914

den, ist nicht mehr P., sondern bezieht sich auf ein besonderes Gebiet des Erkennbaren".[40]

## 6.6 Allgemeine Prinzipien der Datenerhebung

Qualitative Ansätze können nur dann eine bedeutende Rolle in der Pflegeforschung spielen, wenn dabei systematisch und regelgeleitet vorgegangen wird, man sich an vorgegebene Methodenkriterien hält und eine exakte Verfahrensbeschreibung liefert. Die anerkannten Gütekriterien der herkömmlichen quantitativen Forschung sind:

Validität, Reliabilität, Objektivität, Repräsentativität und die Generalisierbarkeit.(Vgl. Lamenk 1995, 2.) Diese Gütekriterien werden häufig auch als Maßstab für die qualitative Forschung genommen, derweil sie so nicht übertragbar sind. Um nicht den Anschein intuitiver Mystik zu bekommen, treten die Gütekriterien der qualitativen Forschung in Konkurrenz zu den obengenannten.

Für Lamnek sind die Gütekriterien qualitativer Forschung:

- Offenheit, und zwar als Grundhaltung im gesamten Forschungsprozess gegenüber der Untersuchungsperson, der Untersuchungssituation und den Methoden;
- Kommunikation, da empirische Forschung immer auch Kommunikation mit einem orientierungs-, deutungs- und theoriemächtigen Subjekt ist, müssen die alltäglichen Regeln der Kommunikation im Forschungsprozess Beachtung finden;
- der Prozesscharakter als zentrales Anliegen, um zu verdeutlichen, dass empirische Forschung in ihrem Ablauf veränderbar ist;
- die Explikation, welche erforderlich ist, um Nachvollziehbarkeit zu sichern;
- Flexibilität als Grundvoraussetzung sich gegenüber der Person, dem Forscher, sowie dem Forschungsprozess beweglich zu zeigen;
- Reflexivität, hier wird verstanden im Sinne des hermeneutischen Zirkels: Jede Bedeutung ist kontextgebunden. (Vgl. Lamnek 1995, 21-30.)

[40] Schischkoff 1991, 559

Je nach Autor werden unterschiedliche Begriffe benutzt, diese mit unterschiedlich weiten Inhalten belegt und damit unterschiedlich starke Schwerpunkte gesetzt. Mayring gebraucht andere Begriffe als Lamnek, inhaltlich gehen sie aber auf analoge Prinzipien ein. Exemplarisch sei zur Verdeutlichung Lamneks Prinzip der Offenheit genannt. Er versteht darunter die Grundhaltung der Offenheit bezüglich der Person, der Situation sowie der Methoden. (Vgl. Lamnek 1995, 22-23.) Mayring vertritt in seinen Ausführungen auch den Grundsatz der Offenheit und richtet sich damit gegen eine Hypothesengeleitetheit. Diese Offenheit gewinnt aber erst im Postulat der Deskription für ihn entscheidende Bedeutung.

Die Idee der Gütekriterien hat wissenschaftshistorische Hintergründe und stammt aus der Psychologie. (Vgl. Lamnek 1995, 152.) In der quantitativen Forschung wird der Anspruch der Reliabilität und Validität erhoben. Die Reliabilität (Zuverlässigkeit) ist ein Kriterium dafür, ob eine Methode konsequent in ähnlichen Situationen ähnliche Ergebnisse erzielt oder nicht. Die Validität (Gültigkeit) ist ein Kriterium dafür, ob eine Methode das misst, was sie vorgibt zu messen.[41]

Den Begriff der Reliabilität auf die qualitative Forschung zu übertragen ist nicht sinnvoll, da die Kontextbedingungen schwer kontrollierbar und nicht wiederholbar sind, da die Objektivität ja gerade vom untersuchten Individuum bestimmt wird, welches als theorie-, orientierungs- und deutungsmächtiges Subjekt verstanden werden soll. (Vgl. Lamnek 1995, 23; 173-178.) In der qualitativen Forschung steht die qualitativ orientierte Analyse des Einzelfalls im Vordergrund, nicht die theoretische Vorabstrukturierung des Forschungsgegenstandes. Offenheit bedeutet gerade den Verzicht auf Hypothesenbildung ex ante. Hypothesen- und Theoriebildung sind als Ziel anzusehen. Die Erwartungen und Neigungen der Verfasserinnen sollen den Gegenstand nicht verfälschen. (Vgl. Flick 1991, 150.) Lamnek schlägt vor, anstatt von Reliabilität von Stimmigkeit zu sprechen. (Vgl. Lamnek 1995, 178.) Damit wird die Bedeutung des Subjektes erneut hervorgehoben, welches mit seiner Sicht und Erlebniswelt sowie deren Interpretation im Vordergrund stehen soll, vor jeder Repräsentativität, quantifizierbaren Variablen und Stichprobengrößen. Somit erhebt die qualitative Forschung nicht den Anspruch reliabel zu sein. Einerseits sind ihre Fallzahlen zu klein, andererseits soll ja gerade das Besondere des Einzelfalles bzw. des Phänomens und eine Gemeinsamkeit zwischen vielen solchen Einzelheiten gefun-

[41] Vgl. Duden Fremdwörterbuch, Mannheim, Wien, Zürich. 4., neu bearb. u. erw. Aufl. 1982, 789

den werden. Es ist nur natürlich, dass das Bedürfnis nach einer Wahrscheinlichkeitsaussage bzw. nach Prognostizierbarkeit entsteht, da dies in der quantitativen Forschung so hervorgehoben wird. In der experimentellen Forschung wird die Hypothese an einem Gegenstand überprüft und aufgrund von wissenschaftlichen Gesetzmäßigkeiten sind Vorhersagen möglich. Vorhersagen sind bei einem subjektgebundenen Vorgehen nicht möglich. H. Reichenbach schlägt vor, zwischen statistischer und induktiver Wahrscheinlichkeit zu differenzieren. (Vgl. Tschamler 1996, 57.) Es geht also in der qualitativen Forschung nicht um die Repräsentativität, sondern um das Auffinden des Typischen, das Auffinden des Allgemeinen in eben diesem Besonderen. Generalisierung kann eventuell durch typische Fälle erreicht werden. Allerdings gilt: „Untersuchungsergebnisse humanwissenschaftlicher Forschung besitzen ihre Gültigkeit zunächst immer nur für den Bereich, in dem sie gewonnen wurden.(...) Dabei will sich qualitative Forschung weniger auf vorgegebene Verallgemeinerungsverfahren...verlassen. In jedem einzelnen Fall muss argumentiert werden, warum die Verallgemeinerung zulässig ist" (Mayring 1999, 23).

Dem Anspruch der Validität entspricht die qualitative Forschung jedoch ganz und gar, da ihre Daten näher am sozialen Feld sind, da die Untersuchten immer berücksichtigt werden, die Daten damit realitätsgerechter und angemessener sind und nicht durch ein Forschungsraster prädeterminiert werden, da die Methoden offen und flexibel gehandhabt werden. (Vgl. Lamnek 1995, 158-172.) Auch zum Begriff Validität existieren Nachbesserungsvorschläge. Anstatt die Gültigkeit der Daten hervorzuheben, sei es angebrachter, die Güte der Daten, also deren Fidelität, anzuerkennen. (Vgl. Lamnek 1995, 171.) Gerade bei diesem Forschungsansatz besteht die Möglichkeit der kommunikativen Validierung, d.h. den Beforschten kann eine Rückmeldung der Interpretationen zukommen, so dass sie in die Interpretation der Daten miteinbezogen werden können. Dies bedeutet, dass die Güte der Daten noch steigen könnte. In der Literatur ist jedoch beschrieben, dass häufig das Abstraktionsniveau der gewonnenen Daten, für die Betroffenen nicht mehr nachvollziehbar ist und Abwehrmechanismen der Betroffenen provoziert werden könnten. (Vgl. Flick 1991, 170.)

## 6.7 Qualitatives Denken nach Philipp Mayring

Nach Mayring weist qualitatives Denkens fünf Gemeinsamkeiten auf:
- Subjektbezogenheit
- Deskription
- Interpretation
- alltägliche Umgebung
- die Verallgemeinerung (Vgl. Mayring 1999, 9.)

Das erste Postulat fordert, den Menschen als Subjekt und Individuum in den Mittelpunkt der Untersuchung zu stellen. Er ist als Subjekt nicht nur Ausgangspunkt sondern auch Ziel der Untersuchung. Während bei der quantitativen Forschung die Theorie und die Hypothesen ex ante im Vordergrund stehen (es ist ein hypothesenprüfendes Verfahren und gegenstandsbezogen), werden im qualitativen Ansatz das Denken, Fühlen und Handeln des einzelnen Menschen miteinbezogen und die subjektiven Sinnstrukturen durch einen verstehend-interpretativen Zugang erschlossen. Durch den verstehend-interpretativen Zugang der Forscherin verändert sich der Gegenstand in besonderem Maße (z.B. individuelle Biographie). Hierfür ist ein prozessorientiertes flexibles Vorgehen notwendig. (Vgl. Flick 1991, 33 f.)

Das zweite Postulat, die Deskription, fordert am Anfang jeglicher Analyse eine genaue und umfassende Beschreibung des Gegenstandsbereiches. Die Beschreibung ist deshalb von solcher Bedeutung, um „Zu den Sachen selbst!" gelangen zu können. (Vgl. Mayring 1999, 11.)

Das dritte Postulat, die Interaktion, ist notwendig, weil der Untersuchungsgegenstand nie völlig offen liegt. Ein und dieselbe Handlung kann je nach Betrachterin und Akteurin unterschiedliche Bedeutungen haben. Diese müssen in der Interpretation erschlossen werden. Eine ganz besondere Bedeutung erhält dieses Postulat in Interviews. (Vgl. Mayring 1999, 11.) Durch systematische Interpretation der Quellen ist es bei Interviews möglich, die alltagsweltliche Sinnstruktur aufzudecken.

Das vierte Postulat, die alltägliche Umgebung, bezieht sich darauf, dass die Gegenstände in ihrem natürlichen und alltäglichen Umfeld untersucht werden müssen, um Probleme (wie Befragung von Gebärenden und Eltern direkt im Krankenhaus und Angst vor Repressalien des Personals bei negativer Beurteilung desselben) zu umgehen und mit einem möglichst *natürlichen* und *unverzerrten Subjekt* zu sprechen. Dieses Postulat, das möglichst große Alltagsnähe fordert, soll die Verzerrungen in der Forschung, die jeder Zugang zur Realität mit sich bringt, verringern. (Vgl. Mayring 1999, 12.)

Das fünfte Postulat, die Verallgemeinerung, will noch einmal den Subjektbezug betonen: Die gewonnenen Ergebnisse dürfen nicht pauschal als repräsentativ gesehen und auf die Allgemeinheit übertragen werden, „Da menschliches Handeln in großem Maße situativ gebunden, historisch geprägt, mit subjektiven Bedeutungen behaftet ist..." (Mayring 1999, 12) und sich bei Berücksichtigung dieser Tatsache eine generelle Verallgemeinerung verbietet. „Verallgemeinbarkeit der Forschungsergebnisse muss nach qualitativem Denken immer im spezifischen Fall begründet werden" (Mayring 1999, 13).

Die fünf Postulate werden konkreten Handlungsanweisungen zugrunde gelegt, die auch für dieses Forschungsvorhaben von Bedeutung sind.

Zum Postulat der Orientierung am Subjekt kommen drei qualitative Richtlinien hinzu: Zur Verwirklichung dieses Postulats soll das Subjekt in seiner Ganzheit, in seiner Historizität und mit seinen subjektiven Problemen, und das in seinem Alltag, immer Berücksichtigung finden.

Dem Postulat der Deskription werden drei Prinzipien zugeordnet: Die genaue Beschreibung bezieht sich auf den Einzelfall (Einzelfallbezogenheit), wenn dem Subjekt in größtmöglicher Offenheit begegnet wird und die eingesetzten Methoden einer genauen Methodenkontrolle unterworfen werden.

Die Einzelfallbezogenheit und die Einzelfallanalysen sollen das Subjekt vor Theorien mit Allgemeingültigkeitsanspruch schützen. Durch Offenheit bzw. eine offene Herangehensweise soll der Forscher dem Subjekt gerecht werden und aus den Daten der Empirie heraus Hypothesen bilden, damit nicht statt dessen das Subjekt nur noch dazu dient, vorgefestigte Hypothesen zu überprüfen. Offenheit meint Offenheit gegenüber dem Gegenstand, in den Methoden und im gesamten Forschungsprozess. Der Forschungsprozess kann nicht an einem Standardschema ausgerichtet sondern muss flexibel gestaltet werden. Revisionen, Ergänzungen sind zulässig, wenn der Gegenstand dies erfordert. Aus diesem Grunde bedürfen Entscheidungen im Forschungsprozess einer ständigen Reflexion.

Die Methodenkontrolle dient dazu, den Weg, der zum Ergebnis geführt hat, offenzulegen. Zwei Forderungen sind bedeutsam: „Das Verfahren muß expliziert werden, und es muß sich an begründeten Regeln orientieren" (Mayring 1999, 17). Dieses interpretative Paradigma muss, um sich dem Vorwurf der mangelnden Objektivität stellen zu können, da es offen für Modifikationen ist, alles offen legen.

Das Postulat der Interpretation will dem Anspruch gerecht werden, dass es neutrale Forschung nicht geben kann. Es fordert, dass der Forscher sein Vorverständnis des Forschungsgegenstandes offen legen, explizieren muss. Auch hier zeigt sich ein deutlicher Grundzug der qualitativen im Gegensatz zur quantitativen Vorgehensweise: Die qualitative Vorgehensweise akzeptiert die Tatsache des hermeneutischen Zirkels, dass also jegliche Form von Vorverständnissen einfließt, derweil auch bei den Naturwissenschaften introspektive Daten einfließen, die jedoch nicht expliziert werden. Bevor es zur Offenlegung des Vorverständnisses kommt, ist das „... Zulassen eigener subjektiver Erfahrungen mit dem Forschungsgegenstand ein legitimes Erkenntnismittel"(Mayring 1999, 14). Mayring bezeichnet dies als Introspektion. Forschung ist als Auseinandersetzungsprozess zwischen Forscher und Gegenstand zu verstehen, die Explikation und Kontrolle der Analyseschritte ist sicherzustellen.

Zuletzt lässt sich das Postulat der Verallgemeinerung für die Praxis spezifizieren durch die Forderung nach argumentativer Verallgemeinerung, nach Induktion, Regelbegriff und Quantifizierung. (Vgl. Mayring 1999, 14-26.) Der Aspekt der argumentativen Verallgemeinerung soll verdeutlichen, dass die Ergebnisse nur für den gewonnenen Bereich gelten können und nur begründet übertragbar sind. Die Forderung des induktiven Vorgehens soll nochmals die Bedeutung der Erfahrung hervorheben, da der Erkenntnisweg kein deduktiver und die induktive Vorgehensweise zu kontrollieren ist.

Dass der Mensch nicht nach Gesetzen funktioniert, sondern höchstens Regelmäßigkeiten in ihrem Denken, Fühlen und Handeln zu entdecken sind, soll der Regelbegriff zu erkennen geben.

Mit der Quantifizierung stellt Mayring die Wichtigkeit seiner Analyseschritte dar; auch im qualitativen Verfahren kommt die Quantifizierung zum Tragen.

Zur Intersubjektivität und zur geforderten Exploration sei noch gesagt, dass drei Verfasserinnen eine Erweiterung der Perspektiven auf den Gegenstand begünstigen. Dies entbindet jedoch nicht von der Notwendigkeit, den Forschungsprozess mit seinen Entscheidungen bzw. Alternativen offen zu legen; denn der Forschungsprozess muss intersubjektivierbar und explizierbar sein. (Vgl. Flick 1991, 171.) Diesem Anspruch wollen wir im nächsten Kapitel dieses Buches nachkommen.

# 7. Forschungsprojekt

Die Verfasserinnen dieser Arbeit sind zwei Hebammen und eine Kinderkrankenschwester mit langjähriger Berufserfahrung sowohl in der Praxisanleitung als auch in der theoretischen Ausbildung. Die vorliegende Untersuchung ergab die Möglichkeit interdisziplinär zusammenzuarbeiten. Das Vorverständnis und die Entwicklung der Forschungsfrage ergibt sich aus folgenden Aspekten:

Innerhalb der praktischen Anleitung sowohl als Auszubildende als auch als Praxisanleiterinnen in der Geburtshilfe und in der Kinderintensivpflege haben sie unterschiedliche Erfahrungen gemacht. Diese führten sie zu der Erkenntnis, dass ihre Vorstellungen davon, wie praktische Anleitung in einer für die Gebärenden und die Patienten und ihren Eltern zufriedenstellenden Form gestaltet werden könnte, möglicherweise nicht den Bedürfnissen der Betroffenen entspricht. Die alleinige Entscheidungskompetenz, inwieweit in der aktuellen Situation mit dieser Auszubildenden an diesem Menschen praktische Anleitung stattfinden kann, liegt bei der Anleiterin. In der Situationseinschätzung kann es zu Differenzen zwischen Auszubildender und Anleiterin kommen, die in anschließenden Reflexionsgesprächen geklärt werden können. Im Gegensatz dazu kann das Befinden der Gebärenden oder Eltern nur erfahren werden, wenn man ihrem individuellen Erleben nachgeht.

In dieser Untersuchung werden das Erleben, die Wirklichkeit und die konkreten Erwartungen von Gebärenden und Eltern systematisch untersucht. Als Instrumente dienen dazu das Problemzentrierte Interview (PI) nach Witzel und die Qualitative Inhaltsanalyse nach Mayring. Das PI bietet den Verfasserinnen die Möglichkeit, das Themengebiet einzugrenzen und dem Interview eine gewisse Struktur vorzugeben, da der Problembereich vorab bestimmt und benannt wird. Das bedeutet, dass zwar richtungsweisende Fragen gestellt werden, auf die die Interviewpartner jedoch frei antworten können, da keine Antwortalternativen vorgegeben sind. Damit ist den Eltern die Möglichkeit gegeben, über ihre Erfahrungen, Vorstellungen und Erwartungen frei zu sprechen, auch wenn dies ggf. nicht der Forscherperspektive entspricht. (Vgl. Mayring 1999, 50-54.) Daraus folgt, dass die Interviews auch narrative Anteile enthalten, die den Interviewpartnern die Möglichkeit einräumen, sich über die begrenzte Forschungsfrage hinaus mitzuteilen. (Vgl. Mayring, 54.)

Ziel dieser Arbeit ist eine Analyse und Bewertung der Anleitungssituation aus der Sicht von Gebärenden und Eltern unabhängig von den bisherigen Vermutungen des Personals.

## 7.1 Erhebungsphase

In diesem Kapitel wird dargestellt, wie unter Beachtung ethischer Aspekte, der Zugang zu den Interviewpartnern gestaltet wurde. Dabei musste primär Kontakt zu Krankenhäusern aufgenommen werden, an die eine Hebammenschule bzw. Kinderkrankenpflegeschule angegliedert ist. Nach der Festlegung von Auswahlkriterien wurden die PI's mit den entsprechenden Instrumenten vorbereitet und durchgeführt. Um zu überprüfen, ob das passende Verfahren gewählt wurde und die Instrumente zu einer Beantwortung der Forschungsfrage führen, wurde ein Pretest vorangestellt.

### 7.1.1. Ethische Aspekte

Grundvoraussetzung für die Untersuchung ist die freiwillige Teilnahme an den Interviews. Die Interviewpartner haben jederzeit das Recht, ihre Zustimmung zurückzuziehen. Die Zustimmung setzt die Rechtsfähigkeit, ein ausreichendes Sprachverständnis und ausführliche Informationen voraus. Die Privatsphäre der Interviewten wird u.a. dadurch geachtet, dass die Interviews nach der Entlassung aus dem Krankenhaus erfolgen, die Eltern Tag, Zeit und Umfang der Interviews bestimmen und der Kurzfragebogen nur sehr eingeschränkte Milieudaten enthält. Vor dem Hintergrund des Erlebens einer existentiell bedrohlichen Situation wird den Eltern auch über das eigentliche Forschungsinteresse hinaus Raum gegeben, sich mitzuteilen.

Zur Gewährleistung der Anonymität werden die Krankenhäuser in unseren Ausführungen nicht genannt und Passagen in den Interviews teilweise so verändert, dass eine Identifizierung nicht möglich ist.

### 7.1.2. Auswahlkriterien

Da die Interviews in zwei unterschiedlichen Bereichen stattfinden, unterscheiden sich auch die Auswahlkriterien.

Für die Interviews in der Geburtshilfe gelten folgende Kriterien:

- Spontanpartus, Einling, Schädellage;
- der Dammschutz (DS = Entwicklung des Kindes mit größtmöglicher Schonung des Dammgewebes) ist von einer Schülerin durchgeführt worden;
- Sprachkompetenz;
- Aufenthalt im Kreißsaal mindestens zwei Stunden
- Durchführung der Interviews zwischen dem 5. – 21. Lebenstag des Kindes.

Die Kriterien sollten sicherstellen, dass es sich um komplikationslose Geburten handelte, bei denen Schülerinnen über einen längeren Zeitraum anwesend waren und auch verantwortlich tätig wurden. Des weiteren sollen die Frauen einerseits noch einen zeitlich nahen Bezug zum Erlebten und andererseits ausreichend Zeit haben, sich an eine neue häusliche Situation zu gewöhnen. Die Sprachkompetenz soll die Möglichkeit von Fehlinterpretationen vermindern.

Für die Interviews im Bereich der Kinderintensivpflege gelten folgende Kriterien:

- Sprachkompetenz;
- Das Kind muss auf einer Intensivstation in Anwesenheit der Eltern sowohl von Kinderkrankenschwestern als auch von Schülerinnen versorgt worden sein;
- das Kind muss direkt von der Intensivstation entlassen worden sein;
- die Durchführung der Interviews erfolgt ca. 10 – 21 Tage nach der Entlassung.

Die gewählten Kriterien sollen sicherstellen, dass Anleitung in Anwesenheit der Eltern an dem Kind stattgefunden hat und die Erinnerung an das Erleben von Anleitung in existentiell bedrohlichen Situationen nicht durch die Eindrücke auf peripheren Stationen oder einen zu langen zeitlichen Abstand zwischen der Entlassung aus dem Krankenhaus und dem Interview verfälscht wird.

### 7.1.3. Kontaktaufnahme zu Krankenhäusern und Interviewpartnern

Zu den Krankenhäusern mit den einschlägigen Schulen wurde über die Pflegedienstleitungen /-direktoren oder die ärztlichen Direktoren Kontakt aufgenommen. Dies geschah schriftlich mit einer kurzen Darstellung des Forschungsvorhabens und der Bitte um Erlaubnis zu einer Datenerhebung in der Klinik. Inwieweit die Klinikleitungen mit dem Forschungsvorhaben in einer Ethikkommission vorstellig wurden, ist nicht bekannt. Bei Bedarf erfolgte noch ein persönliches Gespräch zur näheren Darstellung der Untersuchung. Nach erteilter Erlaubnis durch die Klinikleitung wurde Kontakt zu den Leitungen der betreffenden Stationen aufgenommen. Einer ausführlichen Information der Stationsleitungen mit Erläuterung der Auswahlkriterien folgte die Information des Stationspersonals über das Forschungsvorhaben. Die Suche nach Interviewpartnern fand sowohl in der Geburtshilfe als auch in der Kinderintensivpflege mit Hilfe der Stationsleitungen statt. Diese ermittelten, ob eine Kontaktaufnahme möglich ist. Erst dann erfolgte die persönliche Kontaktaufnahme zu den Frauen und Eltern auf der Station. Durch dieses Vorgehen wurde vermieden, dass eine fremde Person in die intime Situation der Mutter-Kind-Einheit einbricht. In Ausnahmefällen, z.B. bei ungeplanter, kurzfristiger Entlassung, erfolgte die Kontaktaufnahme telefonisch. In der Kinderintensivpflege wurde zu den Eltern 1 – 2 Tage vor der Entlassung der Kinder persönlich Kontakt aufgenommen, nachdem die Stationsleitungen ermittelt hatten, ob die potentiellen Interviewpartner den Auswahlkriterien entsprechen.

Die Auswahl der unter die Auswahlkriterien fallenden Gesprächpartner war zufällig, sie erfolgte in einem Zeitraum von zwölf Wochen.

Im Vorgespräch wurden die potentiellen Interviewpartner über das Forschungsvorhaben informiert. Die Verfasserinnen stellten sich als Studentinnen der KFH NW Köln vor, die im Rahmen einer Diplomarbeit besagte Forschungsfrage mittels Interviews untersuchen. Diese Kurzvorstellung der Verfasserinnen sollte darauf hinweisen, dass zwischen ihnen und den Stationen keine berufliche Abhängigkeit besteht. Des weiteren wurde über den Ablauf des eventuell stattfindenden Interviews bzgl. Datenschutz, Zeitdauer, Ort, Tonbandaufzeichnung und Transkription unterrichtet, um den möglichen Gesprächsteilnehmern die Informationen zur Verfügung zu stellen, die sie zu einer Entscheidungsfindung benötigen. Bei Gesprächsbereitschaft wurde ein weiterer telefonischer Kontakt zur evtl. endgültigen Terminabsprache vereinbart. Dieses Vorgehen ermöglichte es den Interviewpartnern, ihre Gesprächsbereitschaft nochmals zu überdenken.

Insgesamt haben sieben von den zweiundzwanzig angefragten Eltern ein Interview abgelehnt, was den Verfasserinnen vor dem Hintergrund einer notwendigen Neuorientierung durch „Familie-Werden" und/oder Krankheit eine sehr geringe Zahl erscheint.

### 7.1.4. Instrumente des PI

Für die Datenerfassung orientierten sich die Verfasserinnen an den vier Instrumenten des PI nach Witzel:

- Kurzfragebogen
- Gesprächsleitfaden
- Tonbandaufzeichnung
- Postskriptum

(Vgl. Weidner 1998, 168.)

Der Kurzfragebogen hat die Funktion, Hintergrunddaten zu erfassen, die zur weiteren Analyse der Interviewdaten hilfreich sind. In der vorliegenden Untersuchung waren das Alter, der berufliche Hintergrund, die familiäre Situation, vorhergehende Schwangerschaften und evtl. Komplikationen, Geburtsverlauf und bisherige Krankenhauserfahrungen von Bedeutung, um zu einem besseren, möglichst umfassenden Verständnis zu gelangen. Der Kurzfragebogen wurde gemeinsam mit den Interviewpartnern während des Besuches ausgefüllt. Der Zeitpunkt wurde individuell, situationsentsprechend vor oder nach der Tonbandaufzeichnung, gewählt. Der Gesprächsleitfaden diente den Verfasserinnen zur Strukturierung ihres Hintergrundwissens im Hinblick auf die Forschungsfrage. Er umfasste folgende Themen, die zur Fragestellung erforderlich waren:

- Informationen über Ausbildung
- Wahrnehmung von Anleitung
- Atmosphäre der Anleitungssituation
- Kommunikation der Beteiligten
- Auswirkungen der Anleitungssituation

Die Aufzeichnung der Interviews mittels Tonbandgerät war zur vollständigen, präzisen Datensicherung erforderlich. Vor der Durchführung der Interviews haben sich die Verfasserinnen ausgiebig mit der Technik und Handhabung der Aufnahmegeräte vertraut gemacht. Trotzdem ließen sich Aufnahmepannen nicht vermeiden. In einem Interview fehlen die letzten ca. 20 Minuten, da die Interviewteilnehmerin versehentlich und unbemerkt das Mikrophon verschob und damit die Aufnahme unterbrach. Bei einem weiteren Interview fehlen ca. zwei Minuten Bandaufzeichnung durch „Bandsalat". In wenigen Fällen sind einzelne Worte nicht verständlich, da die Geräuschkulisse durch teilweise anwesende Kinder die Kapazität der Aufnahmegeräte überforderte.

Das Postskriptum half den Verfasserinnen, Informationen, die vor oder nach den eigentlichen Tonbandaufzeichnungen gegeben wurden, zeitnah zu erfassen. Gleichzeitig diente es der Situationsbeschreibung des Gesamtbesuches, da die Tonbandaufzeichnung allein zur Erfassung der Gesamtsituation nicht ausreichend ist und evtl. wichtige Informationen verloren gehen könnten. Ebenfalls wurden im Postskriptum teilweise vorläufige Thesen festgehalten, die sich den Verfasserinnen aus dem Erleben des Besuches aufdrängten. Das Postskriptum wurde unmittelbar im Anschluss an den Besuch verfaßt.

### 7.1.5. Die Interviewsituation

In einem Zeitraum von zwölf Wochen führten die Verfasserinnen insgesamt 15 Interviews durch, zehn in der Geburtshilfe und fünf in der Kinderintensivpflege. Der genaue Zeitpunkt wird zur Gewährleistung der Anonymität nicht genannt. Das kürzeste Interview dauerte 18 Minuten, das längste 60 Minuten, wobei für die meisten Interviews zwischen 35 und 45 Minuten benötigt wurden. Die eigentliche Besuchszeit dauerte in der Regel 60–120 Minuten. Alle Interviews fanden bei den Familien zu Hause statt. Bei allen Besuchen wurden die Verfasserinnen gastfreundlich empfangen. In den meisten Fällen war eine Gesprächssituation vororganisiert worden (Beschäftigung von Geschwisterkindern, Versorgung des Kindes), die ein weitgehend ungestörtes Interview ermöglichte.

Bei der Kontaktaufnahme wurde darauf geachtet, nochmals alle notwendigen Informationen darzulegen und die Interviewpartner darauf hinzuweisen, dass die Tonbandaufzeichnung jederzeit von ihnen abgebrochen werden kann. Vor Beginn der Tonbandaufzeichnung wurde ein persönlicher Kontakt zu den Interviewpartnern aufgebaut, indem zunächst ihre momentane Situation thematisiert wurde, um eine möglichst ruhige, angenehme und angstfreie Atmosphäre zu schaffen. (Vgl. Weidner 1998, 168 f.) Wenn es an dieser Stelle sinnvoll erschien, wurde gemeinsam der Kurzfragebogen ausgefüllt. Das eigentliche Interview begann nach dem Einschalten des Tonbandgerätes mit den Einstiegsfragen:

a) In der Geburtshilfe: „Sie haben ihr Kind in einem Haus geboren, in dem Hebammenschülerinnen ausgebildet werden. Sie selbst haben auch eine Schülerin erlebt; wie haben Sie die Geburt mit der Schülerin empfunden?“
b) In der Kinderintensivpflege: „Ihr Kind war auf einer Intensivstation, auf der es sowohl von Kinderkrankenschwestern als auch von Schülerinnen, die dort ausgebildet wurden, versorgt wurde. Wie haben Sie das empfunden?“

Gemäß Witzels erzählungs- und verständigungsgenerierenden Kommunikationsstrategien wurde der weitere Gesprächsverlauf unter Berücksichtigung des Gesprächsleitfadens gestaltet. (Vgl. Witzel 1982, 92ff.) Das Interview wurde mit der Frage beendet: „Haben Sie alles Ihnen Wichtige zu Ihrem Erleben in Bezug auf Schülerinnenanleitung an Ihnen bzw. Ihrem Kind gesagt oder möchten Sie uns noch etwas mitteilen?“ Hatten die Eltern das Gefühl, alles ihnen Wichtige mitgeteilt zu haben, wurde die Tonbandaufzeichnung beendet und sich nochmals für die Bereitschaft zum Interview bedankt. Des weiteren wurde um Erlaubnis gefragt, bei eventuellen Unklarheiten nochmals mit ihnen Kontakt aufzunehmen. Alle Interviewpartner gaben hierzu ihr Einverständnis. Vor dem Hintergrund des Erlebens existentiell bedrohlicher Situationen war die Haltung der Verfasserinnen davon geprägt, die Interviewpartner nicht zusätzlich zu belasten. Dazu gehörte auch, ihre Aussagen weder zu werten noch sie in Frage zu stellen. Außerdem wurde dem Bedürfnis der Interviewpartner, sich über die Forschungsfrage hinaus mitzuteilen, Raum gegeben.

### 7.1.6. Transkription

Alle Interviews sind vollständig, wortwörtlich, nicht dialektbereinigt transkribiert worden. Betonungen, Unklarheiten und Besonderheiten sind kenntlich gemacht worden. Pausen oder Stockungen wurden durch Punkte gekennzeichnet, lange Pausen durch den Begriff (Pause). Die Interviewerin ist mit F = Frage gekennzeichnet, die befragten Wöchnerinnen mit B oder S. Bei Elternbefragungen in der Kinderkrankenpflege mit M oder V für Mutter oder Vater. Störungen, Unterbrechungen und Kassettenwechsel wurden als solche benannt.

### 7.1.7. Pretest

Zwei Interviews dienten als Pretest, um einerseits die Instrumente des PI zu überprüfen, andererseits konnten damit auch die Auswahlkriterien überprüft werden. So wurde zum Beispiel deutlich, dass ein früher Interviewzeitpunkt, wie von den Verfasserinnen angedacht zwischen dem 5.-10. Tag nach der Geburt /Entlassung, sich nicht realisieren ließ, da die Interviewpartner deutlich mehr Zeit benötigten, um sich in ihrer neuen häuslichen Situation zurechtzufinden. Daher wurde der Zeitraum auf den 5.–21. Tag nach der Geburt bzw. Entlassung festgelegt. Der Gesprächsleitfaden stellte sich als anwendbar heraus.

## 7.2 Auswertungsphase nach Mayring

Die Auswertung der Interviews durch die drei Verfasserinnen erfolgte in Anlehnung an die Qualitative Inhaltsanalyse nach Mayring. Diese schreibt eine Methodik systematischer Interpretationen vor. Dabei werden Analyseschritte bzw. Analyseregeln im Vorhinein systematisiert, so dass Auswertungen qualitativer Untersuchungen überprüfbar werden. (Vgl. Mayring 200,42 f.) Da für die Verfasserinnen das subjektive Erleben der Frauen bzw. Eltern im Vordergrund steht, ist es das Ziel dieser Arbeit, anhand der Interviews induktiv ein Kategoriensystem zu entwickeln, welches das zentrale Instrument der Analyse ist. Dieser Schritt ermöglicht eine verallgemeinerungsfähige Gemeinsamkeit der Interviews.

Dadurch dass die drei Verfasserinnen gemeinsam die Interviews analysierten, war es möglich, durch argumentatives Überzeugen den Bedeutungsinhalten näherzukommen. Zusätzlich wurden die erarbeiteten Kategorien in Form einer Intercoder-Reliabilität durch Hinzuziehen von unabhängigen, nicht an dem Forschungsprojekt beteiligten, wissenschaftlich arbeitenden Personen auf ihre von uns festgestellte Nachvollziehbarkeit hin überprüft.

### 7.2.1. Sample

Im Rahmen dieser Untersuchung wurden 15 Interviews durchgeführt und vollständig transkribiert. Insgesamt belief sich das so erhobene Datenmaterial auf 265 Seiten.

Zu den Interviewpartnern können folgende Angaben gemacht werden: Die befragten Wöchnerinnen sind zwischen 29 und 36 Jahre alt, im Durchschnitt 32 Jahre. Sie sind von Beruf Köchin, Bauingenieurin, Krankenschwester, Heilpädagogin, Kauffrau, Steuerfachangestellte, Biologin, Hotelfachfrau und Übersetzerin. Alle leben in einer Partnerschaft. Drei bekamen ihr erstes Kind, sechs ihr zweites, eine Frau bekam ihr drittes Kind. Bis auf eine Ausnahme hatten alle Mehrgebärenden bereits bei den vorherigen Geburten Kontakt mit Schülerinnen. Vier der Frauen hatten Komplikationen bei den vorherigen Geburten (Sectio caesarea, Forceps, Vacuumextraktion). Fünf der Frauen hatten bei dieser oder bei vorherigen Geburten eine Periduralanästhesie. Vier Frauen haben auf dem Gebärhocker und drei in der tiefen Hocke geboren. Jeweils eine Frau gebar in Rückenlage, in Seitenlage und stehend.

Das Alter der befragten Eltern in der Kinderintensivpflege liegt zwischen 28 und 35 Jahre. Alle Eltern leben in einer Partnerschaft. Bei zwei Geburten handelte es sich um Zwillingsgeburten. Drei der Frauen hatten schon vorherige Schwangerschaften, wobei eine Frau vier frühe Aborte hatte. Drei Eltern hatten schon Kinder im Alter zwischen fünf und neun Jahren, wobei die Eltern des neunjährigen Kindes aufgrund verschiedener Erkrankungen ihres Kindes schon einige Erfahrung mit Krankenhausaufenthalten hatten. Eine Mutter hatte Krankenhauserfahrung aufgrund einer eigenen Erkrankung als Dreizehnjährige. Die Dauer der Krankenhausaufenthalte der Kinder auf einer Intensivstation schwankte zwischen zwei und zwölf Wochen. Von den insgesamt sieben an der Untersuchung beteiligten Kindern sind sechs Kinder Frühgeborene zwischen der 27. und 34. Schwangerschaftswoche, bei einem Kind handelte es sich um ein reifes Neugeborenes. Zu den Erkrankungen, zusätzlich zur Frühgeburtlichkeit, gehörten: Respiratorische Anpassungsstörungen, Atemnotsyndrome, Pneumothorax, Sepsis, Ventrikelseptumdefekte (VSD), Persistierender Ductus Arteriosus Botalli (PDA), Morbus Hirschsprung, präpartale Asphyxie.

### 7.2.2. Ausgangsmaterial, Entstehungssituation, Analyseeinheiten

Vor dem Hintergrund einer viermonatigen Bearbeitungszeit im Rahmen einer Diplomarbeit war eine kriterienorientierte frühe Filterung unumgänglich. Daher wurden innerhalb der Interviews nur die Teile einer Analyse zugeführt, die im Kontext zur Ausbildung standen. Des Weiteren gehören zu dem ausgewerteten Material der Kurzfragebogen und das Postskriptum.

Die im Rahmen dieser Arbeit nicht ausgewerteten Interviewteile könnten im Rahmen anderer Fragestellungen später genutzt werden.

Die Verfasserinnen hatten bereits vor Beginn ihres Studiums Erfahrung in der praktischen Anleitung mit pädagogischem Hintergrundwissen. Im Verlauf des Studiums stellte sich zwischen den verschiedenen Berufsgruppen das Interesse für die Forschungsfrage dieser Arbeit heraus. Sie hatten den Wunsch, Grundlagen zu schaffen, nach denen praktische Anleitung für die Gebärenden und die Eltern bedürfnisorientierter durch die Schülerinnen und die Anleiterinnen gestaltet werden kann. Dazu war es notwendig, Gebärende und Eltern aus heutiger Sicht rückblickend über ihr Erleben von Ausbildung berichten zu lassen und dieses Material nach bestimmten Bedeutungsinhalten zu untersuchen. Als Analyseeinheit wurden Sinneinheiten festgelegt, die einen thematischen Zusammenhang darstellen.

### 7.2.3. Paraphrasierung, Generalisierung, Kategorienbildung

Zu Beginn der Analyse wurde eine Zusammenfassung erstellt. Dabei wurden die Sinneinheiten paraphrasiert und in einem nächsten Schritt generalisiert. Durch die dadurch entstandene Abstraktion wurde das Grundmaterial immer noch abgebildet. Sinnidentische Generalisierungen wurden durch Streichungen so reduziert und gebündelt, dass die wesentlichen Inhalte erhalten blieben. Unklare Textstellen wurden im Sinne einer Explikation aufgeschlüsselt und durch die Zuführung von zusätzlichem Material aus dem Kontext interpretiert. (Vgl. Mayring 2000, 77.) Das Material wurde insoweit strukturiert, dass im nächsten Schritt eine Kategorienbildung erfolgen konnte. Nach der Erstellung des Kategoriensystems erfolgte eine Rücküberprüfung am Material. Die so überprüften Kategorien wurden nun im Sinne einer Ergebnissicherung interpretiert. (Vgl.

Mayring 2000, 54.) Die Paraphrasierung, die Generalisierung und die Reduktion mit Kategorienbildung wurden mit der Interviewnummer, der Seitenzahl und der Zeilennummer versehen (siehe Abb. 4)

| Interview | Seite Zeile | Paraphrase | Generalisierung | Kategorie |
|---|---|---|---|---|
| | | | | |

Abb. 4: Auswertungsschema

## 7.3 Ergebnisse

Um die zum Teil stark divergierenden, persönlichen Aussagen zu ordnen entstanden acht Kategorien. Zum Zweck der Übersichtlichkeit werden sie in Abb. 5 tabellarisch dargestellt. Im Anschluss daran sollen die einzelnen Kategorien im Detail erläutert und anhand von Textstellen aus den Interviews belegt werden. In dem Wissen, dass eine wortwörtliche Transkription der Interviewantworten den Lesefluss hemmt, haben die Verfasserinnen trotzdem diese Form gewählt, um die teilweise große emotionale Belastung der Eltern und die Atmosphäre in den Interviews widerspiegeln zu können.

| | |
|---|---|
| **Erwartungen** | - Ausbildung<br>- Betreuung<br>- Personal |
| **Wahrnehmungen** | - Erinnerung an Wahrnehmungseinschränkung<br>- Wahrnehmung entgegen den Auswahl-kriterien<br>- Wahrnehmung des Personals<br>- Wahrnehmung positiver Ausbildungsanteile |
| **Belastungen** | - Angst belastet<br>- Schmerzen belasten<br>- Ausbildung belastet |
| **Beziehungen** | - Beziehung der Frau/Eltern zur Schülerin<br>- Beziehung der Frau/Eltern zu Hebamme/Kinderkrankenschwester<br>- Beziehung zwischen Hebamme/Kinderkrankenschwester und Schülerin<br>- Paarbeziehung |
| **Information und Kommunikation** | - Vorabinformationen über Schülerinnen<br>- Informationsaustausch zwischen Schülerin und Anleiterin<br>- Einbezogen werden<br>- Partnerkommunikation |
| **Verantwortung** | - Verantwortung der Schwangeren<br>- Verantwortung der Gebärenden<br>- Verantwortung als Mutter<br>- Verantwortung des Personals |
| **Sicherheit** | - Generelle Anforderungen<br>- Anforderungen an Schülerinnen<br>- Spezielle Anforderungen an Hebamme |
| **Rollen-Zuschreibung** | - für die Schülerin<br>- für die Hebamme/Kinderkrankenschwester<br>- für Hebamme/Kinderkrankenschwester und Schülerin |

Abb. 5: Kategorienübersicht

### 7.3.1. Erwartungen

Die Befragten schilderten grundsätzliche Vorstellungen und damit Erwartungen im Zusammenhang mit Ausbildung. Somit stellten sich in der Kategorie Erwartungen drei Unterkategorien dar:

- **Ausbildung**

Ein großer Teil der Interviewten hält trotz dadurch entstehender Belastungen praktische Anleitung für grundsätzlich notwendig

> S: „...Möglichkeit geben, dass er lernen muss, und, ehm, deswegen hab ich auch bei anderen Dingen nie abgelehnt, was, mh, dass meine Brust abgetastet wurde, dass meine Gebärmutter, dass, auch bei der Geburt gewisse Sachen gemacht wurden, weil ich immer gedacht hab´, das kann nur von Vorteil sein, auch für die nächsten Frauen die kommen, mh, die Leute bekommen hier halt ´ne gute Ausbildung, und so was sollte man unterstützen.“ (S3, 1036 ff.)[42]

> B:“… also sie muss ja auch lernen, und wenn sie es nicht am lebenden Objekt lernt, wo soll sie es dann lernen?“ (B5, 286)

Für sie ist wichtig, dass Vorabinformationen bzgl. der praktischen Anleitung selbstverständlich sein sollten, auch wenn die Informationen z.B. über Doppel VU (aufeinander folgende vaginale Untersuchung durch Hebamme und Schülerin) abschreckend wirken könnte. Demgegenüber stellt die Angliederung eines Schulbetriebes für einige Interviewpartner Fortschrittlichkeit dar, aber auch eine Kompensation des Personalmangels.

> B: „Wäre wahrscheinlich auch sinnig, das schon im Vorfeld, also da schon auch da zu machen. Dass man da die Leute auch informiert. Also da kann ich mich jetzt nicht dran erinnern, dass das gemacht wurde.“ (B2, 312 f.)

---

[42] Die erste Bezeichnung ist für das Interview, die folgende die Zeilennummer

F: „War das für Sie ein wesentlicher Aspekt, dass da auch eine Schule ist, oder war das egal?"
B:[43] „Nee, das war für mich ein wesentlicher Aspekt. Auf jeden Fall." (...) „Weil ich einfach, also, weil ich so der Meinung war, oder denke, dass in den Schulen, so in den Krankenhäusern wo Hebammenschulen angegliedert sind, dass da sich einfach viel tut, ne? Dass das recht fortschrittlich ist. (B3, 90 ff.)

F: "Wie hätte das auf Sie wirken können, wenn das auf dem Infoabend so gesagt worden wäre?"
B: „Hätte natürlich abschreckend wirken können, ne? Kann, kann negativ sein und für viele, ähm, ja viele davon, vielleicht abhal.. (...) viele vielleicht davon abhalten, dass sie da dann tatsächlich entbinden." (B5, 545 ff.)

S: „Zumindest ist die Personalknappheit nicht so gegeben wie in anderen Entbindungsstationen." (S2, 61 f.)

Teilweise erfüllten sich für manche Frauen ihre Erwartungen nicht, was diese jedoch entschuldigten. Gleichzeitig gaben sie Anregungen zur Integration von Ausbildungsinhalten in die praktische Ausbildung.

B: „Ähm, zu ihrer Entlastung, so zur Entlastung der Hebammenschülerin muss ich sagen, das Kind war jetzt viel größer, als wir gedacht haben, wir hatten das die ganze Zeit auf ´nen Winzling geschätzt." (B3, 935 ff.)

F: "Sollte man die Schüler nicht an den Damm lassen?"
B: „Sollte man schon, irgendwann natürlich. Sollte man. Die Frage ist wann? (..) An und für sich fand ich sie ja sehr kompetent. Aber trotzdem..." (B3, 1155 ff.)

Eine Kontrolle der Schülerinnen wurde vorausgesetzt, derweilen eine Zurechtweisung derselben vor den Eltern nicht angemessen erscheint.

[43] Kommen in einer Interviewpassage nicht nur die Interviewteilnehmer zu Wort, wird der Frager mit F und die Interviewpartner mit B,S oder M bzw. V bezeichnet.

M: „Also ich bin davon ausgegangen, dass die Schülerinnen schon angeleitet werden, .. und äh, da nich, ähm, ohne irgendwelche Anleitung halt an die Kinder gelassen werden und das war ja auch der Fall.“ (C1, 281 ff.)

S: „Wie gesagt, ich könnt mir vorstellen, oder ich weiß ja nicht ob die draußen, das Ganze noch mal besprochen haben, das kann gut sein und das muss auch nicht, find ich, vor den, vor den Eltern sein und, eh, es war einfach die Untersuchung, die Anleitung.“ (S1, 1039 ff.)

Teilweise fühlten sich Eltern an ihre eigene Ausbildung erinnert.

M: „...die hat das wirklich haarklein erklärt und, äh, das fand ich richtig gut, weil ich das selber halt in meiner Ausbildung auch so erlebt habe, dass ich `ne ältere Kollegin hatte, die mir das gut erklärt hat.“ (C1, 100 ff.)

- **Betreuung**

Für die Befragten war eine kontinuierliche Betreuung durch fürsorgliches Personal wichtig.

F: „Haben Sie sich Gedanken drüber gemacht, wie das ist, wenn Schüler oder Schwestern ihr Kind versorgen, wenn Sie nicht da sind?“
M: „Da hätte ich keine, keine Bedenken gehabt. Es wäre mir viel lieber gewesen. (...) Es wäre mir viel lieber gewesen, als halt diese Schwestern, die da so lieblos mit den Kindern umgegangen sind.“ (C1, 175 ff.)

B: „Und die Schülerin war so, hatte ich so das Gefühl, die war so durchgehend dabei. Ne? Bei der Geburt. Das fand ich schon mal sehr schön.“ (B4, 145 ff.)

In der Geburtshilfe war es für manche Frauen nach ihrer Erfahrung mit Schülerinnen nicht mehr vorstellbar, ohne Schülerinnen zu entbinden, da diese das Alleinsein unter der Geburt verhinderten. Für manche Frauen ist die Anwesenheit von Schülerinnen normal. Sie erwarten, dass ohne diese die Betreuung durch die Hebamme erfolgt. Einige Frauen erwarten jedoch, dass der Dammschutz durch die Hebamme durchgeführt wird und Verletzungen vermeidbar sind.

F: „Wäre das ein Grund, wenn man noch mal ein Kind bekommt, in ein Krankenhaus zu gehen, wo Schüler sind?“
S: “Ja. Weil ich mir das anders gar nicht vorstellen möchte.” (S4, 625 ff.)

S: „... dann finde ich diese Methode ziemlich gut. Weil man einfach jemanden hat, der da ist.“ (S4, 80 f.)

F: „Wie hat das auf sie gewirkt, dass die Schülerin da so mitgemischt hat?“
B: „Also zumal, ich muss sagen, ich war es ja von der ersten Geburt gewöhnt“ (B5, 165 ff.)

S: „...also wenn ich es jetzt ab.. ‚hätte abgelehnt (...) hätte man unter Umständen wahrscheinlich gesagt, gut, dann bekommen sie halt ´ne ausgebildete Hebamme, dann, mh, werden wir sie anders einsetzen, oder so.“ (S3, 965 ff.)

B: „So. Aber darauf hat mich auch keiner drauf vorbereitet.“
F: „Worauf?“
B: „Dass die (Hebamme) keinen Dammschutz macht.“ (B3, 1006 ff.)

B: „Dann wär´ sie doch noch da. Weil ich denke, dass der Dammschutz wirklich `ne ganz wichtige Sache ist. So zum Schluss, ne?“ (B3, 1016 ff.)

B: „..weil ich einen DR II hatte und schön nach oben gerissen bin, und war etwas schockiert darüber. Und, ähm, oder was heißt etwas schockiert, aber ich hatte eigentlich gedacht, mit `ner Hebamme, die non stop dabei ist, könnte einem so ein Dammriss oder überhaupt `ne Naht, oder `ne Epi ...erspart bleiben.“ (B3, 916 ff.)

In der besonderen Situation im Kreißsaal erwarten manche Frauen Rücksichtnahme auf sich und die Schülerin.

> S: „Also wenn man, man kommt ja selber in ´ner aufgeregten Situation da rein und dann ist da noch jemand, und sagt: ich bin, ich heiße so und so, ich bin Schülerin und, ne? Und dann weiß man, und dann hab ich eher noch das Gefühl, ich müsste ich ein bisschen Rücksicht auf die nehmen, ne?“ (S5, 66 ff.)

- **Personal**

Die Erfahrung der Hebammen bzw. Kinderkrankenschwestern ist für die Frauen und Eltern ein wichtiges Kriterium. Es ist notwendig Erfahrungen zu machen, die über Lehrbuchwissen hinaus gehen. Das Alter scheint ein Unterscheidungsmerkmal zwischen Schwestern und Schülerinnen zu sein.

> B: „Und ich glaube die Erfahrung einer Hebamme, die schon viele Geburten gemacht hat, und viele Dammschutz gemacht hat (...) ist ´ne andere, auch in der Hand, wenn sie den Damm spürt, als der von `ner Schülerin. (...) Das ist einfach so. Das denk ich.“
> F: „Logisch die hat mehr Erfahrung.“
> B: „Und deswegen denk ich, davon kann man schon als Entbindende profitieren“ (B3: 141 ff.)

> F: „Sie haben das Gefühl, dass der Ausbildungsstand unterschiedlich war. (..) Woran haben Sie das festgemacht?“
> S: „Hppph, die Mittlere war vielleicht einfach etwas zu, kam mir so vor, als wenn sie vielleicht mehr nach dem Lehrbuch so vorgeht, noch. Vielleicht noch nicht so viele persönliche Erfahrungen gemacht hatte.“ (S4, 142 ff.)

> M: „...dann hätt` ich auch gesagt, ja dass, äh, mein ich, vom Alter her sieht man´s ja meistens, ne (..) dass die dann noch ziemlich jung sind (..) und man das auch schon erkennt. Aber sonst – hätt´ ich da über am so gar keinen Unterschied erkannt.“ (C4, 343 ff.)

Von einigen Schülerinnen hatten die Entbindenden die Vorstellung, dass sie für den Beruf geeignet seien.

> B: „...ich hab hinterher noch gedacht, äh, ja, die die, das ist gut, dass die Hebamme lernt. So. (...) Und ich hätte auch nicht gedacht, hatte ich ja schon mal gesagt, dass die erst anderthalb Jahre gelernt hat. Die machte so richtig, ähm, (...) die hat also ihren Beruf praktisch gut gewählt, dachte ich." (B5: 385 f.)

## 7.3.2. Wahrnehmungen

Die Wahrnehmungen scheinen durch das Erleben existentiell bedrohlicher Situationen beeinflusst zu sein. Als Unterkategorien stellen sich vier Aspekte heraus:

- **Erinnerung an Wahrnehmungseinschränkung**

Im Bereich der Geburtshilfe wurden die Einschränkungen der Wahrnehmungen besonders sichtbar. Die Erinnerung an die Beteiligung von Schülerinnen war deutlich eingeschränkt, bei kürzerer Geburtsdauer wurden Schülerinnen deutlicher wahrgenommen.

> B: „Die hatte wirklich ein richtiges Gespür dafür. Ich hab ja auch andere Schülerinnen noch erlebt. Ich hab insgesamt, ich kann von den ersten überhaupt gar nichts sagen, leider gar nichts. Ich, da hab ich überhaupt gar keine Erinnerung mehr dran." (B4, 178 ff.)

> S: „Und ich weiß nicht, wie viel Stunden war die eigentlich dabei? Ich hab das nicht mehr so in Erinnerung!" (S3, 46ff)

> S: „Beim zweiten Mal ging´s eben viel schneller, und da war sie mir wesentlich präsenter." (S1, 224 ff.)

Unter schmerzhafter Wehenbelastung werden Anleitungssituationen nur eingeschränkt wahrgenommen

> S: „Ich meine es wären auch so´n paar Sachen gezeigt worden. Natürlich, wenn ich jetzt unter Schmerzen war, dann hab ich das alles nicht so ganz wahr genommen." (S3, 502 ff.)

S: „Also ich weiß nicht, ob ich´s nicht wahrgenommen habe oder ob da keine Anleitung..“ (S2, 211 f.)

F: „..wie war das denn dann mit der Schülerin?“
B: „Habe ich gar nicht mehr (lacht) hinterher so mit bekommen. Weil die Presswehen so stark waren. Da war eine Ärztin dann dabei, halt die Schülerin und die Hebamme. Und ich lag auf dem Bett und ich bekam das gar nicht so mit, was da jetzt so passiert war. Auf einmal war das Kind da. Das ging eigentlich relativ schnell. (B1, 157 ff.)

S: „Ist wahnsinnig ätzend, wenn man heftige Wehen hat (lachend), dann kriegt man das nur so am Rande mit.“ (S2, 149 f.)

B: „Also, könnte durchaus sein, dass ich da selbst mit mir so beschäftigt war, und..(...) mit meinem Atmen, so dass ich da überhaupt nicht so Sachen mit bekommen habe.“ (B2, 387 ff.)

- **Wahrnehmung entgegen den Auswahlkriterien**

Zu den grundlegenden Auswahlkriterien in der Geburtshilfe gehörte, dass der Dammschutz unter Anleitung der Hebamme von der Hebammenschülerin durchgeführt wurde, in der Kinderintensivpflege musste in Anwesenheit der Eltern die Anleitung einer Schülerin am Kind stattgefunden haben. Entgegen diesen Kriterien berichteten mehrere Frauen und Eltern, dass sie keine Anleitung und Korrekturen erlebt haben, sondern die Schülerinnen alleine und selbständig arbeiteten.

F: „Ist sie in der Situation, wo sie das Kind versorgt und die U1 gemacht hat, noch mal angeleitet oder kontrolliert worden?“
B: „Ja, ja. Als sie .. wurde dann sozusagen, sie hat die ganze Untersuchung allein gemacht..“(B4, 733 ff.)

F: „Haben Sie das irgendwann mal erlebt, dass die Hebamme die Schülerin korrigiert hat? Dass irgendwas nicht so war, wie sie sich das dachte?“
B: „Nein. Bei der jetzigen Geburt nicht, davor – wüßte ich eigentlich auch nicht.“ (B1, 564 ff.)

V: „Ich hab´ aber auch nicht einmal erlebt, ich mein´ das ist `n bisschen kurios, dass da `ne Schwester dabei war und `ner Schülerin gezeigt hat >so, jetzt machen Sie das und das und so füttert man `n Kind< - war überhaupt nicht dabei.“ (C2, 314 ff.)

B: „Wie groß sie war und hat das auch alles gemacht.“
F: „War die Hebamme dabei?“
B: „Nee, die war nicht dabei.“ (B5, 233 ff.)

B: „Es, also ich, ich ging in die Hocke, und dann, dann ist der da alleine raus geplumpst. Also..“
F: „Die anderen haben alle daneben gestanden.”
B: “Genau. Genau.” (B4, 524 ff.)

F: „Haben Sie Anleitungssituationen von Schülern mitbekommen, die an Ihrem Kind direkt stattfanden?“
M: „Nein.. wenn ich da war, (...) hatte ich ihn selbst auf´m Arm und selber verpflegt und versorgt und, äh, nee, hab´ ich nicht mitbekommen.“ (C1, 168 ff.)

S: „Aber im Zimmer selbst haben die sich eigentlich nicht so großartig unterhalten. Vielleicht mal kurz über den Stand der Dinge, aber Anleitung war da eigentlich keine.“ (S4, 217 ff.)

### ◆ **Wahrnehmung des Personals**

Trotz der eingeschränkten Wahrnehmung wurden bestimmte Handlungen des Personals erfasst. So wurde Anleitung von Schülerinnen erlebt bzw. als solche wahrgenommen, wenn es sich nicht um akut existentiell bedrohliche Situationen handelte.

F: „Wie haben Sie Situationen erlebt, in denen Anleitung geschah, also wo eine Schülerin ausgebildet wurde, wo eine Schwester daneben war und etwas gezeigt hat. Haben Sie das erlebt, und wie war das für Sie?“
M: „Das hab´ ich nur in Hinsicht der Stillberatung erlebt, ähm, nicht direkt so im, im Intensivbereich, also.“ (C3, 232 ff.)

F: „Haben Sie irgendwie zwischendurch mal wahrgenommen, dass die Hebamme die Schülerin ausgebildet hat?"
B: „So während der Geburt? – schwierig zu sagen. Also nachher, bei der Untersuchung und so. Da auf jeden Fall." (B2, 99 ff.)

Obwohl ein großer Teil der Frauen die Durchführung des Dammschutzes durch die Schülerin nicht wahr genommen hat, haben sie aber die räumliche Position und zeitweise die Kommunikation der Schülerin und des übrigen Personals wahr genommen.

S: „Und die hat glaub ich auch die Anleitung mir gegenüber gegeben. Jetzt mal mehr pressen, jetzt mal weniger. Ist die Wehe noch da, oder ist sie nicht." (S5, 284 ff.)

S: „...ich hab gesessen auf dem Hocker, links und rechts die Hebamme und die Hebammenschülerin gesessen, und davor die Ärztin." (S1, 624 ff.)

B: „Weil da war ja noch die Kommunikation zwischen der Ärztin (...) und der Hebammenschülerin und auch der I., die mich also, die die leitende Hebamme war, dieser Geburt, sag ich mal. Ähm, die war ja schon da, ob ´ne Epi gemacht wird oder nicht." (B3, 84 ff.)

B: „Die Schülerin war bei, ja. Die Schülerin saß rechts von mir und die andere links von mir." (B5, 111 f.)

- **Wahrnehmung positiver Ausbildungsanteile**

Insgesamt wurde Ausbildung positiv wahr genommen. So erlebten einige Interviewpartner praktische Anleitung positiv, weil sie informativ und für sie von Interesse war.

F: „Sie glauben bei der Untersuchung auf jeden Fall, was haben Sie denn da mitbekommen?"
B: „Also, nachher sollte das Kind untersucht wurde, ne? Dann habe ich schon, also dann hat sie eigentlich so diese Schülerin

machen lassen, die hat dann untersucht und dann hat sie immer noch mal so gefragt, was, was, was ist jetzt am Kopf und was, auf was haben wir jetzt zu achten und und so, hat sie einfach noch mal so mit ihr so durchgesprochen, fand ich für mich dann interessant." (B2, 109 ff.)

Teilweise wurde die praktische Ausbildung als hilfreich, unterstützend und ablenkend erlebt.

B: „..und wenn die (Hebamme und Schülerin) dann kamen, hatte ich dann wieder was Neues, das war angenehm." (B4: 272 f.)

S: „..die hat erklärt, die hat erzählt und, hpf, von allen Möglichen und dadurch irgendwie auch so ´ne gute Ruhe ausgestrahlt."(S4, 58 ff.)

S: „Das ja beim Zweiten war das also sehr angenehm. Also so beim Ersten weiß ich das nicht mehr so genau. Aber beim Zweiten war das so, dass sie mir Tips gegeben hat."
F: „Ja."
S: „Die auch wirklich hilfreich waren" (S1, 182 f.)

Wenn Schülerinnen nur beobachtend tätig wurden, wurde dies als nicht bedrohlich erlebt.

B: „Sie hat ja einfach nur das Kind, äh, begutachtet, sozusagen, näh? Deswegen denk ich, konnte sie auch nicht ganz so viel kaputt machen oder verkehrt machen." (B2, 148 ff.)

### 7.3.3. Belastungen

Situationen existentieller Bedrohung sind im Bereich der Geburtshilfe und Kinderintensivpflege geprägt von Angst und Schmerz. (Vgl. Kap. 3.2.2-3.4.)
In diesen Ausnahmesituationen kann Ausbildung zusätzlich belastend sein. So spiegelten sich in den Interviews auch die drei Kategorien Angst, Schmerz und Ausbildung wider.

### ◆ Angst belastet

Die Angst um die Kinder stellte für die Eltern eine derartige Bedrohung dar, dass das Personal und die Anleitung der Schülerin irrelevant wurden.

> F: „So im Nachhinein – wie ist das für Sie, das so gar nicht gewusst zu haben,.....“
> M: „Da hab ich mir auch gar nicht großartig Gedanken gemacht, muss ich sagen. (...) Ich hab´ mir halt nur um unsere Kinder Gedanken gemacht, aber nicht um ´ne einzelne Schwester oder Schüler (...) Da war ich viel zuviel beschäftigt mit. (...) Mit den Kindern jetzt als mit den, mich da jetzt auseinander zu halten, was wer da was war. Also da hab´ ich mir keine Gedanken gemacht.“
> V: „Man hat auch andere Sorgen, wenn man da ist. (...) Man fixiert sich auf seine Kinder.“ (C2, 111 ff.)

(Bei schlechten Herztönen)

> B: „Ja, was passiert jetzt mit mir und was passiert mit dem Kind? Mit dem Kind vor allen Dingen. (...) Ich hab mir gedacht, hoffentlich passiert mit dem Kind jetzt nichts.“ (B1: 104 ff.)

Verstärkt wurde das Gefühl der Bedrohung durch plötzliches Alleinsein. Verunsicherung entstand durch unselbständige oder hektische Schülerinnen. Diskrepante Situationseinschätzungen, Disharmonie zum Personal und das plötzliche Hinzukommen unbekannter Personen wirkt ebenfalls beunruhigend.

> B: „Und sie wurd´ dann auch ganz unsicher und rannte dann aus dem Zimmer raus. Und mein Mann und ich waren auf einmal alleine, und in dem Moment war ich dann auch unsicher. Dann hab ich auch gedacht, ob sie jetzt nicht weiß, wie sie die Situation einordnen soll oder ... das war mir ein bisschen unheimlich“ (B1, 95 ff.)

> F: „Gab es mal ´ne Stelle wo Sie das Gefühl hatten, die ist sich nicht so sicher, die Schülerin?“

B: „Hm, bei der jetzigen Geburt nicht. Bei der ersten Geburt. Da war ich mir ... da gingen die Herztöne weg, vom Kind, da lag ich schon ziemlich lange in den Wehen, und da ... habe ich doch gedacht, sie wäre was unsicher. Weil sie rannte dann raus. (...) Ich war am CTG dran, und dann gingen auf einmal die Herztöne runter vom Kind." (B1,80 ff.)

S: „Sie, die Zweite, ist dann öfters mal raus gegangen und hat gesagt, ich frag dann noch mal. Ich gucke dann noch mal, ich hol die dann noch mal, die soll dann noch mal da drauf gucken. Und so, hhh, und bin gleich wieder da. Hat sich dann wieder zu mir gesetzt, und war so die Betreuendere, aber nicht die aktiv Handelnde. Die Anderen waren etwas selbständiger oder – ich kann´s nicht beschreiben." (S5,518 ff.)

S: „Vielleicht wenn Mutter und Schwesternschülerin nicht zusammenpassen. Vielleicht gibt´s ja auch mal ´ne Chemie die nicht zusammenpasst, so gar nicht zusammenpasst. Aber vielleicht haben die für diese Fälle dann auch noch, äh, Tauschmöglichkeiten. Weiß ich nicht. Hab ich ja nicht so gebraucht, aber ansonsten, kann ich mir da nichts Störendes vorstellen." (S4, 679 ff.)

B: „Ich muss sagen, was ich dann eher so störend, es kam ja dann, die Ärztin wurd´ ja rein gerufen, aber da wusst ich dem Moment gar nicht, dass es die Ärztin ist. Ne, und dann kam auch, die kam auch wieder rein, kam auch wieder raus, da hab´ ich so gedacht, was ist denn hier für ein Betrieb, ne? Die anderen Zwei waren mir schon, sag ich mal, vertrauter. Wusste ich, das ist die Schülerin, das andere ist die Hebamme." (B2,223 ff.)

### ◆ Schmerzen belasten

Die Geburt ist physiologisch von zunehmenden Schmerzen begleitet. Sofern die Gebärenden keine stark wirksamen Analgetika erhielten, machten sich diese zunehmenden Belastungen auch bemerkbar. So werden mit zunehmender Wehenbelastung Äußerlichkeiten irrelevant und eingeschränkt erlebt.

> B: „Und wenn die dann einfach zwischendurch kamen und haben die Untersuchungen geführt, das ging, das ging wirklich an uns vorbei. Ich kann das gar nicht beschreiben. Das war egal. (...) Das kann man gar nicht, das kann man nicht beschreiben. Also wenn man diese Wehen hat, dann ist das ganze Drumherum egal." (B4, 243 ff.)

### ◆ Ausbildung belastet

Unter der Geburt bedeutet praktische Anleitung häufig, dass Tätigkeiten wie z.B. vaginale Untersuchungen von einer Schülerin und einer Hebamme direkt hintereinander durchgeführt werden. Diese doppelten Untersuchungen können die Frauen stark belasten, besonders wenn das Personal die Grenzen der Belastbarkeit nicht erkennt. In einem solchen Fall würde dies die ausschließliche „Benutzung" der Frau für Ausbildungszwecke bedeuten.

> B: „Die auch fest den Dienst hatte."
> F: „Hm. Und was ist da passiert an Anleitung?"
> B: „Ja, sie hat ihr halt schon mal gesagt, wie der Befund ist, und sie hat dann nachgefühlt." (B3, 365 ff.)

> B: „...Man ist sowieso genervt, wenn sie laufend an einem rumfummeln, ich mein Geburt ist ja nun mal auch nicht gerade das Allertollste. Und, aber in letzter Zeit, so bei ihr hab ich das überhaupt nicht empfunden, da war das einfach, ja das war angenehm mit der Schülerin. Aber wenn man länger da liegt, und ständig auch kontrollieren muss, was denn jetzt ist, wie weit der Muttermund auf oder was ist mit dem CTG, dann ist es schon irgend-

wann nervig. Wenn dann immer zwei Leute hintereinander fühlen, ne?" (B5, 294 ff.)

S: „Aber bei der Ersten weiß ich, da sollte ich mich mal hinlegen, im Liegen konnte ich nicht untersucht werden, dann in der Hocke. Und dann hab ich dann nachher auch gesagt, nee also es reicht, wenn jetzt einmal untersucht wird. Das, äh, vor allem in der Wehe, wenn jetzt in der Wehe untersucht wird, dass mochte ich dann nicht mehr. Wenn dann gefühlt wird, wie der Druck kommt oder so was. Und dann reicht dann einmal." (S5, 163 ff.)

F: „Hatten Sie das Gefühl, Sie hätten nein sagen können?"

B: „Äh, ja ich weiß nicht, man ist glaub ich, in so ´ner Situation, wo einem dann manchmal sowieso egal ist, da denkt man dann, ach komm, hast sowieso schon Schmerzen, ob die jetzt noch fühlt oder nicht ..., ne, eigentlich hatte ich nicht das Gefühl, dass ich hätte nein sagen können. Die haben auch immer gefragt, ne? Also die haben immer gefragt, darf die Frau, Schülerin soundso auch noch äh, mal fühlen, ne?"

F: „Aber es war eine rhetorische Frage?"

B: „Ja rhetorisch, kann man auslegen, wie man will. Im Prinzip, mich hätte keiner zwingen können, ne? Es kann ja keiner, äh, wenn ich das nicht gewollt hätte, hätte ich das nicht gewollt, sag ich mal, ne?"

F: „Aber Sie sagen ja, sie hätten nicht nein sagen können."

B: „Ja irgendwo nicht, ne? Irgendwo nicht. Es war bestimmt nur eine rhetorische Frage. Geh ich mal, geh ich mal von aus, ne? Schwer.." (B5, 308 ff.)

B: „Die vielleicht nur was lernen wollen, und die, wo die Frau gar nicht so wichtig ist."

F „Hatten Sie das Gefühl, es ging nicht um Sie?"

B: (ganz leise) „Ja manchmal schon. Ja. Ja."

F: „Worum ging es denen denn?"

B: „Ums Lernen denk ich mal."

F: „An Ihnen zu lernen?"

B: „Ja, genau. Aber nicht jetzt um mich als Person."

F: „Was, wie hat sich das denn ausgewirkt auf Sie, als Sie das gemerkt haben?"

B: „Haben nicht soviel vielleicht mit mir gesprochen. Wie es mir im Moment geht." (B1, 463 ff.)

### 7.3.4. Beziehungen

Das Zusammentreffen von Menschen, sowohl im privaten wie im beruflichen Bereich, ist geprägt durch Beziehungen. In der Geburtshilfe und Kinderintensivpflege ist der Aufbau einer vertrauensvollen Beziehung elementar wichtig. Im Laufe der Analyse der Interviews ergaben sich fünf Kategorien, die die Bedeutung der Beziehungen widerspiegeln.

- Beziehung der Frau bzw. der Eltern zur Schülerin

Obwohl die Männer zum Erleben der Geburt ihres Kindes nicht befragt wurden, beteiligten sich einige doch an den Interviews und schilderten im Gegensatz zu ihren Frauen eine andere Einschätzung der Schülerin.

Mann: „Die war auch sehr, äh, einnehmend (...) Sie hat mir also wenig Chancen gegeben."

B: „Ja, das stimmt, das hast du gesagt. Genau"

Mann: „Ja, das war also alles sehr, ich weiß jetzt nicht worum´s geht, aber das war, äh..."

B: „..ja um die Hebammenanwesenheit. Ne um die Hebammenschülerinnenanwesenheit."

Mann: „Die waren also alle sehr, sehr nett, und haben mich da mit einbezogen, nur die Dame war also sehr, sie hat einem so richtig gezeigt: Du bist Mann, und Du kannst eigentlich gar nicht so richtig mithelfen, da. Hat mir auch alles immer abgenommen." (B3, 675 ff.)

Überwiegend werden die Schülerinnen von Gebärenden und Eltern positiv wahrgenommen. So entstanden private und freundschaftliche, von Sympathie geprägte Beziehungen. Dies begünstigte den für manche Frauen in der Geburtshilfe wichtigen Körperkontakt, während Antipathie zur Ablehnung von Körperkontakt führt.

> B: „Ja. Bei der ersten, bei der ersten Geburt, die war mir auch sehr sympathisch, die hat mir auch direkt das ‚Du' angeboten, das fand ich auch sehr schön." (B1,436 ff.)

> F: „Sie haben von einer Schülerin erzählt, wo Sie nicht so gut mit konnten, bei der zweiten Geburt," (...)
> F: „Hätten Sie von der auch angefaßt werden wollen?"
> B: „Nein. Also das kommt schon auf den Typ an. Wie die Ausstrahlung ist." (...)
> F: „Wenn die Antenne gut ist,"
> B: „Hm."
> F: „dann würde ein Anfassen für Sie etwas Wichtiges sein?"
> B: „Ja."
> F: „Wie möchten Sie dann angefaßt werden?"
> B: „Zum Beispiel, wenn die Wehen kommen, dass man mal den Arm gehalten kriegt. Oder später bei den Presswehen, dass man mal in den Arm genommen wird, vielleicht." (B1,714 ff.)

In den Interviews wurde deutlich, dass eine Betreuung durch Schülerinnen mit bestimmten Eigenschaften bevorzugt wurde. Dazu gehörte z.B., das richtige Maß zwischen An- und Abwesenheit und ein sensibler, gleichberechtigter Umgang mit der Gebärenden, was den Wunsch der Frau widerspiegelt, dass keine Macht ausgeübt wird. Kam ein solches Verhältnis zustande, wurde dies den Schülerinnen auch in einem positiven feedback widergespiegelt.

> B: „Vorher sind wir halt auch..., äh, mein Mann hat mir halt viel geholfen, und zwischendurch kam halt die Schülerin rein und fragte, ob es uns gut ging. Und dann ging sie wieder raus, das fand ich auch in Ordnung so. Man hatte so Sicherheit, aber man hatte auch so ein bisschen Persönlichkeit und Ruhe. (...) Das fand ich gut. Hm." (B1, 218 ff.)

B: „Die hat uns, ich glaub in den letzten zwei Stunden betreut, oder in den letzten zehn Stunden, die war so toll, die war wirklich so toll. So, so ganz , so ´ne ganz sensible, junge Frau.“ (B4, 89 ff.)

B: „Ähm, weil sie einfach vom Typ her auch viel sensibler war. Also, sie hatte jetzt nicht das Gefühl, Macht auszuspielen.“ (B4, 574 ff.)

B: „Das hab ich ja zu keiner anderen gesagt. (...) Und die war erst das erste Jahr dabei. Das find ich so unglaublich. Also, sie hatte wirklich noch nicht viel, viele, ähm, (...) viele Erfahrungen gesammelt, und war doch, konnte doch so richtig auf die Leute eingehen. Das war der Hammer. Also ich musste ihr das auch immer wieder sagen“ (klopft dabei bekräftigend auf den Tisch ) (B4, 186 ff.)

Negativ empfunden wurde ein zu distanziertes Verhalten der Schülerin, bei dem die Frau nicht im Mittelpunkt stand.

F: „Was haben die, die Ihnen nicht so sympathisch waren, was war an denen so dran, dass Sie mit denen nicht so klar gekommen sind?“
B: (sehr bestimmt) “Die Art.“
F: „Das hatte gar nichts mit dem Tun zu tun?“
B: „Nee.“
F: „Sondern wie sie sich gegeben hat?“
B: „Genau!“
F: „Wie haben die sich denn gegeben?“
B: „Hm, vielleicht nicht so warmherzig und nicht grad so freundlich. Und es gibt ja auch kalte Typen dann, die halt einem unangenehm sind.“ (B1, 450 ff.)

B: „Ich hab´ sie nicht so angenommen. Also ich hab´ sie dann, gut sie war halt da, aber ich hab sie nicht so angenommen als Hilfe.“
F: „Ja. ... Hat sie das gemerkt?“
B: „Als warme Hilfe vielleicht.“
F: „Hat sie das gemerkt, denken Sie?“

B: „Hm, glaub ich nicht. War vielleicht sehr mit sich selbst so beschäftigt, ne.“ (B1, 483 ff.)

- Beziehung der Frauen bzw. Eltern zur Hebamme bzw. Kinderkrankenschwester

Die Frauen beschrieben ihr Verhältnis zur Hebamme als distanzierter, was sich in einem zwar guten, aber sachlichen Verhältnis zeigte. Bei einer Frau, die ein negatives Verhältnis zur Hebamme hatte, löste das Verhalten der Hebamme Aggressionen der Frau gegenüber der Schülerin aus.

F: „Hm. Was war das für ein Klima zwischen Ihnen und der Hebamme?“
B: „Für ein Klima?“
F: „Hm.“ (bejahend)
B: (nachdenkend) „Also ich sag mal so: Ganz o.k. Ich denk, äh, es, es, ... ich denk einfach dadurch, es ging relativ schnell am Anfang. War, kam sie immer mal, also kam sie so zur Untersuchung. Dann war sie eine Weile nicht da, dann kam sie wieder, und dann kam ja so die ganze Geburt und so und von daher. Ich denk, das war einfach ein zu kurzer Zeitraum, um dass sich da, sag ich jetzt mal, irgendwie so´n, ja ein Klima in dem Sinne. Sie war, also sie war, sie hat mir geholfen und, äh, war auch nachher, also find ich so, sehr nett zu mir und alles ,aber ich sag jetzt mal,in der Zeit ist so noch kein, kein besonderes Klima jetzt entstanden.“ (B2, 419 ff.)

S: „Die eine war einfach selten da. Ich glaub´, dadurch konnte ich die vielleicht auch nicht so gut einschätzen. Weil ich sie so selten erlebt hab´. Die war halt, ähm, fachlich, sag ich mal, mit Sicherheit kompetent. Weil sie eben den Vorschlag auch mit dem Wehenschreiber gemacht hat. Sie wusste ganz genau, was sie getan hat. Sie war einfach nur zu selten da.“ (S4, 551 ff.)

F: „Hm. Und wie war Ihr Verhältnis zu der Hebamme?“
S: „Hm. Ja. Auch gut. Wobei die, wobei das sachlicher war.“ (S5, 576 ff.)

B: „Ich bin dann so richtig, und dann wollte ich, genau, diese Hebamme, diese, diese böse Frau, die ich da wirklich als, ja, als richtig ‚blöde Kuh' angesehn hab, die wollt ich dann auch kneifen. Da wollt ich schon so, so richtig, äh, gewalttätig dran gehen. Aber sie ging dann, also sie ging dann ein paar Schritte zurück, und da war noch diese Schülerin, und die hab ich dann einfach gekniffen. Obwohl die ja nichts damit zu tun hatte, ne? Die arme Frau. Hatte zum Schluß wegen mir noch `nen blauen Fleck." (B4, 619 ff.)

In der Kinderintensivpflege entstand bei langem Aufenthalt ein enges Verhältnis zu den Kinderkrankenschwestern, die ein Kind über einen längeren Zeitraum kontinuierlich versorgten.

M: „Und das war eigentlich so, dass man jetzt, ich sag' mal, so 'n Bezug dazu aufbaute zur Schwester, die man jeden Tag sah oder, oder oft sah einfach, da irgendwie entwickelt man ja so 'n persönlichen Bezug zum einen oder zum anderen weniger, aber, äh, zu den Schülerinnen eigentlich, wie, ich würde es vergleichen, wie zu 'ner Schwester, die man selten mal sieht, so." (C5, 310 ff.)

F: "‥ wie war Ihr Verhältnis so zu den Schülern und zu den Schwestern? War das unterschiedlich? Oder?"

M: „Ja, unterschiedlich. Also, wir haben zwei Schwestern, äh, Zimmerschwestern, äh,.. erlebt, mit denen wir auch hinterher so uns privat unterhalten haben (...) und, ähm, die auch sehr besorgt um unseren (Name des Kindes) waren, weil er halt natürlich auch acht Wochen im gleichen Zimmer war, äh, was anscheinend nicht immer so der Fall ist. Es werden die Kinder doch häufiger immer mal hin und her geschoben von Zimmer zu Zimmer, und bei (Name des Kindes) war's halt so, dass sie sich wohl, weiß ich (lacht) nicht, in ihn verguckt haben oder so, dass sie unbedingt wollten, dass er in dem Zimmer halt blieb. Und insofern war er halt acht Wochen im gleichen Zimmer, und da hatt'n wir halt, äh, drei Zimmerschwestern, die, ähm, ja, mit denen man hinterher sich auch privat ganz gut unterhalten hat und die auch sehr nett waren und uns auch, äh, Bücher über seine Erkrankung mitgebracht haben und so. Also, da waren wir ganz begeistert.“ (C1, 58 ff.)

- Beziehung zwischen Hebamme bzw. Kinderkrankenschwester und Schülerin

Alle Befragten haben, trotz eigener Belastungen, die Beziehungen des Personals untereinander wahrgenommen.

Ein gutes Verhältnis zwischen Auszubildender und Ausbilderin zeigte sich u.a. in einem gleichberechtigten zwischenmenschlichem Umgang, in einer Anleitung in angemessener Form und in einer positiven Atmosphäre.

B: „Ja, aber doch, das war ein gutes Verhältnis. Doch die verstanden sich gut.“
F: „Woran haben Sie das gemerkt?“
B: „Hm. Ja auch so wie sie miteinander sprachen. Also, es war nicht so, so hektische Art, es war, sie sprachen ruhig miteinander und... unverkrampft.“ (B,1284 ff.)

F: „Wie war das Verhältnis der Schüler und Schwestern untereinander? (...)“
M: „Also, sie sind, äh, ich sag mal, ganz normal, wie eigentlich so Schwester unter Schwester miteinander umgegangen...“) (C4,79 ff.)

M: “Ähm, und auch, äh, man hat nicht so, so 'n, ja so 'ne Stufe zwischen der Schülerin und der Schwester erlebt. Das war auch nicht. Also, die haben sich dann wirklich gegenseitig so, äh...ja, unterhalten und, ähm, miteinander gesprochen, als wenn's, äh, die gleiche Stufe wäre. Als wenn halt die Schülerinnen auch schon ausgelernt wären.“ (C1,214 ff.)

F: „O.k. Haben Sie erlebt, dass die Schülerin auch mal korrigiert worden ist?“
S: „Hm, Hm (verneinend). Ich mein höchstens, dass eben die Hebamme, vielleicht mal den Knopf für den Herzschlag gen.., selbst in die Hand genommen hat, wenn die, äh, äh, Schülerin den, den Herzschlag nicht gefunden hat. So auf Anhieb, aber....das würde

ich nicht so als Zurechtweisung oder so was, äh, schon deuten. Überhaupt nicht.“ (S4,355 ff.)

S: „So als Team. Ist man ja auch etwas, ist man vielleicht auch dann auch selbst, selbst auch als als Gebärende motivierter, wenn man das Gefühl hat, man hat so ein Team um sich herum.“ (S2,176 ff.)

Die Frauen haben unter der Geburt unterschiedliche Anredeformen zwischen Hebammen und Schülerinnen erlebt, dabei empfanden sie die formelle Anrede als unpassend.

F: "O.k. Ja, bei der Geburt jetzt, haben Sie da gemerkt, was für ein Verhältnis die Schülerin und die Hebamme miteinander haben?“

B: (überlegt) „Hm, also ähm, die haben sich gedutzt, und bei ihm, bei ihm seiner Geburt haben sich die, äh, Schülerinnen, äh Schülerin und Hebamme gesiezt.“ (B5, 359 ff.)

S: „Ja. Obwohl es mich nachher verwundert hat, das weiß ich noch, dass sie sich, glaub ich, gesiezt haben. Wo ich gedacht hab, auf so ´ner Station und so weiter, und wo ich dann nachher schon noch... Die Hebammenschülerin hat zum Beispiel auch bei der, als ich die PDA gesetzt bekommen habe, vor mir gekniet. Und ich konnte sie dann so, ich musste ja so liegen und so auf dem Bett. Die hat so zwischen meinen Beinen, und ich konnte sie so umfassen, und dann ist mir, ist mir nachher noch bewusst geworden, dass ich sie dann gedutzt hab und hab gesagt hab: ich tu dir doch nicht weh, ne? Nein. Ich sollte fest drücken. Weil ich ungefähr irgendwie, die Wehe kam, und ich kriegte hinten dieses Ding in den Rücken. Das war das Schlimmste, was ich überhaupt je erlebt habe. Und als ich dann nachher gedacht habe: Du hast die dann so gedutzt oder so. Aber, ähm, dass ich dann gemerkt hab, ja können sie dann mal das und das noch machen oder so. Ich ruf dann den und den. Oder dann, das mir dann aufgefallen ist, dass die sich gesiezt haben. Wobei ich gedacht hab, in so ´ner Situation, und wo man oft so diese intime Situation hat, mit den Frauen und das alles, und es geht da um Babys, es ist alles sehr emotional oder dramatisch. Es ist immer dramatisch. Dass man da so ein Clübchen ist, dass so bisschen mehr, auf so ´ner Station, dass die sich duzen.“ (S5, 550 ff.)

Dissonanzen zwischen Hebammen und Schülerinnen wurden als unharmonisch wahrgenommen. Dies zeigte sich z.B., wenn eine Hebamme der Schülerin gegenüber ihre Macht ausspielte. Diese dissonante Atmosphäre beeinflusste teilweise die Sicht der Frau gegenüber der Schülerin.

B: „Da hab´ ich gedacht: Oh, also entweder hat sie jetzt grad irgendwas gemacht, oder, ähm, sie übersteigt jetzt ein bisschen, nä, (...) so ihre Kompetenzen (...) Dass die so, dass die T. (Hebamme) da so ein bisschen drauf reagiert hat. Aber da merkte ich, das war nicht so ganz konform, mit den beiden.“ (B3, 501 ff.)

B: „Und B: ähm hat sie ja auch schon das Gefühl vermittelt, du bist Schülerin und ich bin, ich bin einfach ausgelernt. Und das darf nicht sein. Also dafür mache ich ´ne Ausbildung: Dass ich nicht dieses Gefühl vermittelt bekomm, du bist, du bist jetzt hier gerade nichts. Du bist ja niemand, ne?“ (B4, 588 ff.)

- Atmosphäre

In den erlebten Situationen existentieller Bedrohung waren die Interviewpartner, trotz vieler Einschränkungen, sensibel für die Atmosphäre. Dies zeigte sich u.a. in folgenden Aussagen:

F: „Können Sie das an was Bestimmtem festmachen? So, was sie gesagt hat, oder so?“
B: „Ich muss ganz ehrlich sagen, davon kriegt man leider nichts mit, ne?“
F: „Ist ja vielleicht auch gut.“
B: „Nee, ja, wenn man in den Wehen liegt, kriegt man von, von diesen Gesprächen nichts mit. Man bekommt nur was von der Stimmung mit.“ (B4,598 ff.)

S: „Hmm, es war so, als säße man da mit Leuten, oder man, ehm, wäre mit, mit Leuten zusammen, die man schon länger kennen würde; einfach, es war so `n bisschen familiärer; man, es waren nur zwei Leute dabei. Mein Mann war dabei; es war sehr intim; und man hatte dadurch das Gefühl, hmm, man fühlte sich einfach wohl; irgendwie; trotz der ganzen Geschichte, da - wo man wusste, man ist im Krankenhaus; man könnte unter Umständen auch noch, weiß ich nich', in 'nen OP, falls irgendwas schief geht ..." (S3, 742 ff.)

B: „Es ist wahrscheinlich ein Fingerspitzengefühl. Wahrscheinlich ist man in dieser Situation auch recht sensibel für solche Schwingungen." (B3, 475 f.)

B: „Und also auch so in dem Ton, ähm, also wenn man die T. (Hebamme) kennt, dann weiß man, dass die schon mal ein bisschen burschikos ist oder ein bisschen barschen Ton hat. Aber auch, wie sie sagte, ähm, ich weiß auch gar nicht mehr, wie die heißt, das ist auch schon so bezeichnend, nä? (...) Und, ähm, dass die dann sagte: Ja ich möchte sie gleich mal sprechen. Aber so, dieser Ton, den hab´ ich (..) als unheimlich scharf empfunden, ne?" (B3, 485 ff.)

- Paarbeziehung

In der Geburtshilfe fühlten sich die Paare durch die Anwesenheit der Schülerin in ihrer Beziehung nicht beeinträchtigt, auch wenn der Partner oder die Partnerin in der Extremsituation unter der Geburt nicht immer die Hauptkontaktperson war.

F: „Hat der Kontakt, den Sie zu den Schülerinnen oder zu den Hebammen teilweise hatten, Einfluss genommen auf Ihren Kontakt zu Ihrem Mann?"

S: „Hmmm. Nee, nicht direkt. Hm. Eigentlich hat er ja die ganze Zeit mit den anwesenden Personen geredet. Weil er alles immer, ähm, oder ganz anders hinterfragt als ich. Ich hatte auch irgendwie nicht so, so den Drang dazu, alles so genau zu hinterfragen, es lief einfach. Und es lief gut. Und, ähm, er hat dann schon dann mal hier ´ne Frage, da ´ne Frage gehabt. Eigentlich hat er sich die ganze Zeit mit denen unterhalten, nicht ich." (S4, 564 ff.)

> S: „(...) Oder man nimmt den anderen erst wahr. Sonst ist man eigentlich, war er mehr im Hintergrund, und man ist eher mit der Person da beschäftigt, mit der Hebamme oder mit der Hebammenschülerin. Die war eher meine Kontaktperson als mein Mann." (S5, 800 ff.)

In der Kinderintensivpflege wurde die Paarbeziehung von den Eltern nicht thematisiert.

### 7.3.5. Information und Kommunikation

Information und Kommunikation sind wesentliche Aspekte, die die Interviewpartner in der Erklärung unterschiedlicher Beziehungsstrukturen benannten. Da sie einen großen Raum einnahmen, werden sie hier losgelöst von der Kategorie Beziehung dargestellt.

In der Bearbeitung der Interviews ergaben sich folgende vier Unterkategorien:

- Vorabinformationen zu Schülerinnen

Die Aussagen über Vorabinformationen zu Schülerinnen differierten sehr stark. Teilweise erhielten einige Interviewpartner gar keine Vorabinformationen, einige hielten die Informationen für ausreichend, für manche waren die Informationen auch retrospektiv nicht von Interesse.

> F: „Haben Sie vorher gewusst, dass eine Schülerin bei der Geburt sein wird?"
>
> B: „Nee. Also ich muss sagen, als ich mich angemeldet hab´, hab´ also war mir das auch jetzt nicht so bewusst, dass da jetzt, äh, Schülerinnen ausgebildet werden oder dass jetzt eine dabei sein könnte. Ich bin, ich bin aus anderen Gründen jetzt, äh, in das Krankenhaus gegangen. Und als dann jetzt eine da war, war, war, war also, wie gesagt, war dann o.k." (B2, 88 ff.)

F: „Haben Sie das vorher gewusst, dass Schülerinnen, ähm, sich um ihr Kind kümmern werden? Sind Sie darauf aufmerksam gemacht worden, vorher schon?"
M: "... Nein, das wurde nicht..." (C1, 253 ff.)

F: „Würden Sie im nachhinein sagen, man hätte darüber informieren sollen?"
B: „Nee. Muss man nicht, hmhm (verneinend). Muss man in solchen Situationen nicht mehr. Überhaupt nicht. Weil man, ähm, das interessiert auch nicht. Das also, jedenfalls ich kann ja jetzt wirklich nur von mir (...) ausgehen. Und ich muss ganz ehrlich sagen, das interessiert nicht." (B4, 853 ff.)

S: „Ich weiß nicht wie das in (Ortsname) grundsätzlich gehandhabt wird, ich wusste von meiner ersten Entbindung, ehm, dass immer mindestens eine Schülerin dabei war, und da ich mehrere Schichten bei der ersten Entbindung erlebt habe, habe ich auch immer eine Hebamme und eine Schülerin dabei gehabt." (S2, 41 ff.)

S: „Und bei der ersten hab ich eben auch diese entsprechende, ehm, Schwangerschaftsbetreuung in Anspruch genommen bei einer dieser beiden Hebammen, war da sehr zufrieden und hab da auch so einige Informationen über dieses Krankenhaus bekommen, unter anderem, dass eben auch Hebammenschülerinnen zur Verfügung stehen." (S2, 106 ff.)

F: „Hm. Ja. Würden Sie im nachhinein sagen, dass Sie sich eine andere Information darüber gewünscht hätten, dass eine Schülerin mit bei der Geburt dabei ist?"
S: „Eine andere? Nein." (S5, 829 ff.)

F: „Sie haben gesagt, dass die Schwestern und Schüler sich immer direkt, wenn sie zu Ihrem Kind kamen, vorgestellt haben, sowohl mit Namen als auch mit ihrer Funktion. Hätten sie sich 'ne andere Art der Information gewünscht, vorstellen können?"
M: „Nein." (C3, 816 ff.)

Für alle Befragten war es positiv, dass die Schülerinnen aufgrund ihrer Namensschilder oder ihrer Kleidung als solche zu erkennen waren. Dabei war ihnen vorher nicht bewusst, welche Tragweite Ausbildung für sie hatte. Einige der Befragten hätten sich Vorabinformationen zur Tragweite von Ausbildung gewünscht.

M: „Ja. Irgendwie erinner' ich mich an da erste Mal, als ich, als ich 'ne Schülerin sah, da hab' ich gedacht, hoppala, ist jetzt gar keine Schwester mehr für uns zuständig. Äh, jetzt nur 'ne Schülerin auffer Intensivstation auch, äh, bis ich dann so wirklich merkte, es ist in Ordnung, es läuft gut, ne." (C5, 438 ff.)

M: „Das war halt aussagekräftig, also, man weiß, ob Schwesternschülerin is, oder man weiß, das ist 'ne ausgelernte Schwester, man weiß, wie man se anreden kann und (...)mehr Information, denk mal, braucht man nicht, ne." (C3, 840 ff.)

F: „Woher wussten Sie, dass das `ne Hebammenschülerin ist?"
S: „Das steht drauf, glaube ich" (Deutet mit den Fingern auf ihre Brust, wo normalerweise Namensschilder befestigt werden).
F: „Also durch das Namensschild."
S: „Mhmm, die Damen stellen sich ja auch vor, nä. (...) Die stellen sich vor und sagen: Ich bin die Hebammenschülerin soundso, und ich glaub die Kleidung ist auch etwas anders." (S2, 384 ff.)

B: „Also, das wüsste ich jetzt nicht bewusst, es könnte sein, es war, es ist natürlich gesagt worden, dass hier ausgebildet wird, also dass es ´ne Schule gibt, (...) aber dass das dann auch so mit einfließt in die Geburt, da hab ich mir dann keine Gedanken drüber gemacht." (B5, 28 ff.)

S: „Irgendwann später bei der U2 ist mir aufgefallen, dass es ja eigentlich die U1 gewesen ist, oder irgendwann muss die doch mal gemacht worden sein, die war aber aus meinem Gedächtnis nicht, .. die war nicht vorhanden, weil ich keinen Kinderarzt gesehen hab. Und dann hab ich mir gedacht, das war vielleicht dann doch das, was sie dann gemacht hat. Ähm. Das schien in Ordnung gewesen zu sein." (S4, 525 ff.)

F: „Wann sind Sie denn informiert worden, dass es 'ne Schülerin war oder ist?“

M: „Also, ich bin ganz ehrlich, also, es hat mir, es hat mir niemand gesagt: So, das ist jetzt hier Schülerin, äh, soundso, ähm, oft haben sie sich ja vorgestellt, wenn die in dem Zimmer (...) waren, dass die halt reingekommen sind und haben ihren Namen genannt und haben gesagt: Ich, ähm, bin hier heute auf dem Zimmer, oder: Ich betreue heute mit Ihr Kind, ähm, .. äh, direkt halt gesagt hat so keiner: Hier wird ausgebildet, oder: Das sind Schülerinnen, oder so.“ (C4, 299 ff.)

F: „Würden Sie sich eine andere Form der Frage oder Information wünschen? Im nachhinein? Was denken Sie, wie man`s besser machen sollte? Oder wie es bei Ihnen besser ankommen würde. Auch im Sinne von: dann nein sagen können?“

B: „Hm, hm, hm hm (verstehend). Also man, ich mein´ der Infoabend ist jetzt bei mir natürlich schon ewig her, ne? Also das war irgendwie, (Name des Kindes) kam 99, 98 im (Monat) 98. Ne, ist mir nicht mehr so geläufig. Aber man könnte natürlich sagen, ähm, ja wir bilden aus und das und das kommt auf sie zu,...“ (B5, 452 ff.)

F: „Glauben Sie, dass die Information über die Hebammenschülerinnen im nachhinein was geändert hätte für Sie?“

S: „Wenn ich das vorher gewusst hätte?“

F: „Ja.“

S: „Ehmm. Dass es `ne Hebammenschülerin ist, hätte für mich, glaube ich, nichts geändert. Für mich war, wäre es vielleicht im Vorfeld schon, ehm, angenehm gewesen, wenn ich gewusst hätte, es ist die ganze *(sehr betont)* Zeit jemand dabei, da hätte ich mich vielleicht schon im Vorfeld ein bisschen beruhigter gefühlt.“ (S3, 272 ff.)

B: „...da sind Hebammenschülerinnen, und, ja, die werden sie fragen, ob man sie dann, äh, also diese Doppeluntersuchung (...) machen kann oder nicht. Aber wenn es zu nervig ist, haben Sie auch die Möglichkeit zu sagen: Nein das reicht jetzt.“ (B5,465 ff.)

- Informationsaustausch zwischen Schülerin und Anleiterin

Der Informationsaustausch zwischen Schülerin und Anleiterin hatte Auswirkungen auf die Interviewpartner. So konnte ein unverständlicher Informationsaustausch oder der Gesprächsausschluss negative Gefühle auslösen, während ein verständlicher Informationsaustausch positiv wirkte.

> F: „Was war das für ein Gefühl, wenn die draußen reden?"
> B: „Unangenehm."
> F: „Was glauben...Was war da unangenehm?"
> B: „Dass man nicht weiß, was sie über einen sprechen." (B1, 588 ff.)

> B: „Ich weiß nicht, was außerhalb der Tür, also außerhalb des Kreißsaales oder des Badezimmers passiert ist. Weil T. (Hebamme) sagte dann: ‚Du komm.. ne, sie kommen dann bitte gleich mal zu mir' ." (B3, 225 ff.)

> B: „Ähm, die haben, und das fand ich so gut da dran, egal wenn die sich auch unterhalten haben, über mich, haben die so laut geredet, dass ich alles mitbekommen hab. So, und das war so was ganz Nettes. Diese andere, die dann um zwei kam oder halb drei, hat geflüstert. Mit der Schülerin. Und das war so eklig." (B4, 304 ff.)

> F: „Und diese Stimmung hatte auch was mit dem Flüstern zu tun?"
> B: „Äh,-- ja die hat dann, die hat, äh, wahrscheinlich zu der Schülerin dann immer wieder gesagt, nee, nee, die steht kurz vor der Geburt, das wird noch so zwei Stunden dauern, äh, deshalb kriegt sie keine Spritze mehr. Und wir überzeugen sie jetzt, indem wir, indem wir sie jetzt permanent anlügen. So kam mir das vor. Also so kam mir auch dieses Gespräch vor." (B4, 356 ff.)

> M: „Es war eine ältere Schwester auch dabei, die, ähm, die das ganz toll gemacht hat. Äh, gerade morgens fand ich das so sehr extrem, wenn die Kinder gebadet werden mussten oder sonst irgendwas anstand, die hat das wirklich haarklein erklärt und, äh, das fand ich richtig gut, (...)" (C1, 101 ff.)

- Einbezogen werden

Allen Interviewpartnern war es wichtig, dass sie selbst und ihre Angehörigen in alle Handlungen einbezogen wurden. Dazu gehörte, dass Handlungen erklärt wurden, dass das Einverständnis eingeholt wurde und die Ablehnung von Maßnahmen möglich erschien. Es war wichtig, dass nicht an ihnen experimentiert sondern auf ihre Situation Rücksicht genommen wurde.

B: „Und die war dann ´ne ganze Zeit bei uns. Hat dann meinem Mann auch sehr schöne Anregungen gegeben ähm, (...)“ (B3, 186 f.)

S: „Mit dem Baden, Messen, Wiegen, mein Sohn durfte dann das Zettelchen ausfüllen, der durfte das dann alles aufschreiben und so. Das fand ich ganz Klasse, dass der so integriert worden ist darein.“ (S4, 447 ff.)

S: „... oder so, dass, dass man dadurch ja auch einfach das Gefühl hatte, man gehörte quasi auch schon `n bisschen mit zum Team, ...“ (S3, 731 ff.)

M: „...einen in die Pflege mitintegriert haben, ...“ (C3, 18 f)

M: „... ja, ich bin Schülerin soundso, und dann haben wir auch gemeinsam: Och, Sie machen das ja alles alleine und: Ich bleib' wohl hier in der Nähe, aber: Sie wissen ja bald (lacht) besser Bescheid wie ich, ne´.“ (C3, 270 ff.)

B: „Dass nicht an einem rum experimentiert wird. (...) Das fand ich, dass es angenehm ist. Man nicht nur so als Frau gesehen wird. Und wird an einem rum experimentiert. Es wurd´ halt gefragt und immer Rücksicht genommen.“ (B1, 403 f.)

M: „Also, in keinster Weise kann ich da sagen, dass es mir irgendwie vorgekommen wäre, als hätte man da, ähm, an den Kindern herumgedoktert und, und man hätte nicht gewusst, was man da tut.“ (C3, 177 f.)

F: „Hatten Sie das Gefühl, Sie haben die Möglichkeit, da zu sagen, ich möchte jetzt nicht mehr? Ich möchte jetzt meine Ruhe."
M: „Doch, ja. (...)Glaube ich. (...) Also, jetzt wie gesagt, in dieser einen Situation war ich halt einfach total überfordert und, ähm, da ist es mir auch nicht in den Sinn gekommen zu sagen: Jetzt gehen Sie doch bitte alle mal weg oder so. Äh, äh, .. aber ich glaube, wenn ich jetzt gesagt hätte: Nee also heute möchte ich's mal nicht (...) oder oder: Heut' lieber mal niemand gucken, hätten sie sich doch drauf eingelassen (...) und wär'n bestimmt auch nicht sauer gewesen oder so." (C1, 783 ff.)

F: "Aber sie hätten sich dann nicht noch mal untersuchen lassen müssen."
B: „Hätte ich nicht, aber es war mir ja nicht unangenehm."
F: „Hatten Sie das Gefühl, oder was wäre, was denken Sie, was wäre gewesen, wenn Sie gesagt hätten: Nee, möchte ich nicht. "
B: „Ich glaub, das wär´ auch akzeptiert worden." (B1, 552 ff.)

S: "... und immer gefragt oder die Hebamme hat dann gefragt: So ich guck jetzt nach dem Muttermund, ähm, sind sie damit einverstanden, wenn die Schülerin auch mal guckt? (S1, 249 ff.)

F: „Haben die Schüler Sie direkt gefragt, oder haben sie sich dann an die Schwestern gewendet?"
M: „Nee, also, ähm, das war zwischendurch mal, äh, vielmehr er hatte da so 'n, ich weiß nicht, wie das heißt, also, so 'n, so 'n zentraler Venenkatheter (...) oder so und an diesem Teil, an diesem Schlauch, der dann aus seinem Arm rauskam, waren halt drei, äh, drei so Absperrhähne oder vier Absperrhähne, wo dann halt unterschiedliche (...) Medikamente dranhingen und das war halt auch wohl, äh, nicht so ganz einfach zu wechseln, weil das zum Beispiel auch diese älteren Schwestern gar nicht gemacht haben. (...) Das haben die vor zehn Jahren das letzte Mal gemacht, nee, das wollten sie jetzt nicht. Das fand ich auch noch so irre. Und, äh, und die normalen Krankenschwestern, sag ich jetzt mal, die jüngeren, haben das alles, äh, ja, diese Medikamente auch gewechselt und da haben dann auch die Schwesternschülerinnen mal gefragt, ob sie denn sich das mal mit ansehen müssen, weil das halt immer so 'n Wust war, es musste steril gemacht werden

(...) und, äh, .. da haben sie sich dann halt auch dazu gestellt und hatten mich auch gefragt, (...) ob, äh, ich was dagegen hätte, wenn sie sich jetzt dazustellen würde." (C1, 725 ff.)

Eine Frau hatte in ihrer eigenen Berufsbiographie selber Erfahrungen im Kreißsaal gemacht. Für sie war es wichtig, während der Geburt die Schülerin einzubeziehen.

B: „.. auch mit den Schülern. Aber, ja gut, das steht natürlich nicht zur Debatte. Ich hab natürlich auch ein bisschen so drüber nachgedacht, ähm, wie das so für die Schüler ist (...) und war dann auch irgendwie sehr nett und sehr freundlich zu denen. Also hab denen auch irgendwie das Gefühl gegeben, dass ist jetzt völlig o.k., dass die dabei sind, ne?"
F: „Sie haben während der Geburt darüber nachgedacht?"
B: „Ja." (B3, 1453 ff.)

- Partnerkommunikation

Die Anwesenheit der Schülerinnen wirkte sich unterschiedlich auf die Kommunikation der Partner aus. So fühlten sich manche durch die Anwesenheit der Schülerin beeinträchtigt, andere wiederum schilderten, dass die Schülerin ihnen Privatsphäre ermöglichte.

S: „Ja, es ist natürlich so, wenn dann, wenn wir dann, wenn die dann raus gegangen sind und wir dann da alleine waren und ich hatte gerade keine Wehe, dann konnte ich immer kurz mich um ihn kümmern. Und hab gesagt: Wie geht's dir denn, ist denn alles klar? Und so. Dann ist es doch ein bisschen persönlicher, wenn man dann mal so fünf Minuten auch für sich hat. Wenn man mal alleine ist. Man spricht ja dann doch ... dann wieder offener oder so was." (S5, 792 ff.)

F: „Hm. O.k. Die Situation, dass da jetzt `ne Schülerin ist, und dann auch `ne Hebamme und die reden auch miteinander, hat sich das irgendwie auf die Kommunikation mit ihrem Mann ausgewirkt?"

B: „Nöö, eigentlich nicht, ja, wir haben nachher dann noch mal durchgesprochen, was die jetzt sich erzählt haben, ...“ (B3, 392 ff.)

S: „Und äh, es war eine Phase, wo wir sie mal rausgeschickt haben. Also jetzt, das war bei der ersten Geburt, da kann ich mehr zu sagen, (...) weil es da einfach länger gedauert hatte. (...) Da war es einfach so, dass wir uns dann überlegt hatten, (...) was ich gegen die Schmerzen machen könnte, und mein Mann wollte noch mal durchgehen, sollen wir PDA oder nicht ,und dann haben wir sie einfach gebeten, ob sie noch einen Moment rausgehen könnte, weil wir einfach mal kurz für uns sein wollten, und war auch überhaupt kein Problem, und, eh...ja auch natürlich, und kam dann auch wieder, war auch wirklich kein Thema.“ (S1, 74 ff.)

### 7.3.6. Verantwortung

Vor, während und nach der Geburt verschiebt sich die Verantwortlichkeit, je nach den Belastungen, denen Gebärende und Eltern ausgesetzt sind. Im Laufe der Interviewanalyse ergaben sich daraufhin vier Unterkategorien.

- Verantwortung der Schwangeren

Zur Verantwortung der Schwangeren gehörte die Auswahl des Entbindungsortes. Inwieweit für diese Auswahl die Anwesenheit von Schülerinnen ein Kriterium darstellte, wurde unterschiedlich betrachtet. Unabhängig von der Anwesenheit der Schülerinnen war jedoch die „Philosophie“ des Hauses, die Konzeption ein Kriterium.

Für einige Frauen war die Anbindung einer Hebammenschule ein Hauptauswahlkriterium. Manche hätten gerne im vorhinein gewusst, dass eine Hebammenschülerin kontinuierlich anwesend sein würde.

B: „Ich denke, dass ich darauf auch gekommen wäre und dass ich da auch drauf geguckt hätte, wo sind hier die nächsten Hebammenschulen, ...“ (B3, 138 ff.)

S: „Das war für mich auch einer der Gründe[44], in (Ortsname) zu entbinden.“ (S2, 51 f.)

S: „Weil, ehm, in anderen Krankenhäusern wäre es so gewesen, dass man mir gesagt hatte, man konnte mir natürlich nicht garantieren, dass die ganze Zeit jemand dabei war, weil das Personal, die hatten viel zu wenig Personal, und dann würde, je nachdem wie viele Geburten dann da sind, dann, ehm, wär´ die sehr beschäftigt, und dann könnte die, würde ab und zu natürlich immer mal rein gucken, man könnte dann auch klingeln, wenn man se bräuchte, aber, eh, sie wär nicht die ganze Zeit anwesend. Und das wusste ich jetzt hier im (Krankenhausname) auch nicht, dass die halt die ganze Zeit, dass ich halt die ganze Zeit Betreuung haben würde, und, ehm, dadurch war ich im Vorfeld schon froh, dass mein Mann mit war, weil ich dann gedacht hab, also so ganz alleine hätt ich so`ne Geburt, glaub ich, nicht so gut durchgestanden. Äh, aber dass dann halt die ganze Zeit `ne Betreuung dabei war, hab ich als sehr angenehm empfunden, und das wär für mich im Vorfeld schon von Bedeutung gewesen, wenn ich das gewusst hätte.“ (S3, 294 ff.)

Für andere Frauen wiederum war die Anwesenheit von Hebammenschülerinnen kein Auswahlkriterium. Für sie waren Informationen über die Tragweite von Ausbildung irrelevant.

B: „Also die natürliche Geburt, die im Vordergrund stand und in, äh, (Ortsname) wurde sehr die Kinderklinik betont und gar nicht viel über das, über die Geburt selber und den Kreißsaal selber gesprochen. (...) Also, es stand im Hintergrund mit den Hebammenschülerinnen.“ (B5, 21 ff.)

S: „Also ich hab, ehmm, im Prinzip war es mir eigentlich egal, wer da, es hätte jetzt auch `ne Hebamme dabei sein können, ne ausgebildete oder ne Ärztin, ehmm`, da, da hätte ich das wahrscheinlich ganz genauso empfunden, ...“ (S3, 237 ff.)

[44] Gibt im Nachgespräch an, ihr sei durch das Interview klar geworden, dass dies der Hauptgrund gewesen ist sich für dieses Haus zu entscheiden.

- Verantwortung der Gebärenden

Unter der Geburt sind die Frauen zunehmenden Belastungen ausgesetzt. Diese können dazu führen, dass sie ihrer Verantwortung nur in eingeschränktem Umfang nachkommen können. So schilderten Frauen z.B., dass sie unter Wehen nur auf sich konzentriert waren und Gespräche des Personals irrelevant waren oder sie sich z.B. nicht in der Lage fühlten, doppelte vaginale Untersuchungen abzulehnen.

> S: „Ja, halt wenn ich die Schmerzen bekam, also wenn die Wehen losgingen, also dann war ich nicht in der Lage, großartig mich darauf zu konzentrieren, was sie dann sagte." (S3, 107 ff.)

> B: "...ich meine in der Situation, ähm, man würde am liebsten nein sagen, ne? Wenn man..."
> F: „Warum haben Sie nicht?"
> B: „... einfach die Faxen dick, ..." (B5, 283 ff.)

Manche Frauen übernahmen trotz der Wehenbelastung noch Verantwortung für die Schülerin.

> S: "Ja, vielleicht ist es bei mir nur so, aus Interesse oder so, aber ich hätte dann gerne gewusst, ich hab dann, glaub ich, auch irgendwann mal gefragt, inwieweit sie denn ist in der Ausbildung, ob sie jetzt schon bald fertig ist, ob sie gerade anfängt. Das hätte ich noch gerade gerne gewusst. Vielleicht ist das ´ne ganz ‚Frische', und was kann ich von der erwarten? Muss ich da jetzt mehr Rücksicht auf die nehmen? Ist das ihre erste Geburt? Und ich hab ja schon eine hinter mir. Oder fällt die mir gleich in Ohnmacht oder nicht. Oder ist die schon, weiß ich nicht, im dritten oder zweiten Lehrjahr oder so was. Ähm. Vielleicht so was so ein bisschen. Ich weiß gar nicht, wie ich das gedacht habe. Dass man einfach nur weiß, woran man ist." (S5, 835 ff.)

- Verantwortung als Mutter

Mit der Geburt des Kindes scheint es den Frauen wieder möglich zu sein, mehr Verantwortung zu übernehmen. Dies zeigte sich z.B. darin, dass sie nach der Geburt des Kindes aktiv die Tätigkeit der Schülerin an ihrem Kind beobachteten und kontrollierten und sie auch gleichzeitig aus diesen Beobachtungen lernten. Eine Mutter wies eine Schülerin sogar auf deren Kommunikationsdefizite hin.

> F: „Auch dass die dann so mit Ihrem Kind rum hantiert hat?"
> B: „Ja! Also sie machte das ganz ruhig, und wir waren ja dabei. Ich bin dann auch aufgestanden und hab mir das alles angeguckt. (...) Das war in Ordnung." (B1, 323 ff.)

> M: „Ich glaube, es ging darum, wie man das Kind dreht, je nachdem wie das Kind gerade den Kopf liegen hat, und, äh, das war für (lacht) mich auch noch ganz interessant, hab mich daneben zu stellen, um mir das auch anzukucken, ähm, weil ich da ja auch noch viel draus lernen konnte." (C4, 51 ff.)

> M: „... und zwar drehte es sich da drum, dass die Kind.. dass ihr Kind vom PZ in die Kinderklinik rübergebracht wurden und, äh, ging sie ans Telefon und hatte dann zu der Mutter gesagt, ähm: ‚Ich hab' 'ne traurige Mitteilung für Sie.' Ja, und, äh, dann hat sie aufgelegt, und da hab' ich sie nur angeguckt und gesagt: ‚Ich will ja nichts sagen, aber wenn Sie das mir gesagt hätten, ich wär' wahrscheinlich tot umgefallen mit Kind in meinem Zimmer hinten, ne' " (C3, 83 ff.)

- Verantwortung des Personals

Zur Verantwortung des Personals gehört die regelmäßige, bedarfsgerechte Anleitung der Schülerinnen. Die Interviews haben gezeigt, dass die Handlungen der Schülerinnen von Verantwortung getragen waren, indem sie berechtigte Kritik annahmen und einsichtig handelten.

> M: "... ich hab' halt nur mitbekommen, dass die, dass halt die Schwestern angeleitet wurden und halt in dieser einen Situation

das Kind bewegt wird, äh, und dann nur die Sache war, ob's noch irgendwelche Fragen gibt, und hab' dann halt auch mitbekommen, dass das wohl öfter stattfindet, (...) weil sie wohl darüber gesprochen haben, dann und dann, an dem und dem Termin in dem anderen Zimmer wird das nochmal wiederholt, oder, ähm, jemand konnte, glaub' ich, gerade nicht, irgendeine Schülerin, die war irgendwo beschäftigt, der wurde dann das nochmal im nachhinein beigebracht. Das hab' ich wohl mitbekommen." (C4, 219 ff.)

M: „Und da guckte sie mich dann auch an und: ‚Ja, da sagen Sie was. Da hab' ich die bestimmt völlig fertig gemacht, ne.' Aber das war eigentlich nur, dass sie halt eben von der Mutter getrennt wird und in ein anderes Krankenhaus gebracht wurde. Aber da hatte sie in dem Moment gar nicht so ... und diese 'traurige Mitteilung' - weil es ist ja nun mal 'ne Intensiv, wo jederzeit was passieren kann, ne. Und wenn man dann sowas gesagt bekommt, dann kriegt man erstmal am anderen Ende der Leitung 'n absoluten Schrecken, ne. Und da war sie aber selber drüber erschrocken, wie sie sich da ausgedrückt hatte. Also, äh, sagt sie: ‚Um Gottes Willen, wenn sie gleich kommt, muss ich mich erst mal bei ihr entschuldigen und so.' " (C3, 90 ff.)

### 7.3.7. Sicherheit

In Situationen existentieller Bedrohung spielt die Sicherheit für die Betroffenen eine bedeutende Rolle. So wurden von allen Befragten zahlreiche Aspekte benannt, die sich in folgende Unterkategorien aufteilen ließen:

- Generelle Anforderungen

Erfahrung, Kompetenz und sicheres Handeln trugen bedeutend zum Gefühl der Sicherheit bei.

B: „Ich fühlte mich sicher. Sicherer als wenn ich jetzt zu Hause geboren hätte. Also, es war jemand da, der Erfahrung hatte, als wo ich nicht weiß, dem ich mich anvertrauen konnte.“ (B1, 28 ff.)

B: „Die hat sich die ganze Zeit um das Kind gekümmert. Die hat die ganze Untersuchung gemacht beim Kind.“
F: „Und wie war das?“
B: „Gut. Da war noch ´ne Praktikantin dann, kam noch mit dazu.“ (B3, 1176 ff.)

B: „„... und dann kam die Schülerin dazu. Und es war also, es war o.k., wenn, sie machte auf mich `nen sehr kompetenten Eindruck.“
F: „Wodurch? Wie, woran machen Sie das fest?“
B: „Ja, hach, das ist schwer zu sagen. Wenn man ähm, also festgemacht, ich hab ich´s zum Beispiel, ähm, sie sagte zu mir während der Geburt: ‚Stellen Sie den Fuß richtig auf', ne? Oder, oder hat mir geholfen auch, den Fuß hinzustellen. Ich war da irgendwie so komisch, halt ´ne Position zu finden. Und da wusste ich, ja o.k., die ist sicher auch nicht mehr ganz, ähm, ganz neu, ne?“ (B5, 79 ff.)

M: „Also ich habe das Gefühl, jeder weiß genau, was er da tut.“ (C3, 155.)

S: “Nee...Also ich weiß nicht, ob ich´s nicht wahrgenommen habe oder ob da keine Anleitung, aber ich hatte auch den Eindruck, dass das nicht nötig ist. Das... klappte einfach sehr, sehr gut.“ (S2, 211 ff.)

V:„„... dass, äh, dass die Leute alle, also hauptsächlich die Frauen, die da waren, äh, ... dass die alle fachlich recht gut drauf waren. Da hatte man überhaupt gar keine Ängste, gar keine Sorgen, dass da (...) mal was schiefgehen könnte, egal, ob das jetzt 'ne Schwester war oder 'ne Schülerin.“ (C2, 308 ff.)

Schülerinnen wurden als zusätzliches Personal angesehen, welches mit erfahrenem Personal im Hintergrund arbeitet und durch dieses kontrolliert wird. Die dadurch teilweise doppelte Erhebung von Befunden wurde positiv gesehen.

> V: „Ja, aber man hatte auch den Eindruck, dass die, äh, examinierten, äh, zumindest hatte man da das Gefühl, dass die immer 'n Auge da drauf haben. Weil es ist ja da, gerade in dem Krankenhaus, sehr übersichtlich von allen Ecken aus und, äh, insofern hat man sowieso immer das Gefühl gehabt, dass eigentlich immer einer nach 'm Kind kuckt, wenn auch nicht bewusst jetzt, aber dass die schon alles mitkriegen, was passiert.“ (C5, 113 ff.)

> S: “...gleich kommt noch mal die Hebamme und guckt auch noch mal drauf.“ (S2, 595 f.)

> B: „Die hat dann auch alles gemacht, die hat sogar noch die U1 gemacht, die Untersuchung noch durchgeführt. (...) Es wurde natürlich noch abgesegnet von den Hebammen ...“ (B4, 197 ff.)

> B: „Wenn die Hebamme schon mal in ein anderes Zimmer musste, dann saß doch meistens die Hebammenschülerin da, und man hatte halt nicht das Gefühl, allein zu sein, obwohl mein Mann dabei war. Aber es war ein sicheres Gefühl.“ (B1, 20 ff.)

> M: „Und von dessen, ich sag mal, es war'n ja genug Ärzte da, wenn was passieren würde, sag ich jetzt mal in Anführungsstrichen, (...) würden 'se ja auch alle kommen, ne. (..) Also, von daher, die waren ja im Prinzip nicht alleine, die Schülerinnen. (...) Es ist ja immer irgendeiner auf'm Zimmer gewesen. (...) Also, ich hätte da keine Probleme mit, glaube ich.“ (C2, 296 ff.)

Die kontinuierliche Anwesenheit und die Betreuung in Extremsituationen mit teilweise pathologischem Verlauf vermittelten den Betroffenen Sicherheit.

> B: „Und, ja war von, also, wir kamen ja grad so zum Schichtwechsel, also von daher war, war sie halt auch so von Anfang an

so mit im Raum. Und, ähm, ja einfach so, ja man hatte einfach so ein gutes Gefühl gehabt.“ (S4, 171 ff.)

B: „Der Herzschlag kam wieder, und das beruhigte sich dann wieder alles. Und dann wurde ich auch von allen beruhigt da. Und - war eigentlich, wurde ich dann schnell wieder aufgefangen. Ich war gar ... , für einen Moment war es halt hektisch, aber ich wurde schnell wieder aufgefangen. Und das haben beide sehr gut gemacht.“ (B1, 357 ff.)

S: “... nein weil es so `ne Situation war, wo ich, wo ich mir die Hilfe erwünscht hab. Das, wo ich gesagt hab, es geht ja nicht so ganz glatt vor, von sich. Nee, da war ich nicht so gern allein. Ab und zu mal, aber nicht für länger, ne?“ (S5, 811 ff.)

Ein aufeinander abgestimmtes Team, das Informationen korrekt weiterleitete, seine Absprachen transparent machte und einen produktiven Austausch pflegte, vermittelte Sicherheit. Ebenso wirkte die nonverbale Kommunikation erfahren und beruhigend.

F: „Haben Sie das Gefühl, die haben schon mehrmals miteinander gearbeitet?“
B: „Ja! Ja, das Gefühl hatte ich schon.
Die waren ein gut abgestimmtes Team.“ (B1, 294 ff.)

B: „,... war auch lückenlos. Ja, also wir hatten mit ihm Probleme halt in der Schwangerschaft mit einer Niere, und das hatte ich dann der Schülerin gesagt, die hatte gesagt: ‚Ja gut, das sag ich gleich der U., dass wir das noch mal aufs Krankenblatt schreiben und in die Kurve schreiben, damit die Bescheid wissen.’ Und morgens haben die sofort einen Ultraschall gemacht...“ (B3, 1361 ff.)

F: „Was war denn Ihr Eindruck, was die Schülerin schon alles konnte, dass die so sicher auf Sie wirkte?“
B: „Hm. Ja sie hat halt ...getastet wie weit der Muttermund zum Beispiel offen war und ...hat dann Rücksprache gehalten mit der Hebamme. Das war in Ordnung. Und dann..., also ich fand es sicher. Doch.“ (B1, 62 ff.)

S: „Und jeder macht sich so seine Gedanken, und dann kommt dann schon was Produktives bei raus.“ (S2, 179 ff.)

F: „Wie war das für Sie, als Sie merkten, da passiert was zwischen denen, aber Sie wissen jetzt gar nicht so was?“
S: „Das war auch irgendwo nicht so wichtig. Ich weiß nicht wie ich jetzt auf ´ne großartige Unterhaltung reagiert hätte. Das war einfach dadurch alles viel ruhiger.“
F: „War es für Sie richtig so?“
S: „Für mich war es das Richtige. Man merkte also schon, dass sie sich so abgestimmt haben oder genau wussten, was der andere tat, ohne viele Worte. Vielleicht haben die beiden auch schon mehr zusammen gearbeitet. Vielleicht, dass ich deswegen auch denke, dass die Schwesternschülerin schon etwas weiter gewesen ist.“ (S4, 248 ff.)

Die positive Ausstrahlung der Hebammenschülerinnen und die Möglichkeit, sie bei ihren Tätigkeiten zu beobachten, hatte neben einem Vertrauen erweckenden auch einen Sicherheit vermittelnden Aspekt.

F: „Gab es noch mehr Dinge, die die Schülerin gemacht hat, wo sie dann das Gefühl hatten, da hab’ ich Vertrauen zu?“
B: „Ich sag’ mal, es war bestimmt auch so ihre Art, sie war einfach so, hatte `ne ganz nette, so `ne positive Ausstrahlung gehabt, ne?“ (B2, 163 ff.)

F: „Haben Sie das gesehen? Haben Sie zugucken können ?“
B: „Hm (bejahend), wir standen ja beide da. Ich hab’ mehr oder weniger daneben gesessen, und er hat daneben gestanden.“
F: „Also sie konnten das auch beaufsichtigen, was dort passierte?“
B: „Hm, hm (bejahend), wir waren ja die ganze Zeit da. Also ich hab da, sag ich jetzt mal, keine schlechte Erfahrung gemacht. Ich denk auch, sie weiß, sie hat sich jetzt nicht irgendwie tolpatschig oder dumm oder so angestellt. Sondern ich find, sie hat es schon so ganz gut gemacht, so dass ich auch Vertrauen schon auch zu der Schülerin hatte, ne.“ (B2, 152 ff.)

In der Kinderintensivpflege wurden die Schülerinnen und jüngere Schwestern als sehr sorgfältig geschildert. Das Wissen um die Zuständigkeit der Schwestern und Schülerinnen erleichterte es den Eltern, Kontakt aufzunehmen und aktuelle Informationen über den Zustand ihrer Kinder zu erhalten.

> M: „Das fand ich, fand ich wirklich toll, und sie waren auch sehr sorgsam, äh ... so im Umgang mit, was weiß ich, wenn was runter gefallen ist oder so, da wäre keiner auf die Idee gekommen, womöglich dieses Tuch, was dann auf'm Boden lag, nochmal zu benutzen. Also, da hätte ich mir gar keine Sorgen gemacht, dass das nicht richtig, äh, entsorgt worden wäre oder so. Gar nicht. Also, das hat, das war wirklich, ähm, toll.“ (C1, 186 ff.)

> V: „Also, wo ich, äh, das erste Mal da war und, ähm, kam 'ne andere Schwester, die ich noch nicht kannte (...) wo die Schwester, die, die wir jetzt schon gesehen haben, die haben dann nur gesagt "Ich bin heute für Ihr Kind zuständig", die haben sich dann nicht mehr mit Namen vorgestellt. Aber, ähm, wo 'ne neue Schwester dort war bzw. auch 'ne Schülerin dort war, die haben uns damit erschrocken, ... oh! Stellen sich vor, hab' ich nicht mit gerechnet (...) dass das so abläuft dann.“ (C3, 824 ff.)

> M: „Das war halt aussagekräftig, also, man weiß, ob Schwesternschülerin is, oder man weiß, das ist 'ne ausgelernte Schwester, man weiß, wie man se anreden kann und (...) mehr Information, denk mal, braucht man nicht, ne.“ (C3, 840 ff.)

- Anforderungen an Schülerinnen

In den Aussagen der Befragten ließen sich bestimmte Anforderungen an die Schülerinnen erkennen. So trug der Aspekt, dass die Schülerinnen nur eingeschränkt eigenverantwortlich für die Versorgung zuständig sind, wesentlich zu einem Gefühl der Sicherheit bei. In diesem Rahmen arbeiteten kompetente Schülerinnen jedoch selbständig. Für eine Interviewpartnerin war die fehlende Anleitung der Schülerinnen ein Zeichen für deren Kompetenz.

> M: „Ja. Also, die Schülerinnen waren sehr, sehr bemüht. Und, ähm, ja, wir haben halt so festgestellt, dass da die Schülerinnen eben die Pflege von den Kindern übernommen haben, die nicht

so, so aufwendig war. Also, so jetzt schwierig vom Krankheitsbild im Moment und die haben sich wirklich ganz, ganz viel Mühe gegeben und, äh, ja, waren auch sehr freundlich (..) Ja, und das, was so, so bei ihr in dem Moment zu machen war, war auch, war auch wirklich okay." (C5, 32 ff.)

M: „Also war's dann wirklich schon so, dass, äh, (Name des Kindes) ja schon so stabil war, dass man das halt eben 'ner Schülerin zugetraut hat." (C3, 265 ff.)

M: „Also, die Schüler sind nicht an seine Wunde gegangen." (C1, 664)

M: „Also, äh, eigentlich, was ich so erlebt hab', war eigentlich mehr oder weniger nur die Pflege der, der Säuglinge. (...) Weil die dann halt von den Schülerinnen, ähm, absolviert worden sind, ansonsten zu, äh, ja, weiß ich nicht, selbst, ähm, das Kleben der, der, äh, Elektroden am Bauch oder so, das hat keine Schülerin gemacht. Die war'n dann halt eher für das Putzen oder so zuständig." (C1, 673 ff.)

M: „Sie (die Schülerinnen) haben, äh, sich dann häufig dazugestellt und haben zugeguckt, ..." (C1, 717 f.)

M: „Ja, und im, im Intensivbereich .. ja, wie ich schon sagte, also, da hatt' ich mehr so das Gefühl, dass die schon alle 'n bisschen weiter waren. So 'ne direkte, sicherlich, ich mein', den einen oder anderen Ratschlag sich geben lassen, aber so direkt, dass da jetzt 'ne Ausgebildete und eine Auszubildende nebeneinander parallel gearbeitet haben, haben wir nicht erlebt. Also, das war wirklich so, dass wir, dass 'ne Schwesternschülerin selbständig für jemanden zuständig war, wo, äh, man dann sagen konnte, sie ist so fit oder so weit, dass sie, dass man ihr das zutrauen konnte." (C3, 250 ff.)

S: „... aber ich hatte auch den Eindruck, dass das (Anleitung) nicht nötig ist. Das... klappte einfach sehr, sehr gut, ..." (S2, 212 ff.)

V: „... das nimmt natürlich auch einem die Angst, logischerweise. Während man jemanden hätte, so wie beim Friseur, der einem jetzt zeigt, wie die Haare geschnitten wird, dass die dann gezeigt hätte, wie 'n Kind gewickelt wird oder wie, wie, äh, es angestöpselt wird, äh, da hätten wir uns vielleicht schon Gedanken gemacht." (C2, 322 ff.)

Gewissenhaftes und sicheres Arbeiten sowie die Rücksprache der Schülerinnen mit den Ausbilderinnen vermittelt Sicherheit und Vertrauen.

M: „Wenn man jetzt so das Gefühl hat, dass, das, ähm, das Kind wird dadurch schlechter versorgt oder so, das ist ja so das, wo man vielleicht erst denkt, Schülerin und vielleicht können die das alles noch nicht so, aber man hatte nie den Eindruck, dass die da im Ansatz mit überfordert waren, ne, das war wirklich okay." (C5, 107 ff.)

S: „Sehr gewissenhaft auch die Schülerin, ..." (S2, 598 f.)

V: „Aber, wie gesagt, vom Fachlichen her, vom Eindruck her, wie es rüberkam, waren alle gut drauf. Also, da hatt' ich auch zu keiner Zeit irgendwo Angst, wie gesagt, ich hatte auch mal gesagt, dass da 'ne Schülerin sich bei uns vorgestellt hatte, auch die Kinder sauber machte, ich hatte zu keiner Zeit irgendwo Angst, dass da was im negativen Sinn passieren könnte. Zu keiner Zeit. Ich hatte großes Vertrauen zu den Leuten. Allein, äh, von ihrer Art und Weise her, wie sie, wie sie die Sachen angegangen sind, das war, die war'n wirklich gut drauf. Muss man ganz einfach sagen."

M: „Also, das fand ich auch." (C2, 329 ff.)

Eine Interviewpartnerin beschrieb die Unsicherheit der Hebammenschülerin unter der Geburt als harmlos und empfand das langsame und dadurch korrekte Arbeitstempo als sicherheitsfördernd.

B: „... wo sie sich dann, wo sie ein bisschen unsicher wurde. Und das war supersüß, ..." (B4, 226 f.)

B: „... dass gerade Leute, die, die in einer Ausbildung sind, egal in welchem Bereich, die sind in meinen Augen meistens fähiger als die, die wirklich schon seit Jahrzehnten in dem Job vertreten sind. Also deshalb, das war überhaupt nicht schlimm. Ich geh' auch grundsätzlich, das ist so was ganz Typisches, ich geh auch grundsätzlich immer zu, wenn ich zum Friseur geh', gehe ich grundsätzlich immer zu den Auszubildenden. Weil ich so das Gefühl hab', die sind, die arbeiten so langsam und korrekt, dass gar nichts passieren kann. Ne?“ (B4, 716 ff.)

- Spezielle Anforderungen an Hebammen

In den Interviews wurde deutlich, dass die Hebammen die Ansprechpartnerinnen der Frauen bzgl. der Sicherheit waren. Die intermittierende und zusätzliche Anwesenheit der Hebammen (zur Schülerin) vermittelte den Frauen ein Gefühl von Sicherheit. Zusätzlich zur intermittierenden Anwesenheit bestand bei den Frauen das Bewusstsein, die Hebammen jederzeit erreichen zu können. Besonders wichtig war ihnen die Anwesenheit in der Schlussphase der Geburt.

S: „Die andere hätte ich sofort gefragt wenn es um ... , ich hab die immer gefragt, ist mit dem Kind alles in Ordnung, habe ich mich immer an die Hebamme gewendet oder so was, weil die ja offensichtlich die Fäden alle in der Hand hatte und so.“ (S5, 592 ff.)

B: „Ich denke, jetzt so in den entscheidenden Situationen oder Momenten war auf jeden Fall die Hebamme da. Näh? Nur, ich sag jetzt mal, so dieses, dieses rundum, wo, wo vielleicht, ich noch, was weiß ich, noch so ein bisschen am Atmen bin, und, äh, einfach so Wehen wegatme, da war dann, eh, also da war die Schülerin da.“ (B2, 469 ff.)

S: „ ... die Hebamme, die kommen ja sowieso immer mal gucken ...“ (S1, 559 f.)

F: „Das war jetzt aber nicht, dass Sie Angst gehabt hätten?“
S: „Nein, gar nicht, ich wusste ja, die sind immer da und um einen ...“ (S1, 570 ff.)

B: „Ich hatte wohl schon ´nen Moment, da war die Schülerin alleine, wo ich dachte, du bist kurz davor, da wollte die Hebamme noch mal weg. Ich sag: Bleiben Sie." (B5, 174 ff.)

B: „Ja genau, bei dieser Geburt, und da sagte die Hebamme: Ja ja, wo sie jetzt so weit sind, da bleib ich dann bei Ihnen. Ich wollte zwar noch mal weg aber ich bleib jetzt doch bei Ihnen! Da war´s mir dann doch ein bisschen sicherer, ne?" (B5, 178 ff.)

B: „... ich denk mal wenn man so, im, äh, ja im Endstadium ist, dann ist man doch froh, wenn jemand da ist, der vielleicht nicht erst, weiß ich nicht, zwanzig oder dreißig Geburten, ich weiß ja nicht, wieviel Geburten sie mitmacht." (B5, 186 ff.)

### 7.3.8. Rollenzuschreibung

Die Interviewpartner haben in ihren Aussagen dem Personal Eigenschaften und Funktionen zugeordnet, aus denen sich Rollenzuschreibungen ergaben.

- Rollenzuschreibung für Schülerinnen

Den Schülerinnen wurden viele positive Eigenschaften zugeordnet, die gerade für die Funktion einer kontinuierlichen Betreuung notwendig sind.

B: „Also die geben einem so das Gefühl, a) dass die, ähm, beim Geburtsgeschehen jetzt einfach dabei sind. Über, über diese lange Zeit hinweg." (B4, 830 ff.)

B: „Die sind ja einfach sensibler." (B4, 96 f.)

M: „Also grundsätzlich waren wir mit der Pflege ganz zufrieden. Äh, die Schülerinnen waren alle sehr, äh, interessiert und ..." (C1, 3 f.)

S: „Einfach ablenkende Sachen, wohingegen die zweite halt ,ähm, mehr auf mich eingegangen ist. Weil das vielleicht in dem

Moment am nötigsten gewesen ist. Und die letzte, die hat eigentlich mehr Ablenkung betrieben. Da hab ich die Zeit auch überhaupt nicht mehr bemerkt, die so verflogen ist.“ (S4, 182 ff.)

S: „... dann ist mein Partner erst mal losgefahren, meinen Sohnemann von der Schule abholen. Und dann sogar, das war ganz toll, die haben dann alles weggeräumt und wussten ja auch, dass mein Sohn kommt, weil wir gefragt haben, ob der in den Kreißsaal rein darf. Ja natürlich darf der rein. Und dann haben sie alles beseitigt, was nur irgendwie nach Schrecken ausgesehen hat. Selbst meine Socken müssen noch voll Blut gewesen sein. Und die Schwesternschülerin, die war, die dritte, die war so Klasse, die hat dann gesagt: Wollen Sie die mitnehmen und waschen oder, äh, soll ich sie direkt, wegschmeißen. Die müssen sie auf je den Fall ausziehen. Ja, die hat wirklich jede einzelne Spur beseitigt. Und wenn danach dann irgendwas gewesen ist, ähm, wenn sie noch mal irgendwas gucken musste, die hat das immer so gemacht, dass mein Sohn nichts davon mitgekriegt hat, rein gar nichts.“

F: „Was hat, was hat Ihnen daran so gut gefallen?“

S: „Dass darauf geachtet worden ist, so dass da jetzt ein Neunjähriger rumläuft, der das nicht so gut findet, wenn seine Mutter da in \`ner Blutlache liegt. Oder so. Obwohl es nicht unbedingt was Schlimmes ist, aber das kann so´n Neunjähriger eben nicht einschätzen.“ (S4, 414 ff.)

F: „Wie hat sich das ausgedrückt, dieses Mehr, was da war?“

S: „Phhh. Ich weiß nicht. Wenn ich, wenn wenn man einen Menschen anschaut, oder in so \`ner Situation sieht, und man guckt sich an, und es spiegelt sich irgendwas wider, oder es ist ein Lächeln oder es ist irgendwas. Es ist nicht dieses Mitleiden, dieses leidige, sondern irgendwie so dieses Verstehen oder, ach, ich weiß nicht, es knüpft.. weiß man nicht, warum sich Beziehungen knüpfen und nicht knüpfen.“ (S5, 585 ff.)

S: „... ‚Das wird gleich wieder besser oder die Wehe, die wird so sowieso, so schlimm wird das jetzt also noch nicht sein, die sind noch nicht so lang, die sind noch nicht so stark, und Sie wachsen da auch rein, wenn die stärker werden. Sie brauchen keine Angst,

> zu haben, dass sie, sie werden da lernen mit umzugehen, und so.' Allein diese, dieser Zuspruch, dass man schon mal wusste, was auf, was auf einen dann doch weiter auf einen zukommt, und dass man in der Lage sein würde, damit auch fertig zu werden." (S3, 337 ff.)

Zu der Rolle der Hebammenschülerinnen gehörte es, da sie mehr Zeit hatten, die Hebammen zu entlasten. Ihre jeweiligen Aufgaben wurden unterschiedlich wahrgenommen. Für manche Frauen bestand ihre Aufgabe in der Beobachtung des Geburtsverlaufs, andere bezogen auch den Dammschutz in die Aufgaben mit ein.

> B: „Zur Hebamme war eher so das Gefühl, sie muss da jetzt auch noch zu anderen Geburten. Und zur Schülerin war eher das Gefühl, sie ist eher für uns da. Denke ich mal."
> F: „Ich denke jetzt verstehe ich."
> B: „Hm."
> F: „Die Zuständigkeit war anders?"
> B: „Ja. Also, so habe ich es empfunden. Näh, dass sie, weil sie kam viel öfter rein als die Hebamme."
> F: „Hm."
> B: „Das. ... Ja, genau so."
> F: „War sie von der Zeit her länger da?"
> B: „Öfter, also sie schaute öfter mal herein, und das war halt angenehm auch." (B1, 268 ff.)

> B: „Die eine Situation war, ähm, ... da kam, da lernte ich die kennen, da sagte mir meine Hebamme, dass sie einfach jetzt ein bisschen Entlastung bräuchte noch durch das Krankenhauspersonal, weil sie da ein bisschen jetzt, ähm, jetzt zeitlich sich, ähm, aufteilen müsste, mit der anderen Geburt. Und, ähm, dann hab ich, dann da lag ich gerade in der Badewanne und hatte eigentlich ganz schöne Wehen. Und da hat sie mir `ne Schülerin mit rein geschickt ..." (B3, 170 ff.)

> F: „Und in der, in der Schlussphase, jetzt noch mal zur Geburt, da hat auch keinerlei, eh, Korrektur stattgefunden? So in diesem Sinne von ...„
> S: „Nicht bewusst."

F: „...das anders oder so?“
S: „Nicht bewusst mitbekommen. Nein, soweit ich mich erinnere, hat die Hebammenschülerin nur noch beobachtet, hat da gesessen und auch geguckt.“ (S1, 777 ff.)

F: „Sie werden von hinten gestützt, sind so in der Hocke. Wer macht die Geburt? Die Schülerin oder die Hebamme, oder wer macht das?“
B: „Die Schülerin.“
F: „Die Schülerin.“
B: „Hat auch den Dammschutz gemacht.“ (B3, 909 ff.)

Die Schülerinnen konnten begründete Korrekturen akzeptieren, brachten jedoch ihrerseits berechtigte Kritik nicht an. Teilweise war das Rollenverhalten der Schülerin abhängig von der jeweiligen Hebamme.

M: „... ich hab es halt, äh, nur von dieser Schwester (Name) erlebt, die, äh, sich da sehr viel Mühe gegeben hat und, äh, wenn dann irgend was nicht so, so richtig war, dann hat sie das halt auch begründet und, äh, das ham dann die Schwesternschülerinnen auch eingesehen, ...“ (C1, 366 ff.)

M: „Und, äh, sie hat aber auch nichts dazu gesagt. Also, ähm, das hätte ich jetzt vielleicht auch erwartet oder, oder gedacht, jetzt kommt vielleicht irgendwie so 'n blöder Kommentar: Die Doofe! Oder, oder: Warum kann sie mir das nicht erklären? Aber, äh, das, nee, das kam nicht.“ (C1, 310 ff.)

B: „Nein, man hatte so das Gefühl, sie, sie hatte auf einmal dann eine ganz andere Rolle.“
F: „Ach, erzählen Sie mal.“
B: „Ne? Sie hatte `ne andere Rolle. Bei dieser ersten Hebamme hatte man so das Gefühl, ähm, die arbeiten fünfzig zu fünfzig. Zusammen, ja? Also die hatten, ne? Die haben einfach zusammengearbeitet. Und bei der anderen Hebamme hatte man so das Gefühl: Du bist Schülerin, und ich bin die Hebamme, genau! (B4, 474 ff.)

> B: „Und von dieser anderen Hebamme, also man merkte diese Unsicherheit, die dann auf einmal aufkam. Ne? Von dieser Schülerin. Weil, weil es halt nicht mehr so harmonierte.“ (B4, 490 ff.)

- Rollenzuschreibung für Hebammen und Kinderkrankenschwestern

Die Analyse der Interviews ergab eine deutliche Aufteilung der Zuständigkeitsbereiche des Personals.

> B: „...die Hebamme war ja eigentlich nur so zu, ich sag jetzt mal, so zu, zu Fakten eigentlich da. Deswegen, würde ich mal sagen, hab' ich auf jeden Fall, hatte ich eher ein Verhältnis, so in den zwei Stunden zu der Schülerin wie jetzt zu der Hebamme.“ (B2, 457 ff.)

> M: „... man merkt natürlich schon, wer, äh, vollkommen ausgebildet ist und, ähm, wer halt noch angelernt wird, ähm, das fängt natürlich schon bei irgendwelchen Arbeiten an, die, die gemacht werden müssen, ähm, irgendwas umsortiert, aussortiert, einräumen oder so, das haben dann schon meistens die Schülerinnen gemacht.“ (C4, 84 ff.)

Hebammen und Kinderkrankenschwestern wurden andere Eigenschaften und Funktionen zugeordnet. Hebammen waren für die grundsätzliche Vorgehensweise im Kreißsaal zuständig, die sie in intermittierender Weise wahrnahmen. Dabei schrieben die meisten Frauen den Hebammen die Aufgabe des Dammschutzes zu und konzentrierten sich in dieser Phase auch auf diese.

> B: „Aber ich sag mal, die grundsätzlichen weiteren Vorgehensweisen und was so ist, ähm, das hab ich dann schon mit meiner Hebamme durchgesprochen, ne?“ (B3, 217 ff.)

> B: „Die Hebammen wiederum nicht, die kamen wirklich nur alle zwei bis drei Stunden zwischendurch mal vorbei. Haben geguckt, wie weit ich bin.“ (B4, 140 ff.)

> F: „Als das Kind dann kam, Ihre Tochter, wer hat die denn raus geholt?“

S: „Die Hebamme. Hm. Die Hebamme selbst.“ (S4, 330 ff.)

S: “Wobei ich, ehm, die Stimme der Hebamme mehr im Ohr habe, was jetzt die kon.. also den, .. den konkreten, ehm, die richtig, die die die Geburt anbetrifft.“ (S2, 236 ff.)

Bezüglich der Ausbildung hatten die Hebammen die Aufgaben, Schülerinnen Anweisungen zu geben, sie anzuleiten und zu korrigieren, sie zum Üben aufzufordern, gemeinsam mit ihnen zu untersuchen und Ausbildungsmöglichkeiten zu fördern, indem sie z.B. die Frauen auf die Vorteile einer Betreuung durch Schülerinnen hinwiesen.

B: „...und dann kriegte ich halt nur mit, wo die, dass die Hebamme sagte, ähm, also meine Hebamme sagte: Nee, die Frau X bekommt jetzt `ne PDA, das ist so mit ihr abgesprochen. (...) Also hat ihr dann ganz klar gesagt so, ne?“
F: „Klar.“
B: „Das ist jetzt so.“
F: „Punkt.“
B: „Genau.“ (B3, 247 ff.)

B: „Das ging speziell um den Muttermund, wie weit der Muttermund sich geöffnet hat, inwiefern, wo das Köpfchen genau liegt, ähm, etc. (...) Und die wurd’ insofern angeleitet, ja also die hat die Untersuchungen durchgeführt und musste selbständig sagen, was sie da erlebt.“ (B4, 218 ff.)

B: “Und die Hebamme hat das Ganze entweder dann bestätigt oder genau umgekehrt: Guck noch mal richtig nach, ...“ (B4, 224 f.)

S: “Ja wenn die Hebamme untersucht hat, dass sie z. B. gesagt hat: Untersuchen sie auch noch mal oder ertasten sie noch mal.“ (S2, 151 ff.)

B: “Nein, also das war so, dass man zuerst immer von der Hebamme untersucht wurde ...“ (B4, 76 f.)

S: „...also, wir hatten, wir haben Hebammenschülerinnen dabei, ehm, wenn wir gleich, ehm, bisschen in Stress geraten, weil man vielleicht nochmal was anderes, bei `ner anderen Geburt mitgucken muss, oder so, oder halt irgendwelche Sachen auftauchen, die gemacht werden müssen, wo sich die Hebamme sich drum kümmern muss, dann hab' ich halt immer noch die Möglichkeit, auf die Hebammenschülerin, die ganze Zeit eigentlich da ist, und, ehm, auch da bleibt, wenn sie auch mal raus muss, ne ...“ (S3, 1311 ff.)

In der Kinderintensivpflege wurden den Schwestern keine spezifischen Rollen zugeschrieben, lediglich eine Interviewpartnerin hatte den Eindruck, dass Schwestern liebloser pflegten als Schülerinnen.

M: „Wenngleich so ältere, ähm, Schwestern, die so... ich weiß nicht ... kurz vorm Ruhestand stehen also schon liebloser mit den Kindern umgegangen sind ...“ (C1, 6 ff.)

M: „Weil...weil das so lieblos alles war, ne.“
F: „Sowohl der Umgang mit den Kindern als auch mit den Schülerinnen?“
M: „Auch mit den Schülern, mhm.“
F: „Ja?“
M: „Mhm.“ (bestätigend) (C1, 140 ff.)

- Rollenzuschreibungen für Hebammen bzw. Kinderkrankenschwestern und Schülerinnen

Obwohl die Interviewpartner den Auszubildenden und Ausbilderinnen unterschiedliche Rollen zuschrieben, haben manche ihnen auch gleiche Eigenschaften und Funktionen zugeordnet. Einige der Befragten empfanden die Betreuung durch Hebammen, Kinderkrankenschwestern und Schülerinnen gleichwertig. Sie ordneten ihnen Eigenschaften wie informativ, empathisch und liebevoll zu.

M: „Und ich hatte da in keinster Weise das Gefühl, dass da einer weniger beherrschte oder weniger konnte wie 'n anderer, ne.“
V: „Ich auch nicht.“ (C3, 167 ff.)

F: „Wie war die Vorstellung für Sie, oder dieses, Sie haben jetzt selbst gemerkt, die Schülerin macht die Geburt, führt die Geburt selbst auch durch. Wie war diese Erkenntnis für Sie? Also Sie haben das ja nicht im nachhinein gemerkt, sondern Sie haben es ja in dem Moment auch gemerkt.“

S: “Ja, aber ich hab da nicht unterschieden zwischen den beiden Frauen, würde ich sagen. Schien mir kompetent ...“ (S5, 273 ff.)

M: „Hm, ja so im Großen und Ganzen kann ich eigentlich nur sagen, dass sie sehr aufmerksam waren ... und, ... auch, ich sag mal, ähm, .. hilfsbereit (Kind schreit). Ne, und einem viel erzählt haben oder erklärt haben, wie man was am besten macht und, und, äh, einen in die Pflege mitintegriert haben, sag ich mal so.“ (C3, 16 ff.)

M: „Schwesternschülerinnen und halt auch jüngere Schwestern haben, wenn sie Zeit hatten, auch mal nichts zu tun hatten, was ja also doch seltener vorkommt, haben auch die Kinder schon mal aus'm Bett rausgenommen und haben mit denen 'n bisschen gekuschelt, wenn die Mütter halt nicht da waren, was die Kinder natürlich auch, äh ja, ganz toll fanden, hatte man so den Eindruck. Die lagen dann halt auf der Brust der Schwester (lacht) also, auf der bedeckten Brust und, äh, haben dann da halt so ganz ruhig gelegen und, äh, man hat richtig gesehen, dass die es genossen haben. Was bei älteren Schwestern eigentlich nie vorkam.“ (C1, 23 ff.)

Manche Frauen nahmen im Kreißsaal die gemeinsame kontinuierliche Anwesenheit von Hebamme und Schülerin wahr, sie erlebten den Austausch zwischen ihnen und dass beide gemeinsam den Dammschutz durchführten.

S: „... `ne Situation vorgefunden habe, ehm, die es eben Hebamme und Schülerin erlaubt haben zeitlich, im Prinzip rund um die Uhr oder die ganze Zeit da zu sein, mehr oder weniger.“ (S2, 86 ff.)

S: „Dass sich darüber ausgetauscht wurde, ... ehm, ... was war das noch? ... ja ... homöopathische Gaben.“ (S2, 155 ff.)

F: „Wer hat jetzt die eigentliche Geburt gemacht?“
S: “Ehm.“
F: „Aus Ihrer Erinnerung?“
S: (Pause) „Soweit ich das richtig in Erinnerung habe, war das auch, ehm, ne Gemeinschaftsarbeit.“ (S3, 1059 ff.)

# 8. Die Bedeutung der Untersuchung für die Praxis

Der Bildungsauftrag in der Geburtshilfe und in der Kinderintensivpflege erfolgt in der Regel immer mit Blick auf ein „drittes Subjekt“, die Gebärende oder den Patienten. Diese müssen mit ihren Bedürfnissen im Vordergrund stehen. Die Bedeutung der Untersuchung ist unter dieser Prämisse zu betrachten.

## 8.1 Die ethische Dimension von Ausbildung in der beruflichen Alltagspraxis

Die Interviews verdeutlichen, dass von den befragten Personen ethisches Handeln eingefordert wird. Deshalb ist es wichtig, dass Ausbilderinnen nicht nur über Erfahrung im fachlichen Bereich verfügen, sondern sich auch durch eine ethische Haltung auszeichnen, die es ihnen ermöglicht, Verantwortung zu übernehmen und damit sowohl die Gebärenden und die Patienten als auch die Schülerinnen zu schützen. (Vgl. Kap. 4.2.)

Es reicht also nicht aus, dass in der Ausbildung die Schülerinnen fachlich qualifiziert werden, sie müssen die Möglichkeit erhalten, in der Praxis eine von den Gebärenden und Eltern in den Interviews geforderte, die Person wertschätzende ethische Haltung entwickeln zu können, um dann selbst in der Lage zu sein, im vollen Umfang sittlich zu handeln und Verantwortung für Betroffene in existentiell bedrohlichen Situationen zu übernehmen.

Dazu muss der Schülerin bewusst sein, dass ihr sittliches Handeln aus ihrer Entscheidung hervorgeht, da ethisches Verhalten nur aus Einsicht in das jeweils situativ Erforderliche, erfolgen kann. Dabei stellt sich das Problem, dass niemand Moralität einfach hat sondern sie sich erst im moralischen Handeln erwirbt. Diese Form der Selbstbildung (vgl. Kap. 4.1) kann durch vorbildhafte Ausbilderinnen hilfreich unterstützt werden.

## 8.2 Beispielhafte Erkenntnisse aus der Praxis für die Praxis

Die folgenden Ergebnisse basieren auf der Analyse der fünfzehn Interviews, deren Postskripten und auf der umfassenden Literaturrecherche der Verfasserinnen.

Die Interviews spiegeln allgemein eine positive Einstellung der Interviewpartner zur Ausbildung und ein Bewusstsein für ihre Notwendigkeit wider. Besonders erwähnt wurde, dass die Ausbildung informativ, hilfreich und unterstützend und von Interesse war. Ob der Aspekt sozialer Erwünschtheit von Bedeutung war, ist unklar. Einige Interviewteilnehmer schienen während der Interviews das erste Mal mit dem Gedanken konfrontiert worden zu sein, dass an ihnen bzw. ihren Kindern ausgebildet wurde. Sie entwickelten erst im Verlauf der Interviews ein Bewusstsein von der Tragweite von Ausbildung.

Die Personalstrukturen im Gesundheitswesen lassen z.Zt. eine ausschließliche Betreuung durch ausgebildetes Personal nicht zu (vgl. Kap.2.2). Die Kompensation des Personalmangels durch den Einsatz von Schülerinnen wurde von den Interviewpartnern erkannt. In der Geburtshilfe kann der Personalmangel Grund dafür sein, dass die Schülerinnen von den Frauen als unersetzlich geschildert wurden, da sie das Bedürfnis nach einer kontinuierlichen Bezugsperson befriedigten (vgl. Kap. 3.3). Dies wurde auch in Nachgesprächen deutlich, in denen die Frauen berichteten, dass ihnen Freundinnen und Bekannte in erschreckenden Visionen dargestellt hatten, wie sie unter der Geburt allein gelassen wurden. In der Kinderintensivpflege spielte die kontinuierliche Betreuung ebenfalls eine große Rolle, war im Gegensatz zur Geburtshilfe aber aufgrund der langen Krankenhausaufenthaltsdauer nicht an eine Person gebunden.

Sowohl Gebärende (vgl. Kap. 3.2.2) als auch Eltern (vgl. Kap. 3.2.3) sind in Situationen existentieller Bedrohung (vgl. Kap. 3.4) Belastungen ausgesetzt, die ihre Wahrnehmung deutlich beeinträchtigen können. Mit zunehmender Belastung wurden diese Einschränkungen immer deutlicher. Dies hatte Auswirkungen auf die Möglichkeit, Verantwortung für sich oder sein Kind vollständig zu übernehmen. In diesem Zusammenhang muss bedacht werden, inwieweit das Ausmaß der Belastungen die Betroffenen in ihren Möglichkeiten einschränkt, z.B. Maßnahmen an sich oder ihren Kindern abzulehnen. (vgl. Kap 7.3.6.)

In der Geburtshilfe hat der überwiegende Teil der Frauen, entgegen den Auswahlkriterien, nicht wahrgenommen, dass der Dammschutz von der Schülerin durchgeführt wurde, sondern sie vermuteten, dass die Hebamme ihn ausführte. Versucht man nun die Frage zu beantworten, wie die Frauen zu dieser Annahme kamen, so ergeben sich unterschiedliche Möglichkeiten. Zum einen wird der Dammschutz in der Literatur für Schwangere als der Höhepunkt der Geburt dem Aufgabenbereich der Hebamme zugeordnet; so kann es den Frauen undenkbar erscheinen, dass dieser von einer Schülerin durchgeführt wird (vgl. Kap. 7.3.8). Zum anderen sind die Frauen bis zur Dammschutzphase über alle Tätigkeiten der Schülerin informiert worden, bzw. das Einverständnis wurde für jede Maßnahme eingeholt. Unter dem Aspekt der in der Dammschutzphase deutlich eingeschränkten Wahrnehmung können viele Frauen demnach nur davon ausgehen, dass der Dammschutz von der Hebamme durchgeführt wird.

In der Betrachtung des Aspekts Belastungen in existentiell bedrohlichen Situationen war die Diskrepanz in der Wahrnehmung belastender Ausbildung interessant. Einige Interviewpartner schilderten, dass die Anleitung von Schülerinnen für sie irrelevant war, wenn Angst und Schmerzen ein bestimmtes Maß überschritten hatten. Demgegenüber bedeutete praktische Anleitung in der Schilderung anderer Interviewpartner beim Überschreiten eines gewissen Maßes an Angst und Schmerzen eine Zumutung (vgl. Kap. 7.3.3). Es stellt sich die Frage: Ist es für einige Gebärende und Eltern wirklich irrelevant und damit zumutbar? Handelt es sich um eine sozial erwünschte Antwort oder liegt hier eine Dilemmasituation vor, bei der die zusätzliche Belastung der Zumutbarkeit gegenübersteht? (Vgl. Kap 4.2)

Für den Aufbau von Beziehungen waren die Aspekte Sympathie und Antipathie von großer Bedeutung. So wurden z.B. bei der Betreuung durch sympathisch erlebte Schülerinnen Belastungen durch Ausbildung als nicht so gravierend empfunden und fehlerhaftes Verhalten der Schülerin wurde sogar verharmlost (vgl. Kap. 7.3.7). Dies könnte darin begründet sein, dass Fehler nicht so gravierend erscheinen, da die Kontrolle durch die Ausbilderin gegeben ist oder durch eine Identifikation der Gebärenden mit der Schülerin durch die Erinnerung an das eigene Ausbildungserleben bzw. speziell in der Geburtshilfe kann sich die Frau mit der Schülerin über die auf sie zukommende für beide unsichere Situation identifizieren. Eine weitere Möglichkeit könnte darin bestehen, dass die Frau erkennt, dass auch die Schülerin von der Hebamme abhängig ist.

In den Interviews wurden die Schülerinnen in der Geburtshilfe von den Männern negativer erlebt als von den Frauen. Unter dem Aspekt der Sicherheit lässt sich das durch die unterschiedliche Rollenzuschreibung von Hebamme und Schülerin erklären, sofern die nicht befragten Männer die gleiche Rollenzuschreibung vornehmen wie die Frauen. Ist die Hebamme vorrangig für die Sicherheit und die Schülerin für die emotionale Betreuung der Frau zuständig, kann die Schülerin dem Bedürfnis des Partners nach Sicherheit nicht gerecht werden, wenn dieser sich als Beschützer der Familie sieht und diese Rolle der

Hebamme zuschreibt. Das positivere Erleben der Schülerin durch die Väter in der Kinderintensivpflege könnte darin begründet sein, dass die Schülerin in der emotionalen Betreuung der Frau nicht in Konkurrenz zum Partner tritt, da ihr vornehmliches Augenmerk dem Kind gilt und nicht der Frau. Der Aspekt der „emotionalen Konkurrenz“ in der Geburtshilfe wird in dieser Arbeit nicht näher betrachtet, da das Erleben der Väter unter der Geburt nicht Gegenstand dieser Untersuchung war.

Sowohl in der Geburtshilfe als auch in der Kinderintensivpflege wurde das hohe Bedürfnis nach Sicherheit erfüllt, wobei in der Geburtshilfe der selbstverständliche Wunsch nach Privatsphäre im Widerspruch zu dem Sicherheitsaspekt stehen kann.

Auffallend in den Interviews ist die enorme Bandbreite bzgl. der Bedeutung einer Vorabinformationen über die Mitarbeit von Schülerinnen und über die Ausbildungssituation. Erstaunlich ist die Aussage, dass diesbezügliche Vorabinformationen irrelevant seien. Dies kann einerseits damit zusammenhängen, dass die Tragweite von Ausbildung in Ernstsituationen nicht erfasst wird, andererseits eine überwiegend positive Wahrnehmung der Ausbildungssituation retrospektiv auch Vorabinformationen überflüssig erscheinen lässt. So erleben heute Gebärende und Patienten im Krankenhaus Aufklärung meist in Verbindung mit Eingriffen und ihren Risiken und damit in einem eher negativen Zusammenhang.

Die Interviewpartner erlebten sowohl die verbale als auch die nonverbale Kommunikation nur dann als positiv, wenn sie für sie eindeutig war. (Vgl. Kap. 7.3.5.) Dies ist vor allem unter dem Aspekt der in manchen Situationen eingeschränkten Wahrnehmung von großer Bedeutung. Damit liegt es in der Verantwortung des Personals, unter Berücksichtigung der Wahrnehmungsfähigkeit der Gebärenden und der Eltern für die Informationen das richtige Maß und in der Kommunikation eine angemessene Form zu finden. (Vgl. Kap. 4.1 und 4.2.) Hier wird erneut eine Dilemmasituation deutlich: Betroffene haben einerseits einen Anspruch auf umfassende Aufklärung (vgl. Kap. 1.3), andererseits sind ihre Wahrnehmungen in Situationen existentieller Bedrohung so eingeschränkt, dass eine umfassende Information eigenverantwortliches Handeln nicht erleichtert, sondern eher zu Verunsicherung und Verwirrung führt. Das macht es für die Gebärenden und Eltern unmöglich, Maßnahmen an sich oder ihren Kindern abzulehnen.

Insgesamt war für die Interviewpartner die Sicherheit dadurch gewährleistet, dass die Schülerinnen mit erfahrenem und kompetentem Personal im Hintergrund arbeiteten. Demgegenüber stehen einzelne Aussagen, dass in als bedrohlich empfundenen Situationen dies nicht mehr ausreichte, um sich sicher zu fühlen. (Vgl. Kap. 7.3.7.) Es stellt sich also die Frage: Inwieweit kann in als bedrohlich empfundenen Situationen die kontinuierliche Anwesenheit von ausgebildetem Fachpersonal gewährleistet werden? Nicht nur die kontinuierliche Anwesenheit des Personals, sondern auch ein aufeinander abgestimmtes Team trug bedeutend zum Gefühl der Sicherheit bei. Einige Gebärende irritierte die formale Anrede zwischen Hebamme und Schülerin in einer solch intimen Situation unter der Geburt. Gleichzeitig berichteten sie aber, dass die formale Anrede keinen Einfluß auf die gute Atmosphäre hatte. Diese Irritation lässt sich u.a. durch den Versuch, im Kreißsaal eine häusliche und familiäre Atmosphäre zu schaffen, zu der eine formale Anrede nicht zu passen scheint, erklären oder dadurch, dass die formale Anrede die von der Frau empfundene Gleichheit zwischen Hebamme und Schülerin in Frage stellt, damit aber auch die gleichwertige, Sicherheit vermittelnde Kompetenz der Schülerin. Eine weitere Möglichkeit wäre die Vorstellung der Frau, dass sich die Anerkennung der Schülerin durch die Hebamme in der Form der Anrede zeigt. Ein unangemessenes Pochen auf die Vorrangstellung, z.B. aufgrund persönlicher Differenzen, die das Verhältnis zueinander nicht mehr über die Aufgaben definiert, führt zu einem unklaren Rollenverständnis und zur Unsicherheit auf der Seite der Gebärenden. (Vgl. Kap. 3)

Will man ein Gefühl der Unsicherheit vermeiden, muss man sich zunächst die Frage stellen, wie es zu diesen Situationen kommen kann. Die Arbeit mit Menschen in existentiell bedrohlichen Situationen stellt aufgrund der emotionalen Belastung hohe Anforderungen an das Personal. Schülerinnen in diesen Bereichen auszubilden, stellt eine weitere Anforderung an Hebammen und Kinderkrankenschwestern dar, für die sie häufig unzureichend oder gar nicht ausgebildet wurden. Eventuell hinzukommende kommunikative Defizite können in diesen Bereichen zu weiteren Spannungen und damit zu Verunsicherung führen. Die aufgezeigte Problematik ist in den Interviews nur selten sichtbar geworden. Es scheint den Anleiterinnen überwiegend gelungen zu sein, die Auszubildenden in eine gemeinsame Betreuung der Gebärenden und Eltern einzubinden. Dies setzt eine wertschätzende innere Haltung der Ausbilderinnen den Gebärenden, Patienten, Angehörigen und Auszubildenden gegenüber voraus. Wird also die Schülerin zu einer in die Betreuung voll integrierten Person, wird ihr auch von den Gebärenden und Eltern das Recht zu lernen zugesprochen, wobei sich das Lernen auf den fachlichen Bereich bezieht, während Fähigkeiten im zwischenmenschlichen Bereich vorausgesetzt und Defizite dort nicht akzeptiert werden. (Vgl. Kap. 7.3.3.)

Dies zeigt die Notwendigkeit einer Verknüpfung von Ausbildung mit Betreuung. Das Schaubild soll dies verdeutlichen:

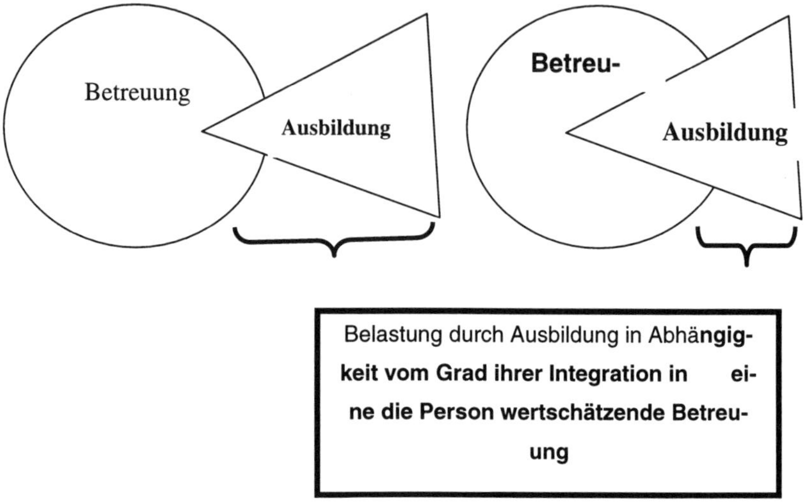


Abb. 6: Belastungsgrad von Ausbildung in Abhängigkeit vom Betreuungskontext

## 8.3 Empfehlungen für die Praxis

Für die Praxis stellt sich die Frage, wie Ausbildung bestmöglich in die Betreuung integriert werden kann, um die Belastungen für die Gebärenden und Patienten möglichst gering zu halten. An dieser Stelle werden keine detaillierten Empfehlungen gegeben, wie im Einzelnen z.B. Personalstrukturen zu gestalten sind, da diese von den jeweiligen Abteilungen auf ihre spezielle Situation angepasst werden müssen.

Aus der Diskussion der Ergebnisse ergeben sich folgende Empfehlungen:

- Die Bedeutung und Tragweite von Ausbildung sollte in angemessener Form und zu einem angemessenen Zeitpunkt transparent gemacht werden.
- Um den Gebärenden und Eltern jederzeit das Gefühl der Sicherheit zu geben, muss auch jederzeit ausreichend ausgebildetes Fachpersonal zur Ver-

fügung stehen, so dass z.B. Betroffene nicht in von ihnen als bedrohlich empfundenen Situationen mit Schülerinnen allein gelassen werden.

- Bei der Teamzusammensetzung sollte darauf geachtet werden, dass die Ausbilderin über die notwendige Erfahrung verfügt, um Verantwortung für Gebärende, Patienten und Auszubildende zu übernehmen. Daraus ergibt sich, dass Berufsanfängerinnen nicht Ausbilderinnen sein sollten. Außerdem ist eine pädagogisch-didaktische Fort- oder Weiterbildung des in der Ausbildung tätigen Personals dringend zu empfehlen.
- Das Personal sollte sensibilisiert werden für die möglichen individuellen Belastungen von Gebärenden, Patienten und Angehörigen und für die sich daraus ergebenden Wahrnehmungs- und Handlungseinschränkungen. Das bedeutet, dass dem Personal die Situation der Betroffenen zwischen der Wahrnehmungs-/Handlungseinschränkung und der Übernahme eigener Verantwortung bewusst sein muss.
- In der Ausbildung sollten die kommunikativen Fähigkeiten geschult und die Bedeutung von Beziehungen bewusst gemacht werden, wobei ein besonderes Augenmerk auf die Anforderungen in existentiell bedrohlichen Situationen zu richten ist:
  - ↳ Aufbau von stimmigen zwischenmenschlichen Beziehungen;
  - ↳ Umgang mit unvermeidbaren Spannungen und Dissonanzen;
  - ↳ klare Zuordnung von Bezugspersonen für die Gebärenden und Patienten;
  - ↳ Betreuung der Gebärenden und Patienten möglichst nur durch die Bezugspersonen;
  - ↳ angemessener Körperkontakt;
  - ↳ transparenter, verständlicher Informationsaustausch, sowohl verbal als auch nonverbal (z.B. in Form eindeutiger Zeichensprache);
  - ↳ Korrekturen der Auszubildenden in einer angemessenen, wertschätzenden Form.

In der Bearbeitung des Themas stießen wir auf Phänomene, wie z.B. das große Redebedürfnis der Interviewpartner, das ebenso große Mitteilungsbedürfnis der Väter zu ihrem Erleben der Geburt, die Wirkung von Unruhe und plötzlicher Anwesenheit unbekannter Personen losgelöst von Ausbildung. Viele interessante generelle Fragen zum Geburts- und Krankheitserleben wurden aufgeworfen, die nicht in den unmittelbaren Ausbildungskontext gehören. Die Bearbeitung dieser Phänomene und Fragen hätte den begrenzten Rahmen dieser Arbeit gesprengt. So kann sie nur als Grundlage dienen, um weitere pflegewissenschaftliche Forschung anzuregen.

## Literaturverzeichnis

Ammende, Michael: **Der Paradigmenwechsel in der Pflege,** in: Pflege. Band 9, 1996, Heft 1, 5.

Atteslander Peter: **Methoden der empirischen Sozialforschung**. Berlin-New York, 8. bearb. Aufl. 1995.

Badry, Elisabeth u.a. (Hg.): **Pädagogik – Grundlagen und Arbeitsfelder**. Neuwied-Kriftel-Berlin, 2. überarb. Auflage 1994.

Beirer, Andreas / Osterbrink, Jürgen: **Qualitätssicherung in der praktischen Ausbildung von Auszubildenden in der Krankenpflege und Kinderkrankenpflege,** in: Pflegemanagement 1/97, S. 19-27.

Benner, Patricia: **Stufen zur Pflegekompetenz.** Bern-Göttingen-Toronto-Seattle 1994.

Benner, Patricia / Wrubel, Judith: **Pflege, Streß und Bewältigung – Gelebte Erfahrung von Gesundheit und Krankheit**. Bern-Göttingen-Toronto-Seattle 1997.

Bezner, Ute/Kley-Koerner, Margarete: Gesprächsführung in der Krankenpflegeausbildung, in: Pflegezeitschrift 47 (1994) 3, 145-149.

Böhm, Winfried: **Entwürfe zu einer Pädagogik der Person**. Gesammelte Aufsätze. Bad Heilbrunn 1997.

Bollnow, Otto Friedrich.: **Vom Geist des Übens – Eine Rückbesinnung auf elementare didaktische Erfahrungen.** Oberwil b. Zug, erw. Aufl. 1987.

Brazelton, T. Berry / Cramer, Bertrand G.: **Die frühe Bindung – die erste Beziehung zwischen dem Baby und seinen Eltern**. Stuttgart, 2. veränd. Aufl. 1994.

Bruns, Erdmut: **Das Erleben von Vätern Frühgeborener in den ersten Tagen nach der Geburt - Eine Erhebung mittels narrativer Interviews.** Osnabrück, Katholische Fachhochschule Norddeutschland, Diplomarbeit 1999.

Buchheim, A. u.a.: **Die klinische Bedeutung der Bindungsforschung für die Risikogruppe der Frühgeborenen: ein Überblick zum neuesten Forschungsstand**, in: Zeitschrift für Kinder- und Jugendpsychiatrie und Psychotherapie, 27 (2) 1999, 125-138.

Buchheim, A. u.a.: **Einführung in die Bindungstheorie und ihre Bedeutung für die Psychotherapie**, in: Psychotherapie, Psychosomatik, medizinische Psychologie, 48 (1998) 128-138.

Buck, Günther: **Lernen und Erfahrung – zum Begriff der didaktischen Induktion.** Stuttgart-Berlin-Köln-Mainz, 2. verb. Aufl. 1969.

Bullinger, Hermann: **Wenn Paare Eltern werden – die Beziehung zwischen Frau und Mann nach der Geburt ihres Kindes**. Hamburg 1988.

Bundesminister für Jugend, Familie, Frauen und Gesundheit (Hg.): **Ausbildungs- und Prüfungsverordnung für Hebammen und Entbindungspfleger (HebAPrV).** Hannover 1987.

Bund deutscher Hebammen (Hg.): **Lehrplan für die Hebammenausbildung.** Karlsruhe 1990.

Bund deutscher Hebammen: **Verzeichnis der Hebammenschulen in Deutschland**. http:// bdh.de/Formulare/Schulenliste.rtf (18.0301).

Burkart, Roland/Hömberg, Walter (Hg.): **Kommunikationstheorien**. Wien, 2. akt. Aufl. 1995.

Bürgin, Dieter: **Eltern werden – Anmerkungen zu einer normativen Entwicklungskrise**, in: Kinderanalyse 1(1993) Heft 3, 273-302.

Büttner,C. u.a. (Hg): **Aller Anfang ist schwer – die Bedeutung der Geburt für psychische und historische Prozesse.** Jahrbuch der Kindheit Band 8, Weinheim-Basel 1991.

DKG: **Positionen der DKG zum ordnungspolitischen Rahmen des neuen Entgeltsystems nach § 17 b KHG – Ergänzende Stellungnahme der DKG zur Anfrage des BMG vom 18.10.2000 in Verbindung mit der Vorbereitung einer Krankenhausentgelt-Verordnung**, 23.01.2001.

Dorfmüller, Monika: **Psychologische Aspekte der pädiatrischen Intensivbehandlung**, in: Intensivbehandlung 15 (1), 15 – 18, 1990.

Dörpinghaus, Sabine: **Probleme der Kommunikation in der Anleitesituation des Dammschutzes unter Berücksichtigung der Theorien von Schulz von Thun**. Unveröffentlichte Abschlußarbeit einer Mentorenfortbildung 1997.

Drerup, Elisabeth/ Schröck, Ruth (Hrsg.): **Pflegetheorien in Praxis, Forschung und Lehre**. Freiburg im Breisgau 1997.

Duden: **Das Fremdwörterbuch**. Mannheim, Wien, Zürich, 4. neu bearb. u. erw. Aufl. 1982.

Eberle, Thomas S: **Sinnkonstitution in Alltag und Wissenschaft. Veröffentlichungen der Hochschule St. Gallen für Wissenschafts- und Sozialwissenschaften.** Schriftenreihe Kulturwissenschaft Band 5. Bern-Stuttgart, 1984.

El-Giamal, Muna: **Die Analyse von Übergängen im Lebenslauf – methodische Aspekte der Untersuchung von Streß und Coping bei Erstelternschaft**, in: Brähler, Elmar / Unger, Ulrike (Hg.): Schwangerschaft, Geburt und der Übergang zur Elternschaft – empirische Studien, Opladen 1996, 192-212.

Enkin, Murray W. u.a. (deutsche Ausgabe hrsg. von Groß, Mechthild und Dudenhausen, Joachim W.): **Effektive Betreuung während Schwangerschaft und Geburt - Handbuch für Hebammen und Geburtshelfer**. Wiesbaden 1998.

Esser, Albin u.a. (Hg): **Lexikon Medizin - Ethik – Recht.** Freiburg i.B.-Basel-Wien 1989.

EWIM (European Workgroup of Independent Midwifes) / Rockel-Loenhoff, Anna (Hg): **Texte zur Maieutik – Betreuung einer normalen Geburt.** Band I, Unna 2000.

Filipp, Sigrun-Heide (Hrg.): **Kritische Lebensereignisse**. Weinheim, 3. Aufl. 1995.

Flick, Uwe et al (Hrg.): **Handbuch Qualitative Sozialforschung**. München 1991.

Gadamer, H.G.: **Wahrheit und Methode.** Tübingen, 4. Aufl. 1975.

Geist, Christine u.a. (Hg.): **Hebammenkunde – Lehrbuch für Schwangerschaft, Geburt, Wochenbett und Beruf**. Berlin – New York, 1995.

Gordon, Thomas: **Lehrer-Schüler-Konferenz – wie man Konflikte in der Schule löst.** München, 13. Auflage 1999.

Guardini, Romano: Ethik. **Vorlesungen an der Universität München (1950-1962)**. Band 1. Mainz Paderborn, 3. Auflage 1997.

Hacht von, Ellen: **Ein schwerer Weg ins Leben, in Rinnhofer, Heidi (Hrsg.): Hoffnung für eine Handvoll Leben: Eltern von Frühgeborenen berichten.** Erlangen 1995, 56-73.

Herbert, Martin: **Bindung - Ursprung der Zuneigung zwischen Eltern und Kindern**. Bern-Göttingen-Toronto-Seattle 1999.

Holloway, Immy/ Wheeler, Stephanie: **Qualitative Pflegeforschung. Grundlagen qualitativer Ansätze in der Pflege.** Wiesbaden 1997.

Honnefelder, Ludger: **Der Streit um die Person in der Ethik**, in: Jahres- und Tagungsbericht der Görresgesellschaft, Köln 1992.

Horschitz, H.: **Fallpauschalen und Personalanhaltszahlen**, in: Deutsche Hebammenzeitung (1994) 484 – 485.

Jank, Werner / Meyer, Hilbert: **Didaktische Modelle**. Berlin, 3. Auflage 1994.

Jernberg, Ann M.: **Untersuchung und Therapie der Pränatalen Mutter-Kind-Beziehung**, in: Fedor-Freybergh, Peter G.(Hg.): Pränatale und Perinatale Psychologie und Medizin, Älvsjö/Schweden 1987, 347 – 360.

Kaiser Arnim / Kaiser Ruth: **Studienbuch Pädagogik. Grund- und Prüfungswissen.** Frankfurt a. M., 5. überarbeitete Aufl. 1991.

KGNW (Krankenhausgesellschaft Nordrhein-Westfalen) Rundschreiben Nr. 158/98: **DKG-Weiterbildungsempfehlung für die Intensivpflege vom 11.05.1998.**

Klaus, Marshall H: / Kennell, John H.: **Mutter-Kind-Bindung – über die Folge einer frühen Trennung.** München 1983.

Klaus, Marshall H. / Kennell, John H.: **Mutter-Kind-Bindung - Über die Folgen einer frühen Trennung.** München 1987.

Kuhn, Thomas. S.: **Die Struktur wissenschaftlicher Revolutionen.** Frankfurt 1995.

Kulturministerium des Landes Nordrhein-Westfalen: **Der Staat in dem wir leben. Grundgesetz für die Bundesrepublik Deutschland - Verfassung für das Land Nordrhein-Westfalen – Das Leitbild der modernen Demokratie.** München 1979.

Kurtenbach, Hermann / Golombek, Günter / Siebers, Hedi: **Krankenpflegegesetz mit Ausbildungs- und Prüfungsverordnung für die Berufe in der Krankenpflege.** Stuttgart, 4. Aufl. 1994.

Kurtenbach, Hermann / Horschitz, Harald: **Hebammengesetz. Gesetz über den Beruf der Hebamme und des Entbindungspflegers vom 4. Juni 1985**. Hannover 1986.

Kurtenbach,H./Horschitz,H.: **Hebammengesetz, mit den Richtlinien der europäischen Gemeinschaft und der Ausbildungs- und Prüfungsverordnung für Hebammen mit Erläuterungen**. Hannover 1986.

Lambeck, Susanne: **Diagnoseeröffnung bei Eltern behinderter Kinder**. Göttingen 1992.

Lamnek, S.: **Qualitative Sozialforschung. Bd.1.** Weinheim, 3. kor. Aufl. 1995.

LoBiondo-Wood, Geri / Haber, Judith: **Pflegeforschung. Methoden – kritische Einschätzung – Anwendung.** Berlin-Wiesbaden 1996.

Lothrop, Hanny: **Das Stillbuch.** München, 16. Auflage 1991.

Manicke, Cordelia: **Regeln, Rituale, Rezepte – Geburtsschmerz aus ethnologischer Sicht**, in Hebammenforum (2000), 442-447.

Mändle, Christine/Opitz-Kreuter, Sonja/Wehling, Andrea (Hg.): **Das Hebammenbuch – Lehrbuch der praktischen Geburtshilfe**, Stuttgart – New York, 2. Aufl. 1997

Mayring, Philipp: **Einführung in die qualitative Sozialforschung**, 4. Aufl. Weinheim 1999

Mayring, Philipp: **Qualitative Inhaltsanalyse,** 7. Aufl. Weinheim 2000

Mergener, Gabriele: **Intensivstation, Kommunikation zwischen Pflegepersonal und Ärzten – eine exemplarische Analyse aus systemischer Sicht**, in: Pflegemanagement 4 (1997), 6-13.

Meyer, Hilbert: **Unterrichtsmethoden 1-Theorieband.** Frankfurt a.M., 6.Aufl. 1994.

Metzler J.B.: **Philosophen Lexikon**. Stuttgart-Weimar, 2. akt. und erw. Aufl. 1995.

Ministerium für Frauen, Jugend, Familie und Gesundheit des Landes Nordrhein-Westfalen: **Weiterbildungs- und Prüfungsverordnung zu Fachkrankenschwestern, -pflegern, Fachkinderkrankenschwestern und -pflegern in der Intensivpflege und Anästhesie (WeiVIAPfl) vom 11. April 1995,** in: Gesetz- und Verordnungsblatt für das Land Nordrhein-Westfalen – Nr. 33 vom 28. April 1995, 305 – 310.

Ministerium für Frauen, Jugend, Familie und Gesundheit des Landes Nordrhein-Westfalen: **Erlass vom 21.09.1999 -III B2-0410.9.7- zur Weiterbildungs- und Prüfungsverordnung zu Fachkrankenschwestern und –pflegern, Fachkinderkrankenschwestern und –pflegern in der Intensivpflege und Anästhesie vom 11.04.1995; Einholung der Einwilligung des Patienten (§ 8 Nr. 7 WeiVIAPfl).**

Morse Janice M. / Field Peggy Anne: **Qualitative Pflegeforschung. Anwendung qualitativer Ansätze in der Pflege**. Wiesbaden 1998.

Müller, Thorsten: DRG und die Konsequenzen für die Pflege, http://www..thorsten-karin-mueller.de/DRG:htm, (20.10.00).

Müller, M/Vossenkuhl, W: (Hg.): **Philosophische Anthropologie**. Freiburg – München 1974.

Nolting, Hans-Peter/Paulus, Peter: **Psychologie lernen**. Weinheim, 6. Aufl. 1996.

Odent, Michel.: **Geburt und Stillen - Über die Natur elementarer Erfahrungen.** München 1994.

Ohm, Roswitha: **Kommunikation im Krankenhaus**, in: Pflege (1997), 285-291.

Oerter, R. /Montada, L. et al: **Entwicklungspsychologie**. Weinheim, 3. vollständig überarb. Aufl. 1995.

Orth, Ernst Wolfgang: **Einleitung. Die Phänomenologie und die Wissenschaften**, in: Die Phänomenologie und die Wissenschaften. Band 2, hrsg. von der Deutschen Gesellschaft für phänomenologischen Forschung e. V. Freiburg München 1976.

Petzold, Matthias: **Familienentwicklungspsychologie – Einführung und Überblick**. München 1992.

Rau, Johannes: **Auszüge aus Raus „Berliner Rede“.** In: Von Träumen und Ängsten, in: Kölner Stadtanzeiger Nr. 116 vom 19./20.05.2001, 3.

Reichle, Barbara: **Die Geburt des ersten Kindes – eine Herausforderung für die Partnerschaft**. Bielefeld 1994.

Retter, Hein: **Studienbuch Pädagogische Kommunikation.** Bad Heilbrunn 2000.

Riegl, Gerhard F.: **Ideale Kinderklinik, Kinderklinik Image- und Bench Marking-Studie Deutschland**. Augsburg 1999.

Ringler, Marianne: **Psychologie der Geburt im Krankenhaus – individuelle, kulturelle und soziale Aspekte der Geburtshilfe**. Weinheim-Basel 1985.

Sauer, Birgit: **Postpartale Depression – die Geburt eines Kindes als kritisches Lebensereignis**. Münster-Hamburg 1993.

Schäffler, Arne u.a.: **Pflege Heute, Lehrbuch und Atlas**. Stuttgart, Jena, Lübeck, Ulm 1998.

Schaeffer, Doris; Moers, Martin, Rosenbrock, Rolf: **Public Health und Pflege**. Berlin 1994, 103-128.

Schell, Werner: **Patientenrechte in Deutschland heute. Beschluß der 72. Gesundheitsministerkonferenz am 9./10. Juni 1999 in Trier**, in: Intensiv 7 (1999) 260-265.

Schneider, Susanne: **Last oder Hilfe? Angehörige auf einer Intensivstation**, in: Heilberufe 1.2001, 28-29.

Schoppmann Susanne, Pohlmann Martin: **Erkenntnistheoretische Überlegungen zur phänomenologischen Pflegeforschung,** in: Pflege 2000; 13: 361 - 366.

Schröck, Ruth: **Zum moralischen Handeln in der Pflege**, in: Pflege 8 (1995) 315-323.

Schücking, Beate: **Sind Hebammen die besten Geburtshelferinnen? – ein europäischer Vergleich**, in: VII Hebammenkongreß, Kongreßband, hrsg. vom Bund deutscher Hebammen, Karlsruhe 1995.

Schücking, Beate: **Geburtsschmerz aus psychosomatischer Sicht**, in: Hebammenforum (2000) 436 – 441.

Schütz, Alfred: **Der sinnhafte Aufbau der sozialen Welt. Eine Einleitung in die Verstehende Soziologie**. Frankfurt am Main 1974.

Schulz von Thun, Friedemann: **Miteinander reden, Störungen und Klärungen – Allgemeine Psychologie der Kommunikation.** Reinbek 1989.

Schwab, Reinhard / Möller, Ingeborg: **Bedingungen des Geburtserlebens und der Zufriedenheit bei Wöchnerinnen, Ärzten/Ärztinnen und Hebammen. Zur Bedeutung von Einsamkeit und Geburtsangst bei Wöchnerinnen**, in: Brähler, Elmar / Unger, Ulrike (Hg.): Schwangerschaft, Geburt und der Übergang zur Elternschaft – empirische Studien, Opladen 1996, 54-70.

Sciborski, Claudia: **Kommunikative Kompetenzen des Pflegepersonals**, in: Die Schwester/Der Pfleger (2001), 239-244.

Seiffert, Helmut: **Einführung in die Wissenschaftstheorie. Band 2 Geisteswissenschaftliche Methoden, Phänomenologie, Hermeneutik und historische Methoden, Dialektik**. München, 7.,unveränderte Aufl. 1977.

Siebolds, Marcus: **Die therapeutische Realität in der Alltagsdiabetologie – Zwischen Größenwahn und Begrenztheit**, in: Umbau oder Abbau im Gesundheitswesen. 4. Kongreß Gesundheit und Medien. Deutsche Gesellschaft für Kommunikationsforschung und Quintessenz Verlag hrsg. von Klaus Merke. Berlin 1998, 220-251.

Statistisches Bundesamt: **Statistisches Jahrbuch 1995**, Blatt 2.14.

Statistisches Bundesamt: **Statistisches Jahrbuch 2000,** Blatt 3.24.

Statistisches Bundesamt: **Gesundheitswesen, Fachserie 12, Reihe 6.1 Grunddaten der Krankenhäuser und Vorsorge- oder Rehabilitationseinrichtungen 1996.** Wiesbaden 1997.

Statistisches Bundesamt: **Gesundheitswesen, Fachserie 12, Reihe 6.1 Grunddaten der Krankenhäuser und Vorsorge- oder Rehabilitationseinrichtungen 1997.** Wiesbaden 1998.

Statistisches Bundesamt: **Gesundheitswesen, Fachserie 12, Reihe 6.1 Grunddaten der Krankenhäuser und Vorsorge- oder Rehabilitationseinrichtungen 1998**. Wiesbaden 2000.

Statistisches Bundesamt (Hrsg.): **Gesundheitsbericht für Deutschland.** Wiesbaden 1998.

Teckenburg, Olaf: **Elternbefragung auf einer neonatologischen Intensivstation – ein Projekt aus der Praxis**, in: Kinderkrankenschwester 15. Jg. 4/1996, 137-139.

Thürk, Walther: **Recht im Gesundheitswesen, Textsammlung**. Köln-Berlin-Bonn-München 2000.

Treffers, E.: **Hilfe während der normalen Geburt – Standpunkte der Weltgesundheitsorganisation**, in: Hebammenforum (2000) 322 – 327.

Tschamler, Herbert: **Wissenschaftstheorie. Eine Einführung für Pädagogen**. Bad Heilbrunn, 3., erw. und überarb. Aufl. 1996.

Ulich, Dieter: **Krise und Entwicklung - Zur Psychologie der seelischen Gesundheit**. München – Weinheim 1987.

Unger, Ulrike / Rammsayer, Thomas: **„Himmelhochjauchzend und zu Tode betrübt" – eine Literaturübersicht zum Post-Partum-Blues und Ergebnisse einer klinischen Studie**, in: Brähler, Elmar / Unger, Ulrike (Hg.): Schwangerschaft, Geburt und der Übergang zur Elternschaft – empirische Studien, Opladen 1996, 153-173.

Waldenström, U. u.a.: **The Childbirth Experience-Astudy of 295 New Mothers**. Birth23: 144-153, ins Deutsche übertragen von Groß, Mechthild: in: Hebammenliteraturdienst der Deutschen Hebammenzeitung 4/1997, XIX.

Zoege; Monika: **Bestandsaufnahme der qualitativen und äußeren Rahmenbedingungen der Hebammenausbildung in Deutschland – eine Befragung der Hebammenschulen im Auftrag der Hebammengemeinschaftshilfe.** Hannover 1997.

# Anlagen

## Gesprächsleitfaden Geburtshilfe

Einstiegsfrage:
Sie haben sich entschieden Ihr Kind in einem Haus zu gebären, in dem Hebammen ausgebildet werden. Sie haben auch eine Schülerin erlebt. Wie haben Sie die Geburt mit der Hebammenschülerin empfunden?

**1.**

- Haben Sie gewusst, dass bei Ihrer Geburt Schülerinnen anwesend sind und angeleitet werden? Wenn ja:
- Gab es verschiedene Auszubildende?
- Haben Sie Anleitung wahrgenommen?
- In welchen Situationen?
- Wie empfanden Sie diese Situationen?

**2.**

- Wie wurden Sie informiert?
- Hätten Sie sich eine andere Information vorstellen können? Welche?
- Wie hat sich die Anleitungssituation auf die Kommunikation mit Ihrem Partner ausgewirkt?
- Wie tauschten sich Hebamme und Schülerin miteinander aus?
- Haben Sie Korrektur der Schülerin durch die Hebamme erlebt? In welchen Situationen? Wie war das für Sie?

**3.**

- Wie war das Klima zwischen Ihnen und der Hebamme?
- Wie war das Klima zwischen Ihnen und der Schülerin?
- Wie war das Klima zwischen der Schülerin und der Hebamme?

**Wie haben Sie das erlebt?**

**Woran können Sie das festmachen?**

**Gesprächsabschluss**

Haben Sie alles Ihnen wichtige zu diesem Thema gesagt?

Dürfen wir Sie bei Unklarheiten noch mal telefonisch kontaktieren?

**Gesprächsleitfaden in der Kinderintensivpflege**

➢ Versorgung durch Schwestern und Schülerinnen
Wie wurde Versorgung durch Schülerinnen empfunden?
War bekannt, dass eine Versorgung durch Schülerinnen stattfindet?
Wie wurden Sie informiert?
Hätten Sie sich eine andere Information vorstellen können?
Welche?

➢ Anleitungssituationen
Wurden solche wahrgenommen?
In welchen Situationen?
Wie wurden diese Situationen empfunden?
Wie wurde Korrektur der Schülerin durch die Schwester erlebt?
„Klima" Schwester ⇦⇨Schülerin
„Klima" Mutter/Eltern ⇦⇨ Schwester } Woran können Sie das festmachen?
„Klima" Mutter/Eltern ⇦⇨Schülerin
↳ Kommunikation Schwester ⇦⇨Schülerin
↳ Kommunikation Mutter/Eltern ⇦⇨ Schwester
↳ Kommunikation Mutter/Eltern ⇦⇨Schülerin
↳ Kommunikation Eltern

➢ Gesprächsabschluss
Wurde alles Ihnen wichtige zu diesem Thema gesagt?

Ist ein erneuter telefonischer Kontakt bei Unklarheiten möglich?

## Fragebogen Geburtshilfe

Wie alt sind Sie?

Welchen Beruf haben Sie erlernt?

Gab es Komplikationen bei vorhergegangenen Schwangerschaften bzw. Geburten?

Wenn ja, welche?

Ihre wievielte Schwangerschaft war diese jetzt erlebte?

In welcher Position haben Sie geboren?

Leben Sie in einer Partnerschaft oder allein?

**Fragebogen Kinderintensivpflege**

Verschlüsselungszeichen: ______

Alter: ____________________

Beruf: ____________________________________________

Familiensituation: ☐ ledig ☐ verheiratet ☐ geschieden
☐ in einer Partnerschaft lebend ☐ alleinerziehend

Schwangerschaften: _____________

Komplikationen während der Schwangerschaft(en):

________________________________________________________

________________________________________________________

Kinder: ________________________________________________

Bisherige Krankenhausaufenthalte: ______________________________

________________________________________________________

________________________________________________________

Länge der Krankenhausaufenthalte: ______________________________

________________________________________________________

________________________________________________________

## Postskriptum Geburtshilfe

↳ Wie wird man empfangen?

↳ Muss man warten?

↳ Bekommt man etwas angeboten?

↳ Beschreibung der Rahmenbedingungen:
- Zeit:
- Raum:
- Dauer:
- Anwesende:

↳ Bemerkungen zum Gesprächsverlauf/Gesprächsdynamik:

↳ Auffälligkeiten:

↳ Aufzeichnungen über informelle Gespräche vor und nach der Tonbandaufzeichnung:

↳ Auflistung von Thesen:

**Postskriptum Kinderintensivpflege**

Verschlüsselung:

**Notizen zu:**

- Art des Empfangs

- Rahmenbedingungen:
  - ↳ Zeit
  - ↳ Raum
  - ↳ Anwesende
  - ↳ Dauer des Besuchs
  - ↳ Dauer des Interviews

- Bemerkungen zum Gesprächsverlauf, Besonderheiten

- Aufzeichnungen über Gespräch vor und nach dem aufgezeichneten Interview

- Notiz evtl. Thesen

**Einwilligungserklärung Geburtshilfe**

Name:

Frau .............. (Fachhochschule Köln) hat mit mir am ___________ ein Interview zu wissenschaftlichen Zwecken durchgeführt. Dies wurde mit meinem Einverständnis per Tonband aufgezeichnet, um es später unter Anonymisierung der personenbezogenen Daten zu verschriften und systematisch auszuwerten.
Ich gebe hiermit meine Erlaubnis, zur Veröffentlichung.

---------------------------- -----------------------------------

Ort, Datum Unterschrift

---

0 Ich habe Interesse an der Arbeit und bitte um einen Termin zur Einsicht in diese.
0 Bitte übersenden Sie mir die Ergebnisse der Studie
0 Bitte übersenden Sie mir das von Ihnen mit mir durchgeführte Interview

-------------------------------- -----------------------------------

Ort, Datum Unterschrift

## Einverständniserklärung Kinderintensivpflege

Name:

___

Im Rahmen ihrer Diplomarbeit an der Katholischen Fachhochschule Köln, Fachbereich Gesundheitswesen, hat Frau Rohrbach heute ein Interview zu wissenschaftlichen Zwecken durchgeführt. Dieses Interview wurde mit einem Tonbandgerät aufgezeichnet und wird in der weiteren Bearbeitung verschriftlicht und systematisch weiterbearbeitet. Alle personenbezogenen Daten (bes. Namen und genaue Zeitangaben) werden anonymisiert, sodass meine Person aber auch andere Personen in einer späteren Veröffentlichung durch fremde Personen nicht erkannt werden können.

Hiermit gebe ich meine Erlaubnis das Interview, wie oben beschrieben, wissenschaftlich zu verwerten und zu veröffentlichen.

___ ___ ___

Ort Datum

**Interview B 1**

F: Sie haben sich ja entschieden, Ihr drittes Kind in einem Krankenhaus zu bekommen, in dem auch Schülerinnen zur Hebamme ausgebildet werden.

B: Ja, das ist richtig.

F: Und da würde es mich jetzt interessieren, wie das für Sie war, so ein Kind zu gebären, in einer Ausbildungssituation. Also wenn eine Schülerin dabei ist.

B: Also, die Auszubildende hat mich untersucht und ich wurde auch vorher gefragt, ob ich das auch wollte. Und das war für mich jetzt nichts anderes, als wenn mich eine ausgebildete Hebamme untersucht hätte.

F: Mhm.

B: Es war mir nicht unangenehm, es war ganz normal, ich hab mich gut gefühlt dabei.

F: Hm. Haben Sie irgendwie ein besonderes Verhältnis zu der Schülerin bekommen?

B: ....Eigentlich,....ja eigentlich schon. Also man hatte immer das Gefühl, dass man nicht allein gelassen war.

F: Hm.

B: Wenn die Hebamme schon mal in ein anderes Zimmer musste, dann saß doch meistens die Hebammenschülerin da

und man hatte halt nicht das Gefühl allein zu sein. Obwohl mein Mann dabei war, aber es war ein sicheres Gefühl.

F: Hm. Versteh ich. War es denn ein Unterschied, ob die Schülerin bei Ihnen war oder, oder die Hebamme?

B:energisch Nein. Nein, das war es nicht.

F: Mhm.

B: Ich fühlte mich sicher. Sicherer als wenn ich jetzt Zuhause geboren hätte. Also es war jemand da, der Erfahrung hatte, als wo ich nicht weiß, dem ich mich anvertrauen konnte.

F: Die Schülerin hat Ihnen auch vermittelt, dass sie so viel Erfahrung hat.

B: Ja. ....Ja.

F: Sie haben grad´ erwähnt, als wenn sie zu Hause geboren hätten, haben Sie die anderen Kinder zu Hause geboren?

B: Nein, aber ich hatte es schon mal in Erwägung gezogen, also ich... aber es war mir halt zu unsicher.

F: Mhm.

B: Mhm.

F: Mhm.

B: Ich hatte die erste Geburt, die war halt ... nicht so leicht und
da hatte ich auch zwischendurch Angst und bei den anderen Kindern wäre es mir zu gefährlich gewesen. So zu Hause.

F: Sie haben gerade über Angst gesprochen. Wie war das jetzt in der Situation, auch wenn eine Schülerin dabei ist?

B: Nein, hatte ich gar keine Angst:

F: Nie?

B: Nee.

F: Das ist ja toll.

B: Mhm......

F: Wie war die Situation denn, wenn die Schülerin mit der Hebamme zusammen war? War das dann anders, oder wie, wie hat sich das dargestellt?

B: Mhm. Es war, es war nicht anders. Nein, es war nicht anders. Also ich hab da keinen Unterschied gemerkt, ob das jetzt `ne Schülerin war oder eine Ausgelernte.

F: Mhm. Und wenn die beide gleichzeitig da waren, wie war das dann?

B: Es war auch nicht anders. Also für mich war es nicht anders. Vielleicht ist es mir auch nicht so bewusst vorgekommen. Ich hab da keinen Unterschied gemerkt.

F: Was war denn Ihr Eindruck, was die Schülerin schon alles konnte? Dass die so sicher auf Sie wirkte.

B: Hm. Ja sie hat halt ...getastet wie weit der Muttermund zum Beispiel offen war und ...hat dann Rücksprache gehalten mit der Hebamme, das war in Ordnung. Und dann..., also ich fand es sicher. Doch.

F: Mhm.

B: Mhm.

F: Haben Sie diese Rücksprache erlebt?

B: Ja.

F: Wie war das?

B: Ja nicht so direkt laut, also man...drehten sich so ein bisschen weg und sagte dann: „Ja, der Muttermund ist 7 cm offen", und dann sagte sie: „Ja ist in Ordnung". Ich wurde auch vorher immer gefragt oder es wurde mir erzählt, was gemacht wurde: „Ich untersuche sie jetzt ganz vorsichtig" und so.

F: Mhm.

B: Das fand ich gut.

F: Gab´es mal ne Stelle, wo Sie das Gefühl hatten, die ist sich nicht so sicher, die Schülerin?

B: Hm, bei der jetzigen Geburt nicht. Bei der ersten Geburt. Da war ich mir...da gingen die Herztöne weg, vom Kind, da lag ich schon ziemlich lange in den Wehen und da... habe ich doch gedacht, sie wäre sich was unsicher. Weil, sie rannte dann raus...

F: Da war auch eine Schülerin?

B: Da war auch `ne Schülerin. Saß bei uns.

F: Ja.

B: Und ähm

F: Wie war das?

B: Ich war am CTG dran und dann gingen auf einmal die Herztöne runter vom Kind

F: Mhm.

B: Und sie wurd sich dann auch ganz unsicher und rannte dann aus dem Zimmer raus. Und mein Mann und ich waren auf einmal alleine und in dem Moment war ich dann auch unsicher. Dann hab ich auch gedacht, ob sie jetzt nicht weiß, wie sie die Situation einordnen soll oder... das war mir ein bisschen unheimlich.

F: Mhm. Was war das Unheimliche daran?

(Pause)

| | |
|---|---|
| B: | Ja, was passiert jetzt mit mir und was passiert mit dem Kind? Mit dem Kind vor allen Dingen. |
| F: | Hm. |
| B: | Ich hab mir gedacht, hoffentlich passiert mit dem Kind jetzt nichts. |
| F: | Was glauben Sie, wodurch diese Angst ausgelöst worden ist? |
| B: | Vielleicht durch das Allein-gelassen-worden-sein, dass die Hebamme raus ging. Also die Schülerin. |
| F: | Hat sie Ihnen irgendwas dazu erklärt, warum sie raus geht? |
| B: | Hinterher. Warum sie raus ging nicht, nur dass die Herztöne halt runter gingen. |
| F: | Mhm. |
| B: | Hinterher haben wir sie halt drauf angesprochen, warum sie auf einmal so hektisch wurde und dann hat sie halt erklärt, warum das so war. |
| F: | Mhm. |
| B: | In dem Moment nicht. |
| F: | Mhm. |
| | Hat man Ihnen das dann nachher erklärt? |
| B: | Ja. |
| F: | Und wer hat Ihnen das dann erklärt? |
| B: | Die Hebamme. |
| F: | Hm. Haben Sie mit der Schülerin noch mal über die Situation gesprochen.. |
| B: unterbricht | Nein |
| F: | dass das für Sie sehr unangenehm war? |
| B: | Nein |
| F: | so dieses rausrennen? |
| B: | Nein |
| Pause | |
| F: | Bei dieser Geburt war es jetzt anders, Sie haben die Schülerin als sicherer empfunden? |
| B: | Ja. |
| F: | Die Sicherheit hat sich auf Sie auch ausgewirkt? |
| B: | Ja. |

| | |
|---|---|
| F: | Wie wäre es gewesen, wenn keine Schülerin dabei gewesen wäre? |
| B: | Jetzt nur die Hebamme? |
| F: bestätigend | Mhm. |
| B: | Ähm, ja, die gleiche Sicherheit gewesen. Denke ich mir. |
| F: | Ja? |
| B: bestätigend | Mhm. |
| F: | Das hätte keinen Unterschied gemacht für Sie? |
| B: | Nee, also sie war mir von Anfang an symphatisch, ich denke da kommt es auch noch viel drauf an.. |
| F: | Mhm. |
| B: | ...ob man direkt Sympathie empfindet und wie man aufgenommen wird. Und....ne, das hat keinen Unterschied gemacht. Also es waren beide jetzt, die anwesend waren, waren mir sympathisch. |
| F: | Beide? |
| B: | lacht Hm. |
| F: | Als das Kind dann raus gekommen ist, das ist ja eine sehr aufregende Situation, wie war das denn dann mit der Schülerin? |
| B: | Habe ich gar nicht mehr |
| lacht | hinterher so mitbekommen. Weil die Presswehen so stark waren. Da war eine Ärztin dann dabei, halt die Schülerin und die Hebamme. Und ich lag auf dem Bett und ich bekam das gar nicht so mit, was da jetzt so passiert war. Auf einmal war das Kind da. Das ging eigentlich relativ schnell. |
| F: | Mhm. |
| B: | Das kann ich jetzt gar nicht so beurteilen. |
| F: | Mhm. |
| B: | Wer jetzt was gemacht hat. |
| F:lacht | Da wissen Sie gar nicht, wer was gemacht hat. |
| B:lacht | Das ging so schnell. |
| beide lachen | |
| F: | Haben Sie sich denn so im Nachhinein, was denken Sie denn, wer was gemacht hat? |

| | |
|---|---|
| B: | Hm. Also ich kann es wirklich nicht sagen, ich hatte auch die Augen zu, muss ich dabei sagen. Und ähm, gut, der Damm wurde gehalten. |
| F: | Wer hat das denn gemacht? |
| B: | Ich nehme an, die Ärztin hat das gemacht.<br>Ich weiß es nicht. Ich bin auch nicht eingerissen, ich nehme an, dass die alle beschäftigt waren, dass das Köpfchen durchkam |
| F: | Hm. |
| B: | Ich konnte das gar nicht so sehn. |
| F: | Hm. Sie haben gesagt, Sie haben keine Verletzung. |
| B: unterbricht | Nein |
| F: | ...sind nicht eingerissen, war das bei den anderen Geburten anders? |
| B: | Ja. Bei der ersten ist es halt mit Saugglocke auf die Welt gekommen... |
| F: | Mhm. |
| B: | ...und da ist geschnitten worden. Und bei der zweiten Geburt, ist es eingerissen. |
| F: | Was denken Sie, warum das jetzt so abgelaufen ist? |
| B: | Ich nehme halt auch an, weil halt drei Personen da waren, die halt auch gesehen haben, dass das Köpfchen durchkam. |
| F: | Hm. Was war bei der letzten Geburt davor anders? |
| B: | Ja, das war anders. Da hab ich auch im Stehen geboren.. |
| F: | Mhm. |
| B: | ..und da ging das vielleicht auch gar nicht so. Nehme ich mal an. Jetzt lag ich, und da wurde halt gesagt, jetzt nicht mehr pressen und das war bei der anderen Geburt nicht. |
| F: | Wer hat das gesagt? Wer hat das Ihnen erzählt? |
| B: | Die Hebamme. |
| F: | Mhm. |
| B: | Die Hebamme sagte mir das dann. Jetzt einhalten und langsam atmen und dann wieder pressen und das ging halt, dass ich mitarbeite. Dass es langsam kam, das Kind.<br>Bei der anderen Geburt dann hab ich gepresst, und dann war das Kind schon da und dadurch ist es auch eingerissen. |
| F: | Hatten Sie da einen guten Kontakt jetzt bei dieser Geburt.. |

| | |
|---|---|
| B:unterbricht | Ja. |
| F: | mit der Hebamme..? |
| B: | Ja. Also eine gute Anleitung, muss ich sagen. |
| F: | Mhm. Hat die Schülerin da auch was gesagt? |
| B: | Ja. Die hat mir auch geholfen, halt wie ich atmen sollte. |
| F: | Mhm. Auch in dieser Phase? |
| B: | In dieser Phase auch, ja. Vor allen Dingen in dieser Phase. Vorher sind wir halt auch..., äh mein Mann hat mir halt viel geholfen und zwischendurch kam halt die Schülerin rein und fragte, ob es uns gut ging. Und dann ging sie wieder raus, das fand ich auch in Ordnung so. Man hatte so Sicherheit, aber man hatte auch so ein bisschen Persönlichkeit und Ruhe. |
| F: | Mhm. |
| B: | Das fand ich gut. Hm. |
| F: | Hm. So wie war das, wie würden Sie das Verhältnis zwischen sich und der Schülerin bezeichnen? |
| B: | Hm. |
| F: | Wie war das Klima zwischen Ihnen? |
| B: | Klima, Hm, wie soll ich das beschreiben? ...... ..freundliches Klima. Es war angenehm. Also es war mir nicht unangenehm, wenn sie kam. Und hat mich vielleicht am Rücken massiert. Ne? |
| F: | Mhm. |
| B: | Also ich fand das angenehm, ne, sie war nicht so, als wenn ich gedacht hätte, jetzt kommt die und die ist mir unangenehm oder so, näh. Es war angenehm, doch. |
| F: | Wie war das Verhältnis oder das Klima zwischen Ihnen und der Hebamme? |
| B: | Da war ein bisschen mehr Distanz drin, denke ich mal, ne. |
| F: | Woran haben Sie das festgemacht? |
| B: | Hm. |
| F: | Woran haben Sie das gemerkt? |
| Pause | |
| B: | Das kann ich nicht so beurteilen. Vielleicht war die Schülerin eher so als Freundin darzustellen. |
| F: | Mhm. |

| | |
|---|---|
| B: | Die Hebamme vielleicht noch `ne Stufe höher. Um das mal so zu erklären. |
| F: | Was hat das mehr ausgemacht, dass das mehr Freundin war. Woran haben Sie das festgemacht? |
| B: | Hm. |
| F: | Was hat die denn anderes gemacht, dass die eher Freundin war? |
| B:Pause | Hm. |
| Pause | Der Bezug war irgendwie anders. Kann ich gar nicht so ausdrücken. |
| F: | Hm. |
| B: | Es war halt angenehm, wenn sie da war. |
| F: | Mhm. |
| B: | Mhm. Ich überlege jetzt gerade, es ist schwierig, es so in Worte zu fassen...Ja. |
| F: | ...War das ein anderes Gefühl? |
| B: | Ja, es war ein anderes Gefühl. |
| F: | Wie hat sich das angefühlt? Zu der Schülerin und zu der Hebamme? |
| B: | Zur Hebamme war eher so das Gefühl, sie muss da jetzt auch noch zu anderen Geburten. Und zur Schülerin war eher das Gefühl, sie ist eher für uns da. Denke ich mal. |
| F: | Ich denke, jetzt verstehe ich. |
| B: | Mhm. |
| F: | Die Zuständigkeit war anders? |
| B: | Ja. Also, so habe ich es empfunden. Ne, dass sie, weil sie kam viel öfter rein als die Hebamme. |
| F: | Mhm. |
| B: | Das. ... Ja, genau so. |
| F: | War sie von der Zeit her länger da? |
| B: | Öfter, also sie schaute öfter mal herein und das war halt angenehm auch. |
| F: | Haben Sie so mitbekommen, wie das Klima zwischen der Hebamme und der Schülerin war? Es ist schwierig, wenn man selber ein Kind kriegt. |

B: Ja, aber doch, das war ein gutes Verhältnis. Doch die verstanden sich gut.

F: Woran haben Sie das gemerkt?

B: Hm. Ja auch so wie sie miteinander sprachen. Also es war nicht so, so hektische Art, es war, sie sprachen ruhig miteinander und... unverkrampft.

F: Mhm.

B: Mhm.

F: Mhm.

B: Mhm.

F: Haben Sie das Gefühl, die haben schon mehrmals miteinander gearbeitet?

B: Ja! Ja, das Gefühl hatte ich schon.

F: Mhm.

B: Die waren ein gut abgestimmtes Team.

F: Ja?

B: Mhm.

F: Gab es auch Situationen, wo Sie denken, da gab es Absprache ohne zu sprechen?

B: Ja.

F: Was waren das für Situationen?

B: Zum Beispiel wo das Kind geboren war, da wurde halt, sagte die Schülerin dann auch direkt, ja wir lassen sie jetzt danach erst mal in Ruhe und wenn sie dann das Kind baden wollen, dann sagen sie Bescheid. Sagen sie mir Bescheid. Das sagte sie von sich aus und beide zogen sich dann zurück.Und dann sagten wir dann auch Bescheid und dann kam dann die Schülerin auch direkt und hat das Kind dann auch mit gebadet. Und das machte die halt alles so alleine, selbständig.

F: Hm.

B: Und das kam mir halt auch sicher vor. Weil sie das alles so aus sich heraus machte.

F: Mhm.

B: Mhm.

F: Und das war für Sie...?

B: War in Ordnung!

F: Mhm.

| | |
|---|---|
| B: | Mhm. |
| F: | Auch dass sie dann so mit Ihrem Kind rumhantiert hat? |
| B: | Ja! Also sie machte das ganz ruhig und wir waren ja dabei. Ich bin dann auch aufgestanden und hab mir das alles angeguckt. |
| F: | Mhm. |
| B: | Das war in Ordnung. |
| F: | Mhm. |
| B: | Doch. |
| F: | Gab es noch mehr Situationen wo Sie so gemerkt haben, da sind, da ist eine Absprache ohne zu sprechen? |
| B: | Hm. |
| Pause | Jetzt direkt eigentlich nicht. |
| | Es war eine Extremsituation halt bei dieser Geburt, wo die Blase gesprungen ist und dann gingen halt auch auf einmal die Herztöne runter. Und da wusste auch jeder, was zu tun war. Also da war keine Absprache. |
| F: | Erzählen Sie mal, was ist denn da gewesen? |
| B: | Ja, die Herztöne gingen halt runter. |
| F: | Mhm. |
| B: | Und die Hebamme ist direkt raus auf den Flur gerannt und rief dann die Ärztin, die kam dann auch rein. Und die Schülerin war bei mir und beruhigte mich dann halt, dass der Arzt käme und haben mir dann direkt einen Wehen hemmenden Tropf angelegt. |
| F: | Mhm. |
| B: | Und die Hebamme hat direkt untersucht, wie weit das Köpfchen unten ist. |
| F: | Mhm. |
| B: | Und dann musste ich mich zur Seite legen und erklärten mir dann, dass es jetzt sehr hektisch werden könnte. Dass vielleicht ein Kaiserschnitt gemacht werden müsste, weil die Herztöne weg waren. Und dann, ähm, regulierte sich das dann aber wieder. |
| F: | Mhm. |

| | |
|---|---|
| B: | Der Herzschlag kam wieder und das beruhigte sich dann wieder alles. Und dann wurde ich auch von allen beruhigt da. Und - war eigentlich, wurde ich dann schnell wieder aufgefangen. Ich war gar -, für einen Moment war es halt hektisch, aber ich wurde schnell wieder aufgefangen. Und das haben beide sehr gut gemacht. |
| F: | Und haben Sie das Gefühl, die waren da irgend so, da gab es, also es gab irgendwie eine Einigkeit oder so... |
| B: unterbricht | Ja, ja |
| F: | ..dass es zwischen denen |
| B: | Die wussten direkt, was in dieser Situation zu machen war, beide, ne. Da war nicht, dass der eine nicht wusste, was der andere tat. Da war direkt Abstimmung, hm. |
| F: | Was hat die Schülerin gemacht und was hat die Hebamme gemacht? |
| B: | Hm. |
| F: | Sofern Sie das noch mitbekommen haben? |
| B: lacht | Ja, das ist schwierig. Die Hebamme hat mich halt untersucht. |
| F: | Mhm. |
| B: | Und die Schülerin, ich glaub`, die hat mich nur gestreichelt, in dem Moment. Und hat mich beruhigt. |
| F: | Mhm. |
| B: | Soweit ich das noch zurück verfolgen kann. |
| F: | Hm. Sie haben eben gesagt, dass die erste Geburt für Sie so ein unangenehmes Moment hatte, als die Herztöne nachließen. |
| B: | Mhm. |
| F: | Und ich hab jetzt irgendwie den Eindruck gehabt bei dieser Geburt ist eigentlich so gar nichts Wildes passiert. |
| B: | Nee. |
| F: | Aber da sind die Herztöne ja auch runter gegangen. |
| B: | Im Moment waren die halt weg. |
| F: | Mhm. |

Technisches Problem, für ca. 1,5 Min. keine Aufnahme

F: Würden Sie das für sich als einen Vorteil betrachten, ein Kind in einem Krankenhaus zu bekommen, wo eine Schülerin mit dabei ist?

B: Ja. Das sehe ich schon. Schon allein zu sehen, wie die ausgebildet werden, das fand ich schon interessant, ne.

F: Was haben Sie denn gesehen bei dieser Geburt, wie die ausgebildet wurde?

B: Ja, zum Beispiel halt, dass man untersucht wird und dann wie weit der Muttermund offen ist. Und dass sie alles schon so präzise sagen können. Wieviel cm, das fand ich schon interessant. Das war auch bei jeder Geburt so. Dass man auch vorher gefragt wird. Dass nicht an einem rum experimentiert wird.

F: Mhm.

B: Das fand ich, dass es angenehm ist. Man nicht nur so als Frau gesehen wird. Und wird an einem `rum experimentiert. Es wurd` halt gefragt und immer Rücksicht genommen.

F: Mhm.

B: Das habe ich bisher noch nicht anders empfunden.

F: Was denken Sie, wie das in einem Krankenhaus wäre, wo keine Schülerinnen sind?

B: Hm. Also ich denke, dass man vielleicht nicht so viel Sicherheit hätte. So hat man immer zwei Personen, einmal die Hebamme und einmal die Schülerin. Zwei, wo man sich so ganz drauf verlassen kann.

F: Hm.

B: Ich hatte auch immer ein bisschen Bedenken, wenn ich ins Krankenhaus gehe, vielleicht sind da so viele Geburten, dass gar keiner Zeit für dich hat.

F: Mhm.

B: Und grad wo zwei Personen da sind finde ich, dass doch so ein bisschen doppelte Sicherheit da ist.

F: In einem Sinne dass die sich mehr abwechseln können, wenn viel zu tun ist oder so?

B: Genau. Mhm.

F: Gut.... Haben Sie jetzt bei dieser Geburt verschiedene Schülerinnen erlebt?

B: Nein. Nur eine.

| | |
|---|---|
| F: | Mhm. Gab es zwischen den... aber sie haben ja bei allen Geburten Hebammenschülerinnen erlebt. Gab´ es da zwischen den Schülerinnen Unterschiede? |
| B: | Hm. |
| F: | In der Wirkung auf Sie? |
| B: | Ja. Bei der ersten, bei der ersten Geburt, die war mir auch sehr sympathisch, die hat mir auch direkt das „Du“ angeboten, dass fand ich auch sehr schön. Bei der zweiten Geburt, da hab ich, doch da hab ich unterschiedliche Schülerinnen auch gehabt, weil die Geburt auch etwas länger gedauert hat. |
| F: | Mhm. |
| B: | Dann, sicher, dann können, waren auch welche dabei, die einem nicht so sympathisch waren auf Anhieb, ne. Dann, gut, dann freundet man sich auch nicht so direkt damit an. Die ist dann da und dann ist das auch in Ordnung. |
| F: | Hm. |
| B: | Bei der dritten Geburt, da war mir halt direkt wieder auf Anhieb sympathisch. |
| F: | Was haben die, die Ihnen nicht so sympathisch waren, was war an denen so dran, dass Sie mit denen nicht so klar gekommen sind? |
| B: sehr bestimmt | Die Art. |
| F: | Das hatte gar nichts mit dem Tun zu tun? |
| B: | Nee. |
| F: | Sondern wie sie sich gegeben hat? |
| B: | Genau! |
| F: | Wie haben die sich denn gegeben? |
| B: | Hm, vielleicht nicht so warmherzig und nicht grad so freundlich. Und es gibt ja auch kalte Typen dann. Die halt einem unangenehm sind. |
| F: | Hm. |
| B: | Die vielleicht nur was lernen wollen und die, wo die Frau gar nicht so wichtig ist. |
| F: | Hatten Sie das Gefühl, es ging nicht um Sie? |
| B: ganz leise | Ja, manchmal schon.<br>Ja. Ja. |

| | |
|---|---|
| F: | Worum ging es denen denn? |
| B: | Ums Lernen, denk ich mal. |
| F: | An Ihnen zu lernen? |
| B: | Ja, genau. Aber nicht jetzt um mich als Person. |
| F: | Was, wie hat sich das denn ausgewirkt auf Sie, als Sie das gemerkt haben? |
| B: | Haben nicht soviel vielleicht mit mir gesprochen. Wie es mir im Moment geht. |
| F: | Ja. |
| B: | Bei der zweiten Geburt, da war halt eine dabei, das würd ich so beurteilen. |
| F: | Ja. Und was ist da bei Ihnen passiert, als die dann so wenig mit Ihnen gesprochen hat und Sie den Eindruck hatten, dass hat mit mir gar nicht soviel zu tun? Die benutzt mich zum Üben? |
| B: | Ich hab´sie nicht so angenommen. Also ich hab´sie dann, gut sie war halt da, aber ich hab sie nicht so angenommen als Hilfe. |
| F: | Ja. ....Hat sie das gemerkt? |
| B: | Als warme Hilfe vielleicht. |
| F: | Hat sie das gemerkt, denken Sie? |
| B: | Hm, glaub ich nicht. War vielleicht sehr mit sich selbst so beschäftigt, ne. |
| F: | Mhm. |
| B: | Mhm. |
| F: | Hm. Das kann natürlich sein.<br>In diesen Situationen wo die Schülerin jetzt bei dieser Geburt angeleitet wurde, zum Beispiel wenn es jetzt um das Untersuchen ging. War die Hebamme dabei? |
| B: | Ja. |
| F: | Und wie war das für Sie, dass Sie untersucht wurden und hat die Hebamme Sie auch untersucht? |
| B | Ja. |
| F: | Und dann diskutieren die beiden jetzt so, wie das jetzt so bei Ihnen sich anfühlt? |
| B: | Diskutieren kann man nicht sagen, also die Hebamme hat erst, erst untersucht. |

F: Ja.

B: Und dann hat die mich gefragt, ja hier ist halt ne´ Schülerin, und ob sie mich auch untersuchen dürfte. Dann hab ich halt eingewilligt, und dann sagte mir die Schülerin dann halt, der Muttermund ist zum Beispiel 7 cm offen. Und die Hebamme, die nickte dann halt nur. Also sie hat eher mit mir gesprochen, die Schülerin...

F: Ja

B: ...und hat das dann halt gesagt und die Hebamme sagte dann: „Ja das ist in Ordnung so“ und so hab ich das auch gefühlt bei der Untersuchung.

F: Hm.

B: Hm. Und das war halt nicht so ein Diskutieren, das war halt eher eine Absprache mit mir und dann halt...

F: Und die Hebamme hat gefragt - ich muss jetzt noch mal sehen ob ich das richtig verstanden hab – „Darf die Schülerin Sie auch untersuchen?“

B: Ja.

F: Dann hat die Schülerin Sie untersucht...

B: Ja.

F: ..und die Schülerin hat nicht der Hebamme sondern Ihnen

B: Ja..

F: ...gesagt, was Sache ist?

B: Genau. Hm.

F: War das komisch, dass sie das Ihnen und nicht der Hebamme gesagt hat?

B: Nee.

F: Weil das eigentlich von der Hebamme aus ging?

B: Nee. Das war nicht komisch.

F: Was war das für ein Gefühl, jetzt zu wissen, die, im Prinzip werde ich ja jetzt zum zweiten Mal untersucht.

B: Hm.

F: Man weiß ja schon, wie weit der Muttermund ist.

B: Nee, das wusste ich vorher noch nicht.

F: Sie noch nicht, aber die Hebamme wusste es ja.

B: Die wusste es schon.

| | |
|---|---|
| F: | Also, also ich meine, in dem Raum war jetzt einer Person klar, die hätte das nur sagen müssen. |
| B: | Ja. |
| F: | Was war das für ein Gefühl, dass Sie jetzt wissen, die Schülerin untersucht mich jetzt noch mal eigentlich nur zum Lernen? |
| B: | Hm. Das war kein unangenehmes Gefühl. Es war in Ordnung. Ich hab´ auch gedacht, ja, sie muss das lernen und warum soll ich Ihr nicht dabei helfen? Hm. |
| F: | Ja? |
| B: | Ja. |
| F: | Aber Sie hätten sich dann nicht noch mal untersuchen lassen müssen. |
| B: | Hätte ich nicht, aber es war mir ja nicht unangenehm. |
| F: | Hatten Sie das Gefühl, oder was wäre, was denken Sie, was wäre gewesen wenn Sie gesagt hätten: Nee, möchte ich nicht. |
| B: | Ich glaub, dass wär´ auch akzeptiert worden. |
| F: | Hm. Sind Sie immer von beiden untersucht worden? |
| B: | Nein. Nicht immer. |
| F: | Mal nur von der Hebamme oder mal nur von der Schülerin? |
| B: | Genau. |
| F: blättert | Mhm. Jetzt muss ich mal eben gucken, dass ich hier noch wichtige Sachen abklapper.<br>Haben Sie das irgendwann mal erlebt, das die Hebamme die Schülerin mal korrigiert hat? Dass irgendwas nicht so war, wie sie sich das dachte? |
| B: | Nein. Bei der jetzigen Geburt nicht, davor - wüßte ich eigentlich auch nicht. Hm. |
| F: | Auch nicht beim ersten Mal als sie so eine Angst hatten, als die Schülerin raus gerannt ist? |
| B: | Gut, das hab´ich nicht so mitbekommen. Könnte sicherlich sein, dass das dann vor verschlossener Tür gemacht wurde. Aber ich hab´s nicht mit bekommen. |

| | |
|---|---|
| F: | Mhm. Denken Sie, dass da manchmal Kommunikation statt- gefunden hat, ohne dass, dass die beiden zusammen im Raum waren? Das die sich draußen ausgetauscht haben? |
| B: | Hm. Ja. |
| F: | Nach dieser Geburt jetzt auch? |
| B: | Nein. |
| F: | Warum denken Sie nicht? |
| B: | Weil alles so glatt gelaufen ist. Bis halt auf den einen Punkt da. |
| F: | Hm. |
| B: | Aber da waren ja auch beide direkt anwesend. |
| F: | Hm. Aber bei den anderen Geburten haben Sie da schon so das Gefühl gehabt, die reden draußen. |
| B: bestätigend | Mhm. Mhm. |
| F: | Was war das für ein Gefühl, wenn die draußen reden? |
| B: | Unangenehm. |
| F: | Was glauben...Was war da unangenehm? |
| B: | Dass man nicht weiß, was sie über einen sprechen. |
| F: | Was haben Sie denn gedacht, was die vielleicht über Sie sprechen? |
| B: | Hm. Vielleicht dass ich nicht richtig mitarbeite bei der Geburt, bei der ersten zum Beispiel. Weil das so lange gedauert hat. Dann hab´ ich vielleicht gedacht, vielleicht machst du, machst du irgendwas was nicht richtig. Oder so ne? Das einem das nicht gesagt wurde. |
| F: | Hatten Sie das Gefühl, sie machen was nicht richtig? |
| B: | Ja. Weil es halt so lange gedauert hat. Hab ich auch gedacht, vielleicht verkrampfe ich mich zu sehr. |
| F: | Jetzt wo Sie noch zwei andere Kinder bekommen haben, würden Sie das im Nachhinein jetzt auch sagen? Dass Sie da was falsch gemacht haben? Oder was nicht richtig gemacht haben? |
| B: | Ja, ich hab´mich vielleicht zu verkrampft. Zu viel Angst gehabt. |
| F: | Hm. Hing das mit der Schülerin zusammen? |
| B: | Nein, das glaub ich nicht. |

| | |
|---|---|
| F: | Oder mit der Situation, dass Sie das Gefühl hatten, die reden draußen? |
| B: | Auch nicht. Nee, das hatte mit mir selber zu tun. Dass ich vielleicht auch nicht loslassen konnte vom Kind. |
| F: | Hm. Aber Sie glauben, dass die draußen sich darüber unterhalten haben. |
| B: | Ja. |
| F: | Hm. Und was war da so unangenehm dran? |
| B: | Dass man halt nicht wusste, was über einen gesprochen wird. |
| F: | Mhm. |
| B: | Wenn es jetzt im Raum statt gefunden hätte, hätte man gewusst na ja gut , das und das machst du vielleicht nicht richtig oder das ist jetzt passiert. Aber so wusste man gar nichts. Also in dem Moment was die besprochen haben. |
| F: | Es wäre Ihnen angenehmer gewesen, wenn im Raum gesprochen worden wäre. |
| B: bestätigend | Mhm. |
| F: | Vielleicht haben die gar nicht miteinander draußen gesprochen? |
| B: | Kann gut sein. Ja. |
| F: | Aber irgendwie haben Sie trotzdem das Gefühl. |
| B: | Ich hab´das Gefühl, mhm. |
| F: | Wieso hatten Sie das, was ist da gewesen, dass Sie das denken? |
| B: | Es wurde auch schon mal ein bisschen geflüstert und dann gingen sie halt raus vor die Tür. Also das kam mir dann schon mal so vor... |
| F: | Die gingen schon flüsternd raus? |
| B: | Genau. |
| F: | Und... |
| B: | Hm. |
| F: | Aha. |
| B: | Hm. Und das war halt dann ein bisschen unangenehm. Weil man nicht so mitbekam, was passiert ist oder so. |
| F: | Mhm. |

| | |
|---|---|
| B: | Mhm. |
| F: | Wenn wir jetzt noch mal auf diese Geburt genau zurückgehen, an welchen Stellen haben Sie gemerkt, dass zwischen der Hebamme und der Schülerin irgendwas abging? Dass da irgendwas stattgefunden hat. |
| B: | Wie jetzt stattgefunden? |
| F: | Dass die miteinander sich ausgetauscht haben. Was waren das für Momente? |
| B: | Hm, als die Geburt langsam los ging. Kann sein, dass sie sich da abgesprochen haben. Jetzt dauert´s nicht mehr lange oder... |
| F: | Haben Sie das mitbekommen? |
| B: | Ja. Hm. |
| F: | Hat die Hebamme gesagt, es dauert nicht mehr lange? |
| B: | Ja.- Ja. |
| F: | Hm. Warum hat die das gesagt? Hat die Schülerin das nicht mitbekommen? |
| B: | Doch, sie hatte das schon mitbekommen, aber sie sollte dann die Sachen alle raussuchen und.... |
| F: | Und das hat sie auch gemacht? |
| B: | Ja. Ja. |
| F: | Also, das war eine offensichtliche Situation, wo die Hebamme der Schülerin gesagt hat: „Jetzt mach mal das und das." |
| B: bestätigend | Mhm. Mhm. |
| F: | Oder hat sie dann gesagt, das dauert nicht mehr lange, oder hat sie gesagt, hol mal jetzt die Sachen, oder kam das dann von allein? |
| B: | Sie hat nur gesagt, es dauert nicht mehr lange, und dann ging die Hebammenschülerin halt zum Schrank und hat die Sachen rausgeholt. Und hat alles fertig gemacht für die Geburt. |
| F: | Und dann kam das Kind auch? |
| B: | Dann kam das Kind auch. |
| F: | Nach der Geburt, als das Kind da war und Sie so Zeit mit |

dem Kind hatten, wie Sie das gerade beschrieben haben, wie war dann das Gefühl. Sie haben gesagt, sie hätten sich ganz sicher gefühlt, weil es waren drei Leute im Raum, und davon waren manche immer zuständig, dass die dann alle raus gegangen sind?

B: Das war o.k.

Ca. 30 sek Verlust bei Kassettenwechsel.

F: Haben, sind Sie mal von Nachbarn oder so drauf angesprochen worden, wieso gehst Du in ein Haus, wo auch ausgebildet wird?

B: Nein.

F: Ist ganz normal?

B: Ganz normal.

F: Ja. Gibt es irgendwelche Aspekte im Zusammenhang mit der letzten Geburt, die wichtig sind? Wenn man sich – also es geht ja uns darum, dass wir überlegen, wie kann man Ausbildung so verbessern, dass die Situation im Kreißsaal für Frauen besonders angenehm und effektiv ist.

B: Hm.

F: Also dass es nicht auf Kosten der Frauen geht, sondern dass es zum Vorteil der Frauen geht. Was würden Sie uns da raten, worauf sollten wir da achten?

B: Halt dass die Hebammenschülerinnen freundlich sind zu den Frauen, aufgeschlossen sind. Vielleicht sogar das „Du“ anbieten, ich fand das sehr angenehm.

F: Mhm.

B: Und halt auch keine Berührungsängste haben.

F: Was meinen Sie damit?

B: Dass sie halt die Frauen halt mal anfassen, nicht zu denen so Distanz halten.

F: War das für Sie ein angenehmes Gefühl?

B: Ja.

F: Angefaßt zu werden?

B: Für mich war das angenehm.

F: Sie haben von einer Schülerin erzählt, wo Sie nicht so gut mit konnten, bei der zweiten Geburt.

B: Hm.

F: Hätten Sie von der auch angefaßt werden wollen?

B: Nein. Also das kommt schon auf den Typ an. Wie die Ausstrahlung ist.

F: Mhm.

B: Mhm.

F: Wenn die Antenne gut ist,

B: Mhm.

F: ...dann würde ein Anfassen für Sie etwas Wichtiges sein?

B: Ja.

F: Wie möchten Sie dann angefasst werden?

B: Zum Beispiel wenn die Wehen kommen, dass man mal den Arm gehalten kriegt. Oder später bei den Presswehen, das man mal in den Arm genommen wird vielleicht.

F: Hm. Und was hat Ihr Mann dann gemacht, wenn die Schülerin Ihnen da auch so nahe gekommen ist? Wie war das für den?

B: Der war auf der anderen Seite, also für ihn war das auch so o.k.

F: Mhm. Hat die Schülerin Ihren Mann irgendwie miteinbezogen?

B: Ja.

F: Wie?

B: Ja, sie hat ihm auch Anleitung gegeben.

F: Was sollte er denn machen?

B: Zum Beispiel bei der zweiten Geburt, hat er sich halt auch hinter mich gestellt und hat mich halt, ich stand am Seil, er hat mich dann immer aufgefangen. Da sagte die Schülerin auch, stellen sie sich dahinter und er hat mich dann halt aufgefangen und sie hat mich auch gestreichelt dabei.

F: Mhm.

Kind piept Wollen Sie Ihren Sohn mal nehmen?

B: Ich guck grad´ nach.

F: Oder ist das eine Tochter?

B guckt nach Kind, Kind schläft

F: Ja, fehlt noch irgendwas, ja vielleicht haben Sie ja auch nach dem Erstgespräch, was meine Kollegin mit Ihnen

| | |
|---|---|
| | hatte, mit Ihrem Mann da mal drüber gesprochen. Wie war das eigentlich mit der Schülerin oder so? |
| B: | Nee, da hatten wir eigentlich noch gar nicht so die Zeit für. |
| F: | Mhm. |
| B: | Wir sind erst seit gestern Zuhause. |
| F: | Hm. Gibt's noch irgendwelche Anmerkungen, irgendwas was wichtig für uns wäre?<br>Sie haben ja gerade schon einige Sachen genannt. |
| B: | Hm. Nichts was mir jetzt noch einfallen würde. |
| F: | Mal was ganz hypothetisches. Können Sie sich vorstellen, dass es Situationen gäbe, wo es von Nachteil ist, das Schüler ausgebildet werden in solchen Situationen? |
| Pause | |
| B: | Vielleicht wenn so eine Situation auftritt, wo die Schülerin halt auch Angst bekäme. Oder nicht mit der Situation zurecht käme, und das würde sich auf die Frau übertragen. Kann ich mir vorstellen. Wenn es halt eine Extremsituation ist und sie halt auch den Kopf verlieren würde. |
| F: | Hatten Sie jetzt eine erfahrene Schülerin? |
| B: | Kam mir schon so vor, ja. Man hat ja auch nicht so den, man weiß ja auch nicht viel über die Schülerin jetzt Bescheid. Wie lange sie schon ausgebildet wird. |
| F: | Mhm. |
| B: | Aber ich, so vom Gefühl her schon. |
| F: | Hatten das Gefühl, die ist schon lange in der Ausbildung? |
| B: | Ja. |
| F: | Mhm.<br>Ja. Dann bedanke ich mich. |

**Interview C3**

F: So, ich hoffe, das Tonband kann das alles so aufzeichnen. Sie waren mit Ihren Kindern auf 'ner Kinderintensivstation und haben da erlebt, wie Ihre Kinder von Schwestern und von Schülerinnen versorgt wurden.

M: Mhm.

F: Mich würde jetzt interessieren, wie das für Sie war. Wie haben Sie das da erlebt?

M: Ja, prinzipiell war grundsätzlich immer jemand für die Kinder da, wobei die, ähm, sag ich mal, sich bemerkbar gemacht haben, wurde sich direkt drum gekümmert. Aber auch um uns,also, wenn ich jetzt irgend 'n Tief hatte oder so, war sofort jemand bei mir und hat sich mit mir unterhalten oder Fragen gestellt, auch gefragt, ob man mir irgendwie helfen kann oder so. Dabei war's eigentlich ziemlich egal, ob sie nun völlig ausgebildet oder Schülerin war. Hm, ja so im Großen und Ganzen kann ich eigentlich nur sagen, dass sie sehr aufmerksam waren.. und.. auch, ich sag mal, ähm, .. hilfsbereit (Kind schreit). Ne, und einem viel erzählt haben oder erklärt haben, wie man was am besten macht und, und, äh, einen in die Pflege mitintegriert haben, sag ich mal so. Nicht irgendwie an einem vorbei gesprochen oder an einem vorbeigegangen ist. Das ist mir so am meisten hängengeblieben, dass ich eigentlich immer viel lernen konnte da. Weil, ich denk' mal, so von Null auf Zwillinge

(lacht) wär' bei mir 'n bisschen, ich weiß nicht, anders ausgegangen. Und so hat man mir unheimlich viel noch mit auf den Weg geben können. Wenn man sieht, was das ja für den (Name des Kindes). .. (nicht zu verstehen) und so.

V: Ganz am Anfang konnt' ich kaum entscheiden, wer jetzt Schülerin ist und wer, äh, völlig ausgelernt hat. Also, so, ähm, von der Betreuung her von allen eigentlich hervorragend. Also, ist ja auch irgendwie 'n, 'n Nachteil, dass die Kinder da hin müssen, aber für mich war das unwahrscheinlich 'n Vorteil, ich hab' sehr viel dort gelernt. Schon allein die Babies anfangs zu baden, wickeln, cremen, Gymnastik machen, also, es hat mir sehr viel geholfen, dass, ähm, die beiden die erste Zeit da waren, dass ich jeden Tag da hinfahren konnte, konnt' mich so zwei bis drei Stunden mit den beiden befassen und dann erst mal wieder Abstand nehmen von den beiden. Und so ganz langsam so das Reinleben.

F: Mhm.

V: Das hat mir unwahrscheinlich sehr viel geholfen.

F: Mhm.

V: Also, das fand ich echt klasse von denen. Auch, äh, beim Wickeln war immer 'ne Schwester oder eine Auszubildende immer dabei. Immer einmal so über die Schulter gucken, wenn man 'n Handgriff irgendwie falsch gemacht hat, hat man sofort gesagt: "So und so macht man das besser so als so." Also, das hat mir sehr viel geholfen.

F: Mhm.

V: Jetzt für später, wie sie jetzt zu Hause waren.

F: Mhm.

V: Also, das fand ich echt klasse.

F: Haben die sich namentlich vorgestellt, die Schüler, oder, äh, die Schwestern, haben Sie das gewusst? Ham Sie... Wann haben Sie das überhaupt gewusst?

M: Also, sofort immer wenn jemand, äh, äh, also wenn ich reinkam und ich sag jetzt mal im PZ zum Beispiel, war es einfach so, dass da immer eine Schwester für zwei Kinder war und dann kam immer die, die für (Name des Kindes) zuständig war oder für (Name des Kindes), die kam auf mich zu, ich bin Schwester soundso, bin heute für ihr Kind zuständig. Äh, also überall war das. Auch in der Kinderklinik selbst, ob's nun die Schülerinnen waren oder ob's auch die ausgelernten waren, äh, jeder hat uns immer gleich `n Namen genannt, ähm, von den jüngeren. Die älteren sind schon mal eher, ob sie's mal vergessen haben, ich denk mal, mit die Jahre, ich denke mir, das
(lacht) weiß schon jeder, ne. Aber, äh, die jüngeren waren 's wirklich bei jedem, dass die sich vorgestellt haben halt.

F: Mhm.

M: Und, äh, auch immer super freundlich, halt auch immer irgendwie integriert, dass man sagen konnte, also selbst auch die Schülerinnen, dass die schon sagten: "Ja, machen Sie das selber." Oder, äh, "Sollen wir Ihnen dabei helfen?". Und dann war halt, denk ich mir einfach mal, äh, .. man merkt da wirklich, wie er schon sagt, kaum 'n Unterschied.

F: Mhm.

M: Ne, ob das jetzt Schülerin. Sicherlich an manchen Kleinigkeiten vielleicht. Das war jetzt aber nicht bei mir selbst, sondern das kriegte ich nur so mit. Ähm, dass die Auswahl .. ähm, der Wörter oder, oder, oder so, wenn sie jemandem was mitteilen mussten per Telefon, das war dann 'n bisschen schwierig für eine, äh, Schülerin, wie ich festgestellt hatte. Die hatte sich dann selbst im Nachhinein erschrocken, und zwar drehte es sich da drum, dass die Kind.. dass ihr Kind vom PZ in die Kinderklinik rübergebracht wurden und, äh, ging sie ans Telefon und hatte dann zu der Mutter gesagt, ähm, "ich hab' 'ne traurige Mitteilung für Sie". Ja, und, äh, dann hat sie aufgelegt und da hab' ich sie nur angekuckt und gesagt: "Ich will ja nichts sagen, aber wenn Sie das mir gesagt hätten, ich wär' wahrscheinlich tot umgefallen mit Kind in meinem Zimmer hinten, ne". Und da kuckte sie mich dann auch an und: "Ja, da sagen Sie was. Da hab' ich die bestimmt völlig fertig gemacht,ne." Aber das war eigentlich nur, dass sie halt eben von der Mutter getrennt wird und in ein anderes Krankenhaus gebracht wurde. Aber da hatte sie in dem Moment gar nicht so und diese 'traurige Mitteilung' - weil es ist ja nun mal 'ne Intensiv, wo jederzeit was passieren kann, ne. Und wenn man dann so was gesagt bekommt, dann kriegt man erstmal am anderen Ende der Leitung 'n absoluten Schrecken, ne. Und da war sie aber selber drüber erschrocken, wie sie sich da ausgedrückt hatte. Also, äh, sagt sie: "Um Gottes Willen, wenn sie gleich kommt, muss ich mich erst mal bei ihr entschuldigen und so." Und, äh, das war was, wo ich dann auch wieder, also, ich hätte da jetzt nicht an der anderen Stelle sein dürfen. Jetzt wusste diese Frau, dass das wohl irgendwann sein würde und wusste auch, dass mit ihrem Kind da nichts gravierend Schlimmes ist, ne. Aber bei mir, weil's

| | |
|---|---|
| | halt mit meinen halt schlecht aussah, also, ich wär' da wahrscheinlich schon |
| F: | Mhm. |
| M: | hipp! aus'm Hemd gesprungen, |
| F: | ja, sicher |
| M: | sag ich mal, so hätte ich mich erschrocken. Und, ähm, da hatte sie sich auch gleich direkt entschuldigt und, und sofort gesagt: "Da hab ich bestimmt was angerichtet , schneller gesprochen wie gedacht." Ne, und, äh, hat die Mutter dann auch nicht übel genommen. Die hat das wahrscheinlich gar nicht so aufgenom, gefasst wie ich erstmal, weil sie ........................................................................................ (nicht zu verstehen). |
| F: | Mhm. |
| M: | Aber ansonsten war ich mir da überhaupt gar nicht darüber im Klaren, dass da irgendwas, äh,.. gewesen wäre, also in allem, jeder Handgriff und... man konnte auch wirklich kaum 'n Unterschied feststellen. Wenn sie nicht gerade gesagt hat, Schwesternschülerin, dann hätt' ich auch nicht, denk' ich mal, gewusst, wer da wirklich noch am Lernen ist und wer schon fertig gelernt hat, ne. Würd' ich doch sagen. Oder ist dir da irgendwie mal was aufgefallen? |
| V: | Nein, gar nicht. Überhaupt nicht. Ich fand's auch sogar sehr schön von den Ärzten auch, ähm, wenn irgend 'ne Untersuchung beim (Name des Kindes) gemacht worden sind, man hat mich immer wenn ich gerade dagewesen bin, gefragt, ob ich dabei bleiben möchte oder ob ich lieber rausgehen möchte. Also, das fand ich sehr, ähm, toll, dass ich dabei sein konnte, wenn sie ihm zum Beispiel Blut abgenommen haben oder eine neue Infusionsnadel gesetzt haben, dass man da auch selber |
| M: | Zugänge |
| V: | ja, äh, Zugänge, genau |
| M: | sind ja keine Nadeln |
| F: | Mhm. |
| V: | Genau. Dass, äh, dass ich, äh, richtig mitkriegen konnte, wie so was auch bei so kleinen Babies abläuft. |

F: Mhm.

V: Und wie die Babies da drauf reagierten. Wenn se gestochen werden, zum Beispiel. Also, ähm, .. mit Nadeln bzw. sind ja keine Nadeln, sind ja nur so kleine Kunststoffröhrchen, also das find, äh, fand ich echt klasse.

F: Mhm. Wie ist das jetzt im Nachhinein für Sie, wenn Sie sich Gedanken drüber machen, in diesem Intensivbereich? Ihre Kinder waren sehr krank, wenn Sie sich da so Gedanken zu machen, ja, da, da wurde dran, dran geübt, da wurde ausgebildet? Hatten Sie das Gefühl, dass geübt wird?

V: Nein. Überhaupt nicht.

F: Mhm.

V: Überhaupt nicht.

M: Also ich habe das Gefühl, jeder weiß genau, was er da tut.

F: Mhm.

M: Wirklich, da war in keinster Weise, dass ich das Gefühl gehabt hätte, dass da jetzt jemand kommt und erste Mal mein Kind wickelt oder überhaupt 'n Kind wickelt.

F: Mhm.

M: Oder das erste Mal 'n Baby badet, ähm, ich weiß ja nicht in welchem Zeitraum wir jetzt da waren, dass die vielleicht noch keine neuen Schülerinnen hatten, die jetzt wirklich bei Null angefangen sind, das weiß ich ja nicht. Aber, ähm, ich sag mal, in dem Intensivbereich lassen sie bestimmt auch keine Schülerinnen auf die Kinder los, wenn sie noch nicht mindestens die Grundbegriffe drauf haben, ne. Und ich hatte da in keinster Weise das Gefühl, dass da einer weniger beherrschte oder weniger konnte wie 'n anderer, ne.

V: Ich auch nicht.

M: Und, äh, wenn jemand sich das nicht zugetraut hat oder der Meinung war oder muss ich jetzt doch erstmal nachfragen, dann haben die das auch gemacht und haben nicht auf eigene Faust entschieden, ich mach' das jetzt mal, äh, sondern die haben dann sich wirklich Hilfe geholt und haben sich dann belehren lassen, ob das so geht oder ob's falsch war oder ob's falsch wäre, wenn man 's jetzt so nun machen würde. Also, in keinster Weise kann ich da sagen, dass es mir irgendwie vorgekommen wäre, als hätte man da, ähm, an den Kindern herumgedoktert und, und man hätte nicht gewusst, was man da tut.

F: Mhm, mhm.

M: In gar keiner Weise! Also,

F: Mhm.

M: da habe ich wirklich gedacht, mein Gott, okay ich sprech' jetzt mal, ähm, spezifisch vom PZ, weil da so 'ne extreme Intensiv äh,äh, -pflege da ja ist, äh, wo sie mit wo ich auch gesagt hab', da muss jeder Handgriff sitzen, egal, was die tun, was die machen, dass.. jedes Geräusch, jedes, alles muss richtig gedeutet werden, weil es sind halt keine Kinder, die sprechen können, sondern die müssen ja wirklich alles irgendwie, jetzt sind ja schon die Schwestern sind ja fast schon selber Ärzte, ja. Und dann, wenn sie die Zugänge gelegt haben oder wenn sie, äh, ja, und die Magensonden legen und so was, sicherlich sind das diverse Handgriffe, was äh, äh, Pflegepersonal im Allgemeinen beherrschen muss, ob nun bei Altenpflege oder bei Babies oder bei.. na ja, unserem Alter entsprechend. Aber, äh, ich sag mal, bei so kleinen Würmchen und die sind ja dann im PZ oder in der Kinderklinik extrem klein, mit ihren zum Teil fünf-, sechs- siebenhundert Gramm nur. .. Also, wer, wer sich da ranwagt oder traut, das sind für mich sowieso ist das für mich 'n Phänomen.

F: Mhm.

M: Ja, weil ich denk' mir einfach, diese hilflosen kleinen Würmchen, wie schnell kann man denen irgendwo wehtun. Und da sitzt wirklich jeder Handgriff und das sind für mich schon fast halbe Ärzte, wenn die da Hand angelegt haben und, äh, wenn da einfach mal so 'n normaler Allgemeinarzt, der traut sich da normal noch nicht das zu machen, was sich da so die Schwestern trauen oder was diese Schwestern alle, was von den Schwestern auch verlangt wird. Wenn ich so an meinen Hausarzt denke, ähm, der noch nichtmals, äh, also das ist jetzt nicht böse gemeint, er ist nun mal kein Frauenarzt, aber er hat 'n Ultraschall gemacht und konnte nicht erkennen,

| | |
|---|---|
| | ob ich schwanger bin. Und dann kann ich mir auch nicht vorstellen, dass der jetzt nun großartig 'n Baby verarzten kann, was jetzt beatmet werden muss oder so. Oder - ich kann das jetzt auch nicht in Frage stellen, aber sich vielleicht nicht so sicher ist, ne. Und da hatt' ich im, im Intensivbereich in keinster Weise das Gefühl, dass man da wirklich mal sagen musste, mein Gott, die macht das aber noch nicht lange oder die traut sich das nicht so richtig. Also, wenn wirklich mal irgendwo Zweifel war, das hab' ich vielleicht zwei Mal erlebt, dann haben die auch wirklich gesagt: "Na ja, da hol' ich jetzt erst mal 'ne Kollegin oder ich frag' 'n Doktor oder ich mach' das so und so" |
| F: | Mhm. |
| M: | aber nie auf eigene Faust. |
| F: | Mhm. |
| M: | So dass wir das Gefühl gekriegt hätten, die versucht da jetzt irgendwas, ne. |
| F: | Mhm. |
| M: | Gar nicht. |
| F: | Mhm. |
| M: (zum Baby) | Du auch nicht, ne? |
| F: | Wie waren, haben Sie Situationen erlebt, in denen halt Anleitung geschah, also wo 'ne Schülerin dann ausgebildet wurde, wo 'ne Schwester daneben war, was gezeigt hat, haben Sie das erlebt und wie war das für Sie? |
| M: | Das hab' ich nur in Hinsicht der Stillberatung erlebt, ähm, nicht direkt so im, im Intensivbereich, also. |
| V: | Ich auch nicht so. |
| M: | Da war halt nur die Stillberaterin, die hat dann 'ne Schülerin - in der letzten Woche ungefähr war das - 'ne Schülerin an ihrer Seite und dann halt eben auch, äh, ja, in alles eingewiesen wurde und, und halt auch selbst mal Ratschläge geben konnte und auch schon einiges wusste und auch selbst noch Fragen gestellt hat |
| F: | Mhm |
| M: | den Müttern. Also, dann Fragen schon einem gestellt haben und ähm, hat oder, ähm, äh, die mehrere Sachen schon wusste |

und dann auch diese Ratschläge gleich weitergeben hat. Aber immer im Beisein der Ausbilderin und nicht alleine (kaum zu verstehen).

F: Mhm, mhm.

M: Ja, und im, im Intensivbereich .. ja, wie ich schon sagte, also, da hatt' ich mehr so das Gefühl, dass die schon alle 'n bisschen weiter waren. So 'ne direkte, sicherlich, ich mein' den einen oder anderen Ratschlag sich geben lassen, aber so direkt, dass da jetzt 'ne Ausgebildete und eine Auszubildende nebeneinander parallel gearbeitet haben, haben wir nicht erlebt. Also, das war wirklich so, dass wir, dass 'ne Schwesternschülerin selbständig für jemanden zuständig war, wo, äh, man dann sagen konnte, sie ist so fit oder so weit, dass sie, dass man ihr das zutrauen konnte.

F: Mhm.

M: Und, ähm, also, ja also ich kann mich da an keine Situation erinnern.

V: Nee, ich auch nicht.

M: Wohl, dass da zwei Schülerinnen für (Name des Kindes) noch zuständig waren, aber da war dann keine schon Ausgelernte dabei. Also war's dann wirklich schon so, dass

F: Mhm

M: äh, (Name des Kindes) ja schon so stabil war, dass man das halt eben 'ner Schülerin zugetraut hat. Da war er auch nicht mehr am Inkubator und .. da hat man uns aber auch ... da bin ich auch hin, ja, ich bin Schülerin soundso und dann haben wir auch gemeinsam "Och, Sie machen das ja alles alleine" und "Ich bleib' wohl hier in der Nähe" aber "Sie wissen ja bald

(lacht) besser Bescheid wie ich", ne. Eine Schwester sagte auch: "Ja, Frau, .. ich hab' eben ab dann und dann 'ne Stelle zu vergeben, dann können Sie hier anfangen." Weil ich eben so ziemlich alles alleine gemacht habe. Ich war bis zu 10 Stunden zum Teil da und, äh, wie beide noch da waren.. da kam ich da rein und dann, ach, da saßen die und "darf ich ihn mal füttern". Wissen Sie, so richtig drum betteln, dass sie was zu tun kriegten. Aber, ähm, wie gesagt, ich hatte in keinster Weise den Eindruck, dass

| | |
|---|---|
| | da mal eine bei gewesen wär', die es irgendwie nicht gewusst hätte oder so tut oder so. |
| F: | Hmhm. |
| M: | Was sie gemacht haben, haben sie alle super gemacht. Gewissenhaft, ordentlich und sauber. Hab' nie irgendwie gesehen, dass mal irgendeiner irgendwas vergessen hatte mit Desinfizieren oder mit, mit Wäsche wechseln, mit, mit, die hat das eine angefaßt und das andere, ohne sich die Hände zu waschen, also, das ist nie, also, jeder Handgriff, der sitzt. |
| F: | Mhm |
| M: | Muss ich doch sagen. Also, das ist mir nie aufgefallen. Und da hab' ich unheimlich drauf geachtet, ähm, weil ich denk' mir immer, es gibt ja nun wirklich so Blitzaktionen, wenn man bei dem einen Baby gerade irgendwie was macht und im nächsten Moment geht der Alarm los bei dem nächsten, in dem Moment auch noch daran zu denken, sich vorher erst die Finger zu desinfizieren, |
| F/V: | Ja. |
| M: | also, selbst dann hat's geklappt, ne. |
| F: | Mhm. |
| M: | Also, die haben das wirklich drauf, ne. |
| V: | Ja, oder 'n Kittel wechseln. Wenn eine jetzt 'n Kittel bei dem Baby anhatte und irgendwo piepte das, musste sie hin,<br>weil mal jetzt mal so 'n Kind in den Inkubator musste oder ins Wärmebettchen, dann erst den Kittel aus, auf das Bettchen geworfen, rüber, auf dem Weg dorthin irgendwie Hände desinfizert, anderen Kittel an bevor erst das andere Baby in die Hand genommen worden ist. |
| F: | Mhm. |
| V: | Also, da wurde unwahrscheinlich drauf, auch jetzt auch in der Kinderklinik auch, da gab's an jedem Bettchen immer sofort den passenden Kittel davon, wenn irgendwas war, Kittel aus, Hände desinfiziert, Kittel an. |
| F: | Mhm. |
| V: | Und so ging das weiter. Also, die Zeit, die haben sich alle genommen. |
| F: | Mhm. |

| | |
|---|---|
| V: | Also, da konnt' ich auch nichts sagen. Oder wenn mal irgendwas runtergefallen ist, haben die aufgehoben, wieder dahingesetzt, nein, alles was runter - sofort weg. |
| F: | Mhm. |
| M: | Das war sehr gut. |
| V: | Ja. |
| F: | Mhm. Wie war das Klima? Also, wie war Ihr Verhältnis zu, zu den Schwestern, zu den Schülern? Wie war das Klima der Leute untereinander? |
| V: | Hervorragend. Also, ich hab' es, |
| F: | Mhm. |
| V: | also, ich war ja, äh, wesentlich kürzer da wie meine Frau, weil ich immer nur abends für zwei bis drei Stunden dort gewesen bin. Also, ich hab' nie einen Arzt bzw. eine Schwester gesehen, die mal schlechte Laune gehabt hat. Also, jede Schwester, wenn man sie angesprochen hat, sehr freundlich und immer 'n Lächeln auf den Lippen. Also, so 'n Team wie dort hab' ich noch nirgendwo anders gesehen. Also, ich war sehr zufrieden. |
| F: | Mhm. |
| M: | Im PZ meinst du? |
| V: | Ja, im PZ. |
| M: | Ja, mein' ich auch. PZ, das ist einfach .. wer da reinkommt, ist, sag ich mal, der ist wirklich super da aufgehoben und, äh, und mit den Ärzten als Kollegen, als Kollegen an sich, sicherlich, ich hab' mit denen, wie gesagt, ich war bis zu 10 Stunden da, da redet man auch viel mit den Schwestern und da hab' ich auch dem einen oder anderen mal gesagt "Mein Gott, ihr versteht euch so super hier, das geht so Hand in Hand", ähm, da wurde auch schon mal gegrinst und mal gesagt "Wir sind hier nur Frauen, das ist nicht immer alles so gut, ne". Das ist klar. Frauen untereinander die kratzen sich nun mal die Augen aus, das ist einfach so, ne. |
| F: | Hm. |
| M: | Aber, ähm, es ist NIEMALS irgendwie so gewesen, dass irgend jemand bemerkt hätte, dass da Reibereien gewesen wären. Oder irgendwas schief gegangen wär' oder der eine den |

anderen vielleicht irgendwie doch mal sagen musste, äh, "Hör' mal, das war nicht so okay, du hättest das so und so machen müssen" oder so, nie, dass das irgend jemand von uns mitgekriegt hat. Also, wenn da irgendwas berichtigt wurde, dann wahrscheinlich irgendwo im Hinterstübchen.

V: Ja, genau.

F: Mhm

M: Ähm, also nie irgendwas und immer am Lachen, egal wen man gesehen hat, super freundlich, super nett, super hilfsbereit, äh, also Wahnsinn! Muss ich wirklich sagen.

F: Mhm.

M: 'n Unterschied gab's für mich zwischen Kinderklinik und PZ. Also, PZ, da bin ich ja super begeistert von. Kinderklinik ... also, so von den Schwestern her auch, die waren auch freundlich, nett, ähm, ich kam mir da 'n bisschen verlorener vor, also, da, äh, .. klar, die haben da vielleicht ein - zwei Babies mehr, wo sie sich drum kümmern müssen, aber, ähm, da wird nicht so auf einen eingegangen, würd' ich so sagen. Ob's nun Schwestern waren oder die Ärzte, ähm, also, da war's dann im PZ war's dann doch so, dass man sich da wirklich nicht nur um die Kinder, sondern auch um die Eltern intensiv gekümmert hat, wobei, ich sag mal jetzt, in der Kinderklinik, ähm, ist es ja doch meistens so, dass halt eben wenn sie da gelandet sind, dann schon 'n Stückchen aufwärts geht, ne. Aber im PZ ist man halt diese Sorgen, so gehen die Schwestern auch dementsprechend dann gut dann mit den Eltern, ne.

F: Mhm.

M: Oder intensiver auch mit den Eltern um und, ähm, hier in der Kinderklinik sind wir jetzt auch total integriert worden, wir konnten auch alles selbst machen und so, aber irgendwo doch 'n bisschen verlorener, man wurde nie irgendwie nie so nah intensiv gefragt: "Wie fühlen Sie sich?" oder „Geht's Ihnen gut?" Oder, äh... Sicherlich, es gab da zwei Schwestern, die ich super lieb fand, auch weil die sich, äh, also ich vergleiche jetzt nun mal leider einmal PZ, wo ich dann sag', die haben wirklich, äh, PZ, äh, Kapazität gehabt, die waren wirklich immer super nett zu denen passen, ähm, aber so die anderen, die ich da jetzt so kennenlernen durfte, ähm, die ... weiß ich nicht, ob sie vielleicht schon zu lange den Job machen, dass das alles so routiniert ist, dass die meinen, ach, die Mamas, denen geht's schon gut oder so. Ich weiß es nicht, weil, wir hatten ja wirklich sehr viel hinter uns und, äh, mein Seelenheil ist noch lange nicht in Ordnung und da fühlte ich mich doch `n bisschen wohler im, im PZ. Da waren dann doch schon mal, dass der eine oder andere Arzt mal kam, um einem mal nen Stups zukommen zu lassen: „Das ist so toll, was sie hier machen“ oder eben, äh, die Schwestern dann auch sagte: "Ach, was haben sie so ne Rabenhaltung, jetzt streicheln Sie endlich mal Ihren Sohn." Weil ich anfangs nicht konnte. Anfangs hatt' ich so, ich hatte Angst, dass er mir aus dem Hemd gerissen wird, weil er halt eben auf Leben und Tod lag, ne. Und deswegen konnt' ich nicht so und ... da hat man mich dann wirklich so eingeschätzt, dass ist 'ne Frau, die muss man in den Hintern treten und die packt das auch dann, ne. Und, äh, äh, nicht irgendwo auf Risiko das gesagt, sondern wirklich so, sie sind ne Rabenmama. Also, wirklich hat man mir das gesagt, aber derjenige, der hatte mich richtig eingeschätzt. Also, als die mir das gesagt haben, habe ich nur für mich selbst und für mein Kind ........................... (nicht zu verstehen).

Was sollte ich machen, ich mein', es ist dein Junge, der da liegt, ne. Andere wär`n vielleicht, weiß ich nicht, also es spricht dafür, dass die auch mit den Erwachsenen da dementsprechende Erfahrungen haben und die einschätzen konnten, ne.

F: Mhm.

M: Wer so 'n Spruch nun mal ab kann und wer nicht, ne. Also, bei mir war's wirklich der ausschlaggebende Punkt, dass ich mich überwinden konnte und an den Jungen dran konnte, ne. Und das ist halt, äh, .. den Eindruck, den hatte ich halt in der Kinderklinik selbst mit den Schwestern nicht so, dass die, ja da waren halt so zwei Schwestern, wie gesagt, die super waren, die dann schon mal sagten:" Wir passen gut auf ihren Jungen auf, sie können ruhig mal einen Tag zu Hause bleiben, Sie sehen so k.o. aus." Also, die schon so mal auf einen eingingen, ne. Aber die anderen, für die war das irgendwie so selbstverständlich, dass das ist nun mal die Mama, die hat immer da zu sein und auch wenn's 'n Zwilling ist und und irgendwie für mich unheimlich schwierig war halt auch das .. sicher, wir haben keine Oma, keinen Opa, niemand, der sich irgendwie um die Kinder halt kümmern konnte. Und ich musste (Name des Kindes) ja egal, wo ich hin war, mitnehmen. Und dann war dann auch am Anfang, als wir sie nicht mitnehmen durften, dieses, ähm, ähm, nich Verständnis haben, das hat mir 'n bisschen zugesetzt, da hab' ich noch gesagt, also, das hat mich 'n bisschen zerrissen gehabt, äh, und im PZ war's für mich so, .. da war es so intensiv die Pflege und so, so steril alles und da durfte ich die (Name des Kindes) mit rein- und rausnehmen, ne. Und der Arzt sagte immer: "Die gehören zusammen", und, und "Sicherlich, bringen Sie die mit". Und dann kam ich in die Kinderklinik, was eigentlich noch 'n bisschen was öffentlicher ist wie die Intensiv und da durfte ich auf einmal nicht mehr, ne. Und das war für mich unheimlich schwierig, wo ich dann gesagt hab' "Mensch", da hatte er aber auch Urlaub und dann ham wir uns abgewechselt, ging allerdings auf unserer beide .. Haut, sag' ich mal, haben wir uns doch schon mal an die Köppe gekriegt oder Familie hat 'n bisschen gelitten. Mein Schwiegervater, der meinte da, man müsse unser Leben jetzt nach ihm richten und irgendwie, äh, ähm, .. war das nicht unbedingt, wie 'ne Familie sein muss, förderlich.

F: Mhm.

M: Ne, in der Situation, wo einer nun wirklich wie der (Name des Kindes) jetzt halt eben sehr krank ist, ne.

F: Mhm.

M: Wo, wo wir eigentlich viel zusammenhalten wollten. Aber es war, wie er getauft wurde, notgetauft wurde im PZ, von dem Moment an haben wir eigentlich alle vier, oder alle wir drei und er in seinem Bettchen, haben wir eigentlich nur so um das Bettchen gestanden und haben gesagt, wir halten zusammen, ne. Und das wurde in der Kinderklinik in dem Moment irgendwo kaputt gemacht, ne. Wir konnten eigentlich immer nur einzeln für den Jungen da sein und nie, dass wir wirklich sagen konnten, die Familie ist bei dir, ne. Hat mir doch 'n bisschen zugesetzt. Und dann, wie er dann keinen Urlaub mehr hatte, da kam natürlich der Doktor und sagte: "Bringen Sie die Kleine mit." Und dann hatte er dann auch 'n Einsehen. Ich mein', vor sämtlichen Bakterien kann ich das Kind nun nicht schützen, aber wenn dann die Omas und Opas reindürfen, warum soll dann nicht so 'n kleenes Schwesterchen, was noch nicht in die Schule geht und so.

F: Mhm.

M: Sicher, die Schulkinder, versteh' ich auch, ne, wenn die Schnupfen und alles mit reinschleppen. Aber, die sind nun mal gleich alt und sie geht nicht in n` Kindergarten und gar nichts.

F: Mhm.

M: Sie schleppt nicht mehr Bakterien wie jeder Erwachsene da rein und raus und mit ab. Und dann sagte der Doktor dann auch, also, ich dürfte sie dann doch mitnehmen. Und das hab' ich dann auch gemacht. Musste aber vorne an der Schleuse stehen bleiben, ne. Das war dann natürlich auch für mich, das Kind sitzt da in so 'nem Babysafe und, und ich wusste nicht, also da hatte man .. in der, äh, im PZ 'n bisschen .. konzentrierter und intensiver sich dann auch mit um (Name des Kindes) mitgekümmert, weil man erwartet ja irgendwo von der Mama, dass sie sich um das Kind kümmert, was jetzt da liegt und krank ist. Ist aber ständig abgelenkt, weil das andere ja da liegt und schreit und quängelt, entweder hab' ich Hunger oder will nach Hause, ne. Und, ähm, da hab' ich dann halt eben im PZ die Erfahrung gemacht, dass die sich wirklich auch super um die (Name des Kindes) gekümmert haben und doch schon (Name des Kindes) dann hatte, egal welche Schwester, und das war hier halt gar nicht. Das Kind, das stand dann im Vorraum auf'm Boden in dem Babysafe, jeder ging da dran vorbei, grinste, lächelte oder ging einmal mit der Hand über'n Kopf, aber, ähm, ich konnte sie nirgendwo hochstellen, das Kind saß auf dem Boden unten, ne.

F: Hm.

M: Das fand ich nicht so gut. Also, im Nachhinein war ich dann irgendwann dann mal ganz dreist, ich denk', also, wenn se jetzt

meckern, das ist mir jetzt ganz egal, ich lass das Kind jetzt nicht mehr hier in diesem Durchgang stehen, weil das zieht ja da in diesen Kammern auch, ne. Machst du nicht mehr, du nimmst sie jetzt ungefragt mir rein. Und dann hat auch nie irgend jemand was gesagt, aber ich hatte wohl gemerkt, so man merkt's ja dann, ne,
hm, jetzt macht sie das doch und soll sie doch nicht, ne. Ähm, aber das war mir dann egal. Ich hab's auch nicht mehr eingesehen, dass dies Kind dann da an dieser Schleuse sitzt, ne. Und bin ich drin beim (Name des Kindes), die Türen wurden zugemacht, ich hörte nicht, ob der Alarm ging von dem Monitor, ich hörte nicht, ob das Kind jetzt nur 'ne Grimasse zieht oder ob es weint und, äh, das kann nicht irgendwie familienförderlich sein, ne. Und, ähm, da hab' ich sie mir einfach gepackt und dann neben (Name des Kindes), (Name des Kindes) im Bettchen und sie auf'm Stuhl, damit sie wenigstens bisschen höher hatte und .. bei einem war.

F: Mhm.

M: Das Gefühl hatte ich. Ich denk' mir mal, sie ist genauso das Neugeborene gewesen wie (Name des Kindes) auch.

F: Mhm.

M: Ne. Es brauchte genau dieselbe Zuneigung wie er.

F: Mhm.

M: Das hab' ich dann so einfach auch gemacht, hat dann auch keiner was gesagt, da mal von abgesehen. Aber, so die halbe Woche war dann doch, dass ich sie immer vorne abstellen musste, ne. Da war ich dann nicht mehr mit einverstanden. Weil das ... kann ich nicht machen, ist halt 'n Kindchen, 'n Lebewesen. .. Na ja, gut, und dann, äh, bekam ich dann auch immer gesagt deswegen, dass ich mir 'ne Haushaltshilfe holen sollte. Ja, das .. mach ich nicht! Ist 'n neugeborenes Baby und kommt 'ne fremde Frau oder 'n fremder Mann in mein Haus und paßt auf mein Kind auf. Mach ich nicht! Der kann meine Fenster putzen und so,

F: Mhm

M: aber nicht mein Baby, ne, äh, äh, sich drum kümmern. Ja, und dann so 'n bisschen hin und her, hatte man dann auch gesagt, ja, ist in Ordnung, dann machen wir das so, ne.

F: Mhm.

M: Und dann durften wir sie auch mitnehmen

M: (spricht mit dem Baby) Ja, hallo hier.

(lacht)

M: Ähm. Ja, äh, das ist so das

M: (spricht mit dem Baby)......

V: (lacht)

(Baby schreit)

M: (zum Baby) Aber nun ist gut, ne.

M: Ähm, das ist so der einzigste Unterschied, wo ich sagen muss, wo man vielleicht auch den Unterschied an den Schwestern vielleicht merkt.

F: Mhm, mhm.

M: Aber das hat vielleicht auch noch diesen Aspekt einfach, dass bei dem, ähm, im PZ ja wirklich dann diese dramatischen Fälle sind und man wirklich da noch mal extra irgendwie drauf hingetrimmt wird, dass man sich auch jetzt mit den Eltern dann auseinandersetzt, weil die halt eben mindestens wenn nicht sogar noch schlimmer dran sind meistens wie die Kinder. Ja, weil sie halt eben die fähigsten Schwestern

F: Mhm

M: haben, ne. Tip ich mal drauf, dass das so ist, ne.

F: Mhm.

V: Vielleicht liegt es auch da dran, weil es im PZ wesentlich kleiner ist wie in der Kinderklinik.

F: Mhm.

M: Ja, wobei, ähm

(durcheinander)

V: sind ja ganz andere Massen auch.

M Ja, wobei, du musst so überlegen, die haben auch ihre drei Schwestern für sechs oder acht Babies!

V: Ja, das ist eben tagsüber, so hast du das vielleicht gesehen. Aber abends, wenn ich immer hingefahren bin, da war immer eine Schwester für neun Babies zuständig, immer für ein so 'n

Raum. Und ab und zu, wenn die Schwester aus'm Nachbarzimmer mal irgendwo hin, meinetwegen zur Toilette halt musste, musste das Baby auch gleich.......... (nicht zu verstehen). Also, das fand ich schon, da hab' ich mich auch oftmals mit den Schwestern unterhalten, die grad in dem, in den Raum zuständig waren. Dass sie gerade so bei den Spätdiensten sehr unterbesetzt sind.

F: Mhm.

(Babies schreien lautstark)

V: Dass die sich dann so um neun Babies nachts kümmern müssen, also ist das sehr hektisch.

F: Mhm.

M: Sag ich jetzt mal, wenn ich fünf Babies gleichzeitig schreien, also, die Frauen müssen unwahrscheinliche Nerven haben.

F: Mhm, mhm.

V: Von daher fand ich das in der, im PZ wesentlich angenehmer.

F: Mhm.

V: Also, wesentlich, äh, weil das kleiner war und man konnte sich auch mit den Schwestern ganz anders unterhalten, weil sie wesentlich mehr Zeit hatten wie jetzt die Schwestern da in der Kinderklinik.

F: Mhm.

M: Siehst du das so, ja?

V: Mhm.

M: Ich seh' das ganz anders. Also ich fand, die im PZ, die hatten so, also, waren jetzt mehr gefordert, weil die 'ne ganz andere Pflege leisten mussten. Weil sie ja 'ne intensivere Pflege auch leisten mussten. Und deswegen, ähm, mal gerade eben beim (Name des Kindes) kucken und mal gerade eben mit mir unterhalten, wo se 'n intensivgepflegtes, beatmetes Kind behandeln sollen, äh, hmmm, verpflegen, sag` ich mal, ne, ähm, find' ich es anspruchsvoller und schwieriger zu gestalten, sich mit mir zu unterhalten, ob bei mir irgendwie `n Pups quersitzt, als wie das normale Wickeln auf der Wickelablage und man spricht nebenher mit irgend 'ner Mama, die da mal grad sitzt. Also, ich find's, ähm, im Kinder also jetzt in der, äh, bei, ich sag mal Intensivstation wo wir jetzt waren in der

Kinderklinik, ähm, fand ich's eigentlich eher machbar, dass man mit uns mal 'n paar Worte wechselt oder mal so einen irgendwie familiärer oder irgendwie aufnimmt als wie im PZ, weil die da wirklich geforderter sind.

V: Mhm.

M: Die mussten sich da mit ganz anderen Sachen auseinandersetzen, mit schwierigen

(Band 1 zu Ende)

füttern und das, äh, äh, Wickeln gewesen. Das haben die ja im PZ, die haben da alles gemacht.

V: Hm. Ja sicher, in der Kinderklinik, so Magensonden und so was haben alles die Ärzte gemacht, da kamen die Schwestern gar nicht dran. Wenn irgendwas war,

(durcheinander)

M: Und die Mädels machen alles

V: da kam immer 'n Arzt, wurd' 'n Arzt gerufen in der Kinderklinik.

F: Mhm, mhm.

M: Und das ist das, wo ich dann sag', also .. geforderter, äh, äh, ja doch, geforderter sind die Mädels da im PZ.

V: Mhm.

M: Und zwar, ähm, die mehr Zeit haben im Prinzip, äh, um mit den Eltern 'ne, 'ne Beziehung für die Zeit aufzubauen, hätten die in der Kinderklinik eher wie im PZ, sag ich mal, weil die da meiner Meinung nach, sag ich mal, wickeln, füttern, füttern, wickeln,

(lacht) wickeln, füttern, ne. Und das ein oder andere, wenn die Untersuchungen sind, die Babies ausziehen und dann wieder anziehen, dann sag ich mal, was die Eltern noch alles machen, denn sie kommen ja dann doch regelmäßiger, was im PZ auch nicht der Fall ist, je nachdem, wie schlecht sich 'ne Mutter fühlt, kann das durchaus sein, dass die 'ne Woche äh, äh, nicht kommen kann, ne.

V: Mhm.

M: Muss ja nicht jetzt jeder so sein wie ich und

(durcheinander)

V: Klar, wir wohnen grad noch inne Nähe.

M: ...so ma ich dann vor Schrecken, da wieder rumhampeln, ne, oder weil die halt nun weit weg wohnen.

V: Ganz genau.

M: Und die müssen dann angereist kommen für ihr Kind, ne. Die haben doch 'ne intensivere Vollpflege da, äh, und deswegen dafür fand ich, war die Betreuung, was die Eltern angeht, also, s u p e r s p i t z e da! Echt.

F: Mhm.

V: Ja.

M: Im Vergleich zur Kinderklinik also

F: Mhm.

M: war das in der Kinderklinik 'n bisschen weniger so, ne. Die waren freundlich, die waren nicht irgendwie was Böses oder Unfreundlichkeit, aber nicht intensiv, ne.

F: Mhm.

M: Oder wenn ich dann drum gebeten hab', mal mit nem Arzt zu sprechen, ich hab' über 'ne Woche gebraucht, bis ich mal 'n Arzt kriegte, ne. Dass der mal, äh, mir mal klipp und klar sagen konnte, was nun war, das wußt' ich ja bis zum Schluss noch nicht, also, ähm, beim Abschlussgespräch bin ich dann endlich mal gewahr geworden, was mit meinem Jungen wirklich los ist, ne.

F: Mhm.

M: Und, ähm, das ... äh, in der Kinderklinik, ein bisschen hab' mich da doch 'n bisschen geärgert, ne, muss ich doch sagen. Aber es hat mir, ähm, so, so unaufgeklärt alles war, ne

F: Mhm

M: und Zeit mal so genommen hat, mir mal in Ruhe was zu erklären, also, man stand vor mir, der Kugelschreiber ging immer schnipp-schnipp-schnipp und man hat mir das so runtergerasselt und dreht sich um und dann gingen die Ärzte oder der Arzt und, ähm, so spontan konnt' man das dann alles gar nicht verarbeiten, dass man mal 'ne Frage hätte stellen

F: Mhm

M: ...können oder so und dann waren die auch schon wieder weg. Aber, äh, das war im PZ nie so, da wurde sich wirklich in 'nen Raum gesetzt und wir haben so in Ruhe und ausführlich über,

| | |
|---|---|
| | über alles gesprochen, ne. Das war doch mehr so kumpelhaft da. |
| F: | Mhm. |
| M: | Ne, also da hat sich der Doktor supertief neben mich auf die Fensterbank gesetzt und mir dann so versucht, ähm, |
| (lacht) | deutsch und nicht in Latein... |
| F: | Mhm. |
| M: | ...oder diesen Arzt-, äh, -slang hab ich die wirklich mal so richtig klipp und klar zu erklären, also, ne. |
| F: | Mhm. |
| M: | Und das wurde in der Kinderklinik auch nicht. Also, da wurd' auch nur mit Fachchinesisch gesprochen und, ich mein', ich kenn' das aus der Altenpflege und ich kenn' einige Begriffe, dass ich mir eins und eins zusammenzählen kann, aber, äh, so alles wußt' ich noch lange nicht und, äh, es gibt nun halt eben auch noch Menschen, die es in gar keiner Weise... |
| F: | Mhm |
| M: | ...da irgendwas mit anfangen können und die sitzen dann halt da und fragen dann die Schwestern. Und die Schwestern sagen: "Ja, wir dürfen nicht", und "Wir können Ihnen jetzt keine Auskunft geben", |
| F: | Mhm |
| M: | ...und so. Find ich in einer Richtung irgendwie gut, das wär' vielleicht noch was, was ich irgendwie noch ändern würde, also, dass sie gewisse Sachen doch befugt Befugnis hätten, dass sie so diverse Sachen sagen dürfen, ich mein', sicherlich sollen sie jetzt nicht Diagnosen stellen dürfen, aber wenn 'n Befund da ist, dass sie den Befund weitergeben dürfen. Weil, bis man da als Mutter endlich 'n Arzt mal erwischt, also, vergeht 'ne Woche, ne. Und bis dahin waren schon wieder drei neue Blutwerte, also, ich weiß bis jetzt noch nicht, was 'ne gewisse, äh, Sonor ergeben hatte beim (Name des Kindes), weiß ich noch nicht, ne. |
| F: | Mhm. |
| M: | Und, äh, was haben die eigentlich total drauf, da könnten irgendwie die Schwestern mir dann sagen dürfen von wegen der |

| | |
|---|---|
| | Doc hat bei der Visite gesagt: „Ist okay“ oder da war wohl 'ne Kleinigkeit, ne. Ist ja nicht so, als würden die Mädels dann die Diagnose stellen, sondern die kriegen dann ja eigentlich dann nur mitgeteilt, was, was der Arzt dann eben diagnostiziert hat. |
| F: | Mhm. |
| M: | Das fände ich, das sollten, sollte man doch ändern, dass die die Befugnis haben dat se so was irgendwie wie die Blutwerte halt.. |
| F: | Mhm. |
| M: | eben sagen dürften. Nicht immer, dass der Arzt gerufen werden müsste, aber ansonsten |
| F: | Hatten Sie denn das Gefühl, die Schwestern jederzeit alles fragen zu können? Also, jetzt nicht unbedingt Befunde betreffend, sondern allgemein so, auch zur Pflege? Waren da Unterschiede zwischen Schwestern und Schülerinnen? Wie haben Sie das so empfunden? |
| V: | Also, wenn ich abends immer dagewesen bin und hatte irgendwie Fragen, konnte ich zu jeder Schwester |
| F: | Mhm |
| V: | gehen, also, geantwortet, gut, wenn ich, ähm, wenn jetzt grad mal 'ne Lehrschwester da war und die wusste es nicht, wie meine Frau gerade schon sagte, die sagte: "Einen Moment, ich geh' eben kurz fragen, komm' dann gleich wieder." Und die Fragen wurden sofort beantwortet. |
| F: | Mhm. |
| V: | Also, also kann ich nichts Schlechtes zu sagen. |
| M: | (sehr leise, zum Kind? "Hast du auch was zu sagen?" ?? ) |
| | Nee, also, so kann ich auch nichts sagen. Also, ich war auch .. ich bin 'n Typ, ich frag', äh, äh, okay, jetzt was, was die Kinder so angeht, ähm, wie ich das machen kann oder die (Name des Kindes), die hatte gleich am Anfang ihre Dreimonatskoliken, da hab' ich die auch ständig gefragt: "Was kann ich noch machen, haben Sie noch irgendwelche Tips" und, und "Helf mir doch mal einer" und |
| (lacht) | "die schreit nur" und, klar, da hat dann jeder seine Tips zusammengetragen. Mittlerweile hab' ich alles, was man in irgend 'ner Art und Weise gegen Dreimonatskoliken machen |

kann, bei uns im Schrank stehen und, ähm, das ist schon so der Fall gewesen, dass da eigentlich jeder irgendwo dann, auch Ärzte, gesagt hat "Das machen wir" oder "das können Sie jetzt tun" oder "das können Sie machen und jenes". Ähm, nur was jeweils diese ärztlichen Sachen so angeht, was Befunde angeht und so, ähm, da bin nunmehr der Ruhigere, weil .. ich hab' zwar zwanzigtausend Fragen, aber ich hab' auch immer Angst vor den Antworten, ne. Deswegen bin ich dann auch bei so diversen Sachen nicht nachfrage.

F: Mhm.

M: Wobei Befunde oder Ergebnisse an sich ich mir dann doch irgendwie sagen lasse oder möchte ich doch gerne wissen, nur was, was sie zu bedeuten haben im Endeffekt, das möchte ich nicht mehr wissen. Ich will dann nur wissen, war da jetzt was oder war da nichts und wenn sie mir sagen, da ist nichts, dann ist das für mich gut, die sollen mir dann aber nicht sagen, es kann aber noch was kommen, so möcht ich das nicht,...

F: Mhm

M: (lacht) ....ne. Na gut, aber ähm, ansonsten so, wenn irgendwas an Fragen gehabt hätte, dann hätte ich, also abgesehen von den Dreimonatskoliken war da eigentlich nichts, weil ich im PZ alles gefragt hab', was ich fragen wollte und wissen musste und war eigentlich schon ganz gut ausgerüstet mit, äh, wir waren beide ziemlich gut ausgerüstet mit 'nem gewissen Können, wie wir damit umgehen konnten, so dass man eigentlich hinterher in der Kinderklinik nachher nur noch ............ (nicht zu verstehen)lernt, "Sie waren ja im PZ so lange" und "Sie können das ja schon, Sie wissen das ja." Und dann braucht man eigentlich so nichts mehr, ähm, groß mitteilen, ähm, eigentlich war .. also wenn ich jetzt Fragen gehabt hätte, hätte ich da auch jeden ansprechen können, ne, denk' ich mir mal, wär'...

F: Mhm, mhm

M: ...nicht irgendwo was gewesen, dass da einer gesagt hätte "Kommen Sie mir jetzt nicht mit so was nich",...

F: Mhm

M: "Weiß ich nich" oder "Hab' ich jetzt keinen Nerv drauf" oder "Sie fragen mich Sachen, da hab' ich keene Ahnung von", in keinster Weise, also, da waren die alle ziemlich offen zu mir.

F: Mhm.

M: Hat doch jeder auch so immer sein Möglichstes getan, wenn er's wirklich nicht wusste, dann wirklich weiter zu suchen, wer denn das wissen könnte. Das muss ich schon sagen, also, da gab's schon so Situationen, ähm, wo man dann doch immer wieder, äh, los ist und hat dann 'nen Arzt gefragt, komm oder kann ich wohl das und das machen und, äh, äh, ist die Stillberatung los und hat dann diverse Sachen ausprobiert, weil sie mit ihren Koliken halt eben, obwohl sie ja nicht in Behandlung war da, ähm, trotzdem nicht leichtsinnig war und da hat man dann doch gemerkt, dass ich die eine oder andere Nacht vielleicht nicht geschlafen hab', wenn ich dann morgens so kam und man hatte dann doch gesehen, dass ich so mehr oder weniger in den Seilen hing, dass sie dann doch, ähm, gerne versucht haben, Lösungen zu finden, äh, wie man vielleicht die (Name des Kindes) dann mal ernähren könnte, dass die weniger Probleme hat und, ähm, also hat sich so gegenseitig jeder mal abgesprochen oder ich kriegte dann von der einen Schwester gesagt: "Schöne Grüße von der und der Schwester" ,äh, "Das und das gibt Sie Ihnen mal mit auf 'n Weg als Rat" und so, ne....

F: Mhm

M: ....also, doch schon, das muss ich schon sagen. Also, da war dann doch die Stillberatung, die sich 'n Bein ausgerissen hat, was man mit ihr alles mit der Ernährung umstellen könnte und so, dass es halt eben nicht so schlimm für mich wird zu Hause. Obwohl se eigentlich nicht in Behandlung ist, aber das haben sie dann doch lieb, weil, viele beschweren sich ja dann doch sehr, dass sie sagen, nee, also da haben wir jetzt nichts mit zu tun, er ist hier und um sie dürfen wir uns nicht kümmern, ne. Das fand ich dann doch klasse, dass der eine oder andere sich dann da Gedanken gemacht hat,

F: Mhm.

| | |
|---|---|
| M: | ...was sie da machen konnten. .. Ja. .. Ansonsten noch ... Kann ich nicht sagen, dass ich mir da irgendwie, dass ich mir da vorgekommen wär', ähm, ja, wie das fünfte Rad am Wagen. |
| F: | Mhm. |
| M: | Kann ich nicht sagen. Also |
| F: | Sie haben gesagt, dass die Schwestern und Schüler sich immer direkt, wenn sie zu Ihrem Kind kamen, vorgestellt haben. Sowohl mit Namen als auch mit ihrem, mit ihrer Funktion. Ähm ..hätten Sie sich 'ne andere Art der Information gewünscht, vorstellen können? |
| M: | Nein. |
| F: | Also, noch 'ne frühere Information? |
| V: | Nee, ich hab' damit gar nicht gerechnet. |
| F: | Ja. |
| V: | Also, wo ich, äh, das erste Mal da war und, ähm, kam 'ne andere Schwester, die ich noch nicht kannte,... |
| F: | Ja |
| V: | wo die Schwester, die, die wir jetzt schon gesehen haben, die haben dann nur gesagt "Ich bin heute für Ihr Kind zuständig", die haben sich dann nicht mehr mit Namen vorgestellt. Aber, ähm, wo 'ne neue Schwester dort war bzw. auch 'ne Schülerin dort war, die haben uns damit erschrocken.. oh! Stellen sich vor, hab' ich nicht mit gerechnet. |
| F: | Mhm. |
| V: | Dass das so abläuft dann. |
| F: | Mhm. |
| V: | Aber sonst, äh, |
| M: | Na ja, also, ich fand das so immer in Ordnung. |
| V: | Ja. |
| F: | Mhm. |
| M: | Das war halt aussagekräftig, also, man weiß, ob Schwesternschülerin is oder man weiß, das ist 'ne ausgelernte Schwester, man weiß, wie man se anreden kann und.... |
| F: | Mhm |
| M: | ...mehr Information, denk mal, braucht man nicht, ne. Und... |
| F: | Zu 'nem anderen Zeitpunkt eventuell? |
| M: | Nö. |

F: Hätte Ihnen das geholfen oder auch nicht?

M: Nö. Also, das war schon okay. Ich mein', wenn ich jetzt zu meinem Kind komm' und setz' mich dazu und da kommt dann jemand und fängt an, 'n Medikament zu verabreichen und dies und jenes und geht dann wieder und 'ne Stunde später sagt sie mir erst mal, wer se is - find' ich....

F: Mhm.

M: ...is schon besser, wenn man kommt und man sieht dann, dass da jetzt grad jemand ist, ob der dann auch sagt "Ich bin der und der und kümmere mich also, die nächsten paar Stunden um das Kind." Ne...

F: Mhm

M: ...ja, das ist schon in Ordnung so. Aber müsst' ich nicht an 'nem anderen Zeit- , an 'nem anderen Zeitpunkt wissen. Die Erfahrung ist schon...

F: Mhm.

M: ...ganz gut so.

F: Mhm, mhm.

M: Weil, ich bin ja auch nicht irgendwie nicht an 'nen Dach anzubauen, ne, und irgendwann kommt der Keller dran, also, das ist schon so, dass man sich erst mal vorstellt und dann kann man, dann denk' ich mir, fühlt man sich auch. Da, wie ich schon sagte, dies Familiäre, irgendwie mit einbezogen, ja, und wie ich im PZ an die Tür geklingelt hab' und, äh, ich hab' nur gesagt ja "(Name)" dann und "Juhuuu!", ne, "Hallo!" und irgendwie, da gehörte ich da schon hin, ne. Das war irgendwie 'n Riesenglück, 'n riesengroßes Familienleben, ne, das. Und das ist das halt auch so .. es ist schöner, wenn man mit Namen alle kennt, äh, äh, dass man wirklich sagen kann "Schwester (Name) hat dat gesagt, Schwester (Name) hat jenes gesagt". ... Ich glaub', das mit den Vornamen ist sowieso schöner auch, ähm, man bleibt zwar beim "Sie", aber, ähm, es is halt persönlicher, wenn da jetzt 'n .. die Nachnamen aufe Schildchen ständen und man müsste sich die ganzen Nachnamen merken, äh, .. ja, geht das Gemütliche ja irgendwie weg.
(lacht)

F: Mhm.

M: So ist es wirklich so persönlicher...

V: ..Angenehmer

M: ...angenehmer, gemütlich, man fühlt sich gut, man fühlt sich wohl dann und irgendwie so dazugehörig fühlt man sich dann und, und, äh, nicht so "Du bist jetzt Herr Müller, du bist Herr Schmidt und du bist Herr Haste-nich-gesehn", das ist schon für mich fast so wie Nummer 12, 13, 14. Aber das war überhaupt gar nicht gegeben. Für jedes einzelne Kind, ob jetzt im PZ oder Kinderklinik, ist, äh, äh, in keinster Weise irgendwie numeriert oder so, braucht man nie irgendwie das Gefühl haben. Da wird jedes Kind richtig mit Namen, da wird auch, wenn da irgendwelche ausgefallenen Namen sind, die wir bei uns auf'm Zimmer dann hatten, wird so lange das Schildchen gelesen, bis da der Name passt, ne, und sitzt. Also, äh, wirklich auch super Mühe mit gegeben, dass alles

F: Mhm.

M: ...persönlich ist. Fand ich schon gut. Also, ich glaub', das is auch okay so, was die Zeit, ähm, also Zeitpunkt wählt. Dass man mit Namen, wer wer so ist und was so macht und was sie vorhaben, äh, dass man halt wirklich gefragt wird "Was haben, was haben wir vor?".

F: Mhm.

M: Als wir dann da hin kamen "Wollen Sie heute baden oder wollen Sie cremen oder wollen Sie heute mal gar nichts machen, soll ich das vielleicht machen oder wollen Sie heute alles machen?" und "Ich hab' heut' frei", ne, so nach dem Motto, also, ähm, das fand ich total super, weil das war aber im PZ mehr wie in der Kinderklinik. In der Kinderklinik wurde dann gefragt "Ham wir heute gebadet oder ham wir heute gecremt" oder haben sie uns vielleicht gar nicht gefragt, sondern man hatte mich dann beobachtet und hatte dann halt eben sich dann, dann hat er nicht gebadet und dann halt das gesagt, was halt eben im PZ prinzipiell so war, wenn ich morgens kam "Was haben Sie denn vor?" und wenn ich dann gesagt hab: „Ich möchte das Kind haben, ich möchte spazieren gehen, hätte ich spazieren gehen können!“ ne. Also, von daher, äh, das war in der Hinsicht doch so, dass man einfach gefragt wurde, was man sich selbst denn so vorstellt. Das war in der Kinderklinik nicht so. Also, da wirklich so 'n, so 'n Schema.

F: Mhm, mhm.

V: Also, wenn man zum Beispiel dann abends da gewesen ist, am anderen Morgen sofort 'ne andere Schwester da, die Zettel, die man an die einzelnen Bettchen dann kleben konnte, wo dann vor stand, äh, baden, wickeln, cremen oder Gymnastik machen, also, das konnte man ankreuzen und die Uhrzeit bei schreiben. Wenn man dann ist, also ich find ich ne tolle Idee von, vom PZ her.

F: Mhm, mhm.

M: Okay, das kannst du hier auch, die hängen da sogar 'n Zettel hin. Das schreiben die sich auf und dann weiß so 'ne Schwester dann erst mal ja auch, morgen früh um acht Uhr kommt die Mutter zu dem Kind, möchte baden. Das ist da genau das gleiche wie hier, nur die haben halt die Zettel nicht da hängen.

V: Mhm.

M: Also, so 'n Unterschied, den braucht man eigentlich da nicht, das ist schon kein Unterschied, das ist das gleiche. Nur, halt, dass man wirklich, ähm, so wirklich drauf angesprochen wird und einfach so dies Vertrauen auch in einem gesetzt wird, äh, oder wie bei ihm auch schon mal so phänomenal, er hat überhaupt gar keinen Kontakt mit kleinen Kindern oder so gehabt, gar nichts. Und da war dann eine SUPER Schwester im PZ, die hat so richtig 'n Narren, glaub' ich, an ihm gefressen, ne, die ging ewig da, ähm, was weiß ich, dann wirklich da hin, "Ich möchte den (Name des Kindes) baden - der Papa tut heut den Joshua baden", sacht se dann, oder, äh, wenn ich irgendwas machen wollte, ich war ja wirklich den ganzen Tach da, hab' ich ja immer die Zeit dazu gehabt und am Ende hab' ich dann gesagt, gut, ich hab' dann den ganzen Tag, dann machst du eben die paar Stunden abends, ne. Und war es auch wirklich so, dass mich, mich diese Schwester sehr nett darauf hinbringen musste, ne. "Der Papa tut das Kind jetzt Kanguruhen und nicht die Mama", ne. Und dann, da bin ich super dankbar dafür, dass die, sie hat ihn so dran gekriegt! Also, ich weiß nicht, ob ich das alles so geschafft hätte.

F: Mhm.

M: Zum Wickeln, zum Baden, äh, die hat 'n einfach in die Hand gedrückt "Da haste das Wasser, da haste das Kind - baden!" "So macht man datt - und los Papa!", ne. Und, äh, ich hätte ja wahrscheinlich gesagt, datt machste falsch und datt machste falsch und je mehr er falsch macht, um so weniger Lust hat man dann da drauf und dann hätte man dann irgendwann mal...

V: (lacht) Dann wär datt Kind bei mir ausse Hände weg, wär schon wieder bei ihr inne Hände.

(durcheinander)

M: Aber die Schwester (Name), die war aber affencool, "Hm, ja der Papa macht das jetzt, ne, und die Mama setzt sich jetzt zu die (Name des Kindes) und kuckt zu und der Papa macht das!". Und das fand ich total klasse, dass die auch so was mit angesprochen hatten, so körpernah.

F: Mhm.

M: Dass die Männer da auch was mitmachen, ne. Dass man das auch einfach den Männern mal zutraut, ne. Also, äh, ich bin da doch 'n bisschen skeptisch gewesen bei ihm, also, ich hätte den wahrscheinlich bis jetzt noch nicht so weit, wie die Schwester (Name) innerhalb von 'ner Woche drin hatte bei ihm, ne. Das Wickeln und so machen und so und dies und jenes und "legen Sie die Hand drauf und, und heben Sie 'n so hoch". Und ich hab' immer so "der macht es falsch und das muss er so und er macht es so". Also, das haben die ganz toll gemacht und das find' ich klasse, dass die, ähm, nicht da stehen und sagen "Wer will", sondern dass die vielleicht zum Teil dann so merken, dass einer 'n bisschen vorsichtig ist und halt den auch son' bisschen schubsen und sagt "Ja, die Mama macht das heut' mal nicht, die schon' wir heute mal, der Papa macht das heute", ne.

F: Mhm.

M: Fand ich total super klasse von den Mädels da, also, und da sag ich mal, das kann man also wirklich den Schülerinnen so weiter mit auf den Weg geben, dass die das wirklich auch, äh, äh, dass das irgendwie nicht 'ne Mamasache ist, ne.

F: Mhm.

M: Dass auch so die Papas mit rankönnen und nicht nur dann da sitzen und, und das Schöne sich aussuchen, dass Kind zum

Kanguruhen, sondern auch wirklich die Arbeit sich machen mit Füttern, mit Wickeln, mit Baden, um 'nen richtigen Kontakt aufbauen zu dem Kind, ne.

F: Mhm.

M: Da haben die da unheimlich Wert drauf gelegt, das fand ich super-klasse, ne, einfach. Ich mein', dass haben die jetzt hier in der Kinderklinik auch, aber das war halt eben, ich weiß jetzt nicht, wie es gewesen wäre, wenn wir nur in der Kinderklinik gewesen wären, ähm, so hatten wir das halt eben schon im PZ jetzt vier oder fünf Wochen, ähm, eigentlich so gelernt und, und da wusste er ja schon vieles oder fast alles und da hat er sich natürlich in der Kinderklinik ran getraut, da brauchte man ihn gar nicht mehr drauf an, hinweisen. Das war halt eben, äh, äh, sag ich mal, schon geprägt durch das PZ.

V: Genau.

F: Mhm.

M: Ne, dass er das, äh, dass es für ihn eigentlich selbstverständlich war, dass er das macht alles.

F: Mhm.

M: .................. (sehr leise, nicht zu verstehen). Fand ich eigentlich ganz klasse das. Das ist auch was, wo ich sag, also, dass für die Zukunft für die Schülerinnen, dass die das auch wirklich beibehalten, dass die sich da vielleicht so 'n Auge antrainieren und merken, da ist 'n Papa, der 'n bisschen Hemmungen hat, dass man den 'n bisschen mit

V: Unter die Arme greift.

M: ...unter die Arme greift mit Anschubsen. WER WILL! Das ist ja Voraussetzung, ne. Was nützt mir das, wenn sich da irgend 'n Papa dazu überreden will, sein Kind auf 'n Arm zu nehmen, wenn er nicht will, wenn er nicht wirklich sich traut.

F: Mhm.

M: Oder, is auch wieder falsch gesagt. Wenn se sich wirklich nicht trauen, ................ (nicht zu verstehen) die eine, aber wo dann wirklich der Wille noch da ist, ne, das, das muss man dann mit noch machen.

F: Mhm.

M: Aber, wenn da irgendwie so 'ne Hemmschwelle ist, dem Mann wirklich diese Hemmschwelle nehmen, ne, mit den großen Händen das kleine Kind anzufassen, so ne,...

| | |
|---|---|
| F: | Mhm |
| M: | ...das haben die da wirklich drauf gehabt, das muss ich wirklich sagen, ne, ganz toll. |
| F: | Mhm. |
| M: | Weil der hatte immer Angst "Wie pack' ich 'n Baby?" |
| F: | Mhm. |
| M: | Ne, das is |
| V: | Ne, die ersten - zwei - drei Tage zum Beispiel beim Wickeln hab ich mich dahinten noch ziemlich ängstlich angestellt. Mach' ich das jetzt richtig, tu ich dem Baby jetzt weh, wenn ich das Beinchen nach da dreh, obwohl 'n kleiner Druck vom Baby selber zurückkam und dann die Schwestern wahrscheinlich vorgemacht "Jetzt so und so",... |
| F: | Mhm |
| V: | ...also, hervorragend. |
| M: | Sag ich ja: Ganz, ganz klasse. |
| V: | Ja! |
| F: | Mhm. ... |
| M: (lacht) | Ich hätte ihn noch nicht so weit! |
| V: | Oder zum Beispiel mit dem Fitness, was wir mit ihm machen müssen dreimal täglich. |
| M: | Krankengymnastik, ne. |
| V: | Ja, die Krankengymnastik. Ähm, wurde mir jetzt in der Kinderklinik gezeigt bzw. zuerst meiner Frau gezeigt, meine Frau hat mir das zu Hause erklärt und das, so soll ich das jetzt machen, mit dem Hinweis, das mach jetzt ma nich, wann ist die Schwierigkeit erst mal wieder da, dann kuck ich mir das an, wie sie mit dem.... |
| F: | Mhm |
| V: | ...Baby umgeht, dann fällt mir das wesentlich einfacher, als wenn mir einer das nur so erklärt. |
| F: | Mhm. |
| M: (lacht) | Also, das heißt, das heißt, das er hat nicht geglaubt. |
| V: | Nein. Das, das nicht. Aber, äh, ich konnte mir die Handgriffe erst mal einprägen, wie die Schwester mit umgang, wie er da drauf reagiert hat und dementsprechend fiel mir das wesentlich leichter. |
| F: | Ja. |

| | |
|---|---|
| M: | Ich fand das auch total klasse, dass er das gestern dann halt eben mitmachte. Sie hat dann zu mir auch gesagt "Legen Sie Wert da drauf, dass Ihr Mann das mitmacht?" Ich sag "Da brauch' ich keinen Wert drauf legen, der macht das schon fast alleine." Da mach' ich schon kaum noch was, also ich mach' mit ihm nur noch die Fingerübung, aber diese, äh, nach Vojta, das macht er. Also, ich kann den Jungen nicht so leiden sehn. |
| F: | Mhm. |
| M: | Also, da brech' ich so zusammen, wenn der so schreit, ne. |
| F: | Mhm. |
| M: | Ähm, weil er dann halt eben weiß, was für den Jungen gut ist, aber er tut mir furchtbar leid, ne. Und der (Name des Vaters) weiß, dass es gut ist, dann ist er konsequent da drin und ist ja dann auch gut, datt man sich dann so ergänzt. |
| F: | Mhm. |
| M: (lacht) | Und so muss er dann halt eben vom Papa gefoltert werden. |
| M: (zum Baby) | Ich seh' dann immer nur die guten Seiten, ne, (Name des Kindes)? |
| F: | Mhm. |
| V: | Ne andere Mutter hat mir schon Schläge angedroht inne Kinderklinik, wo ich mit ihm die Krankengymnastik gemacht hab', dann schreit der ja so immer schon, dass ich auch der Schwester gefragt hab', die mir so die Anwendungen gezeigt hab', ob ihm das jetzt wehtut. Sagt er nee, sagt sie "Nein, das ist ein Schreien vom Arbeiten her". Weil er arbeiten muss und deswegen schreit er so, dann soll ich mal drauf achten, wenn ihm hier mal was weh tut, wenn er meinetwegen Bauchweh hat ... |
| F: | Mhm |
| V: | ...oder mal nicht schlafen kann, das ist 'n ganz anderes Schreien, wie das Schreien bei der Krankengymnastik. |
| M: | Mhm, ja, irgendwie anstrengender. |
| F: | Mhm. |
| V: | Und da kam eine Mutter, die hatten wir auch im PZ kennengelernt gehabt, die kam in das Zimmer, die war gerade einen Tag da und hat irgendwie die Anwendung da gemacht, die hat ihr Baby weggelegt, kam auf mich zu "Wenn du jetzt dem Baby nicht |

| | |
|---|---|
| (lacht) | mal streichelst und tröstet, ja, dann hau ich dir eine runter." Sag ich "Bleib ruhig, das muss ich so machen". Also, die hat mir das am Anfang nicht geglaubt. |
| F: | Mhm. |
| V: | Und dann haben wir... |
| F: | Ja, sieht ja auch 'n bisschen spektakulär aus. |
| V: | Ja, wirklich also. |
| F: | Mhm. |
| V: | Manche, weil das ja in der Kinderklinik unwahrscheinlich viel mit Glas ist. |
| F: | Ja |
| V: | Die anderen Eltern, die immer so an dem Wickeltisch vorbeigelaufen sind, die ham mich schon ganz schön schief angekuckt ab und zu, was ich da so mit meinem kleinen Kind da so veranstalte. Aber - muss man durch, muss man schlucken. |
| F: | Mhm. |
| V: | Kuckt man dann wohl mich krumm an, aber war mir egal. |
| F: | Mhm. ... Ja, das war sehr interessant, sehr hilfreich, denke ich. Haben Sie das Gefühl, mir alles gesagt zu haben, was Ihnen so wichtig erscheint? |
| V: | Eigentlich vom ersten Gefühl........ (nicht zu verstehen) |
| F: | Was Sie erlebt haben? |
| M: | Ja, was die Schwestern angeht, auf jeden Fall. |
| V: | Ja. |
| F: | Ja. ... Ja. Dann dank' ich Ihnen ganz herzlich dafür, dass Sie das mitgemacht haben. |
| V: | Nix zu danken. |
| F: | Wünsch' Ihnen alles Gute. |
| M: | Ja, danke schön. |
| V: | Danke. |